Orthopädische Fußchirurgie

Peter Engelhardt

Reinhard Schuh

Axel Wanivenhaus

Orthopädische Fußchirurgie

Manual für Klinik und Praxis

2. Auflage

Mit über 280 Abbildungen

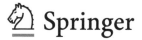 Springer

Peter Engelhardt
FA für Orthopädie und
Traumatologie des Bewegungsapparates FMH
Olten
Schweiz

Axel Wanivenhaus
Univ.Klinik für Orthopädie Wien
Wien
Österreich

Reinhard Schuh
Orthopädisches Spital
Wien
Österreich

ISBN 978-3-642-44992-5   ISBN 978-3-642-44993-2 (eBook)
https://doi.org/10.1007/978-3-642-44993-2

Die Deutsche Nationalbibliothek verzeichnet diese Publikation in der Deutschen Nationalbibliografie; detaillierte
bibliografische Daten sind im Internet über http://dnb.d-nb.de abrufbar.

Umschlaggestaltung: deblik, Berlin
Titelbild: Dr. med. Katja Dalkowski, Erlangen
Graphiker: Emil Wolfgang Hanns, Gundelfingen und Dr. med. Katja Dalkowski, Erlangen

Gedruckt auf säurefreiem und chlorfrei gebleichtem Papier

Springer ist Teil von Springer Nature
Die eingetragene Gesellschaft ist Springer-Verlag GmbH Deutschland
Die Anschrift der Gesellschaft ist: Heidelberger Platz 3, 14197 Berlin, Germany

Vorwort zur 2. Auflage

Die therapeutischen Optionen bei Erkrankungen des Fußes haben seit der Erstauflage dieses Manuals beträchtlich zugenommen. Die fortschreitende Subspezialisierung in der Orthopädie lässt in Zukunft vielleicht sogar einen Spezialisten für Vorfuß- und einen für Rückfußchirurgie erwarten. Das weite Spektrum von empfohlenen Prozeduren findet sich in Lehrbüchern, Handouts und Journalen: Was hat sich bewährt, wo betritt die Fußchirurgie Neuland? Im vorliegenden Manual wird – vielleicht zum letzten Mal – das große Gebiet der operativen Fußorthopädie vom Oberen Sprunggelenk bis zum Zehennagel in einem Band dargestellt. Altbewährtes und Neuerungen haben dabei gleichermaßen Eingang gefunden und das Volumen vermehrt.

Die bereits in der ersten Auflage realisierte stufenweise Abfolge der oftmals komplexen Operationsverfahren in strategisch relevante Schritte ist der für OP-Atlanten bewährte Standard. Dieses Konzept mit der parallelen Darstellung in Text und Bild wurde konsequent weiterverfolgt mit Zunahme des Buchumfangs.

Eine OP-Anleitung auf der Höhe der Zeit lässt sich in Einzelautorenschaft nicht mehr realisieren. Durch die erweiterte Autorenschaft konnte das gesamte Spektrum der Fußchirurgie unter den Kriterien der Praktikabilität und der Evidenzlage bearbeitet werden. Die in unseren Augen Erfolg versprechenden Verfahren haben Eingang in die zweite Auflage der „Operativen Fußorthopädie" gefunden.

Auf arthroskopische und minimalinvasive Techniken wurde – noch – nicht eingegangen, da sie trotz zunehmender Aktualität den Rahmen des Buches sprengen würden. Das Management von akuten Fußverletzungen weist einen anderen Bezug zum Fuß auf als die klassische Fußorthopädie. Es wird daher nicht berücksichtigt, wohl aber die Therapie posttraumatischer Zustände. Da ein OP-Manual Verfahren zur Umsetzung in die Praxis empfiehlt, sind auch forensische Überlegungen am Platz.

Fußorthopäden bzw. -chirurgen sind Mitglieder der „Orthopaedic Society" mit einer weltweiten Vernetzung der Gesellschaften und einem internationalen Austausch von Erfahrungen. Das wird auch bei unserer Autorenschaft sichtbar. Der von den drei Autoren erarbeitete Konsens musste grundsätzlich den Ansprüchen an eine exzellente Fußchirurgie gerecht werden. Im Sechsaugenprinzip wurden die Praktikabilität und Sicherheit der Operationsanleitungen immer wieder überprüft.

Was findet sich nicht im Manual? Es sind dies operative Eingriffe für den „face lift" des Fußes oder beim „Cinderellasyndrom". In diesem Zusammenhang sei auf das Vorwort zur ersten Auflage verwiesen, das die lebenslange Partnerschaft von Fuß und Schuh herausstellt.

Im Manual sind Operationen unterschiedlicher Schwierigkeitsgrade an Fuß und Sprunggelenk dargestellt. Für den Fußorthopäden, der am Anfang seiner Karriere steht, wird eine gewisse Beschränkung in der Auswahl der Verfahren empfohlen. „Begin with a winner" – dann wird auch in Zukunft Patientenzufriedenheit in der Sprechstunde dominieren.

Peter Engelhardt
Axel Wanivenhaus
Reinhard Schuh
Olten und Wien im Sommer 2017

Vorwort zur 1. Auflage

„Soweit die Füße tragen …" – das peripherste Glied des Bewegungsapparates hat einen entscheidenden Anteil an der Geh- und Stehfähigkeit des Menschen. Beim schmerzhaften Clavus nützt die beste Hüft- oder Knieprothese wenig, wenn der kranke Fuß sich aus seinem verborgenen Schuhdasein bei Schritt und Tritt meldet. Die Fußorthopädie ist aus dem Schatten spektakulärer Erfolge der Endoprothetik herausgetreten. Zahlreiche Fortbildungsveranstaltungen und Workshops, veranstaltet von Fußinteressensgruppen wie der Deutschen Assoziation für Orthopädische Fußchirurgie (D.A.F.), der Schweizerischen Gesellschaft für Chirurgie und Medizin des Fusses (www.sfas.ch) oder der Stiftung Fußchirurgie und verschiedenen Firmen, vermitteln Kenntnisse über die Fußpathologie und instruieren Operationsmethoden. Der Interessierte vermisste jedoch eine deutschsprachige Zusammenschau fußchirurgischer Operationen. Die Schritt-für-Schritt-Darstellung sowohl bewährter als auch neuerer Verfahren ist nur vereinzelt in Periodika realisiert worden. Das bestehende Manko war für den Autor Anreiz, dieses Manual – erstmal erschienen im Steinkopff-Verlag – herauszugeben.

Welche Form der Operationsanleitung wird geschätzt? Das AO-Manual hat dafür einen Standard gesetzt, der seither als Maßstab gilt. Die Text-Bild-Zuordnung folgt dem logischen Ablauf des operativen Eingriffs in Form von kleinen Schritten nach festgelegter Strategie. Die wenigsten Korrekturen am Fuß können minimalinvasiv erzielt werden. Folglich ist es wichtig, den Eingriff mit möglichst geringem „Landschaden" durchzuführen. Für gleichartige Fußprobleme sind mehrfach verschiedene Operationsverfahren angegeben worden. Die dem Abschnitt „Technik" jeweils vorangestellten Informationen und Kommentare sollen helfen, die individuell richtige Lösung zu finden. Navigationsverfahren oder Roboter werden bei Eingriffen am Fuß noch nicht eingesetzt. Handwerkliche Perfektion und ein Sinn für die besondere Bedeutung des Fußes sind beim Operateur gefragt und nicht delegierbar.

Medizinische Wissenschaft und besonders operative Techniken sind im Fluss und ständigen Veränderungen und Verbesserungen unterworfen. Neuere Implantate vereinfachen das operative Prozedere und kommen dem Patienten zugute. Verschiedene Hilfsmittel können die Operation erleichtern und werden in diesem Buch besonders erwähnt. Erfahrungen, Tricks und Tipps werden heute nicht mehr als sorgsam zu hütendes Eigentum des Erfinders betrachtet. Der operativ tätige Orthopäde wird das Spektrum der von ihm praktizierten Maßnahmen auf eine überschaubare Anzahl zu beschränken wissen. Bei diesen erlangt er Könnerschaft in der Planung und Ausführung und setzt sie in anspruchsvolle Fußchirurgie um.

Auch wenn die Literatur generell und das vorliegende Manual die Fußchirurgie optimistisch darstellt, muss immer wieder daran erinnert werden, dass es sich häufig um relative Indikationen handelt. Besonders kritisch ist dabei die Hallux-valgus-Chirurgie zu sehen, die keinesfalls unreflektiert dem Patienten empfohlen werden darf. Es gilt die orthopädische Binsenweisheit, dass der Schuh dem Fuß anzupassen ist und nicht umgekehrt.

Alle vorgestellten Verfahren sind vom Autor persönlich durchgeführt und im Hinblick auf Praktikabilität und Ergebnis evaluiert worden. Die Infrastruktur reichte dabei vom einfachsten OP-Setup in Afrika bis zur Verwendung von OP-Mikroskop und Hightech-Implantaten.

Die hohe Schule der Fußorthopädie kennengelernt zu haben, verdanke ich Hospitationen bei S. Hansen (Seattle), J. Hanft (Miami), T. Daniels (Toronto) und L. Barouk (Bordeaux). Planung und Strategie des konkreten Eingriffs und Kunstfertigkeit in seiner Ausführung müssen jedes Mal neu vom Operateur realisiert werden. M.E. Müller (Bern) war dafür mein erster und entscheidender Lehrer!

Das Gelernte und Praktizierte fest in den eigenen Anwendungsschatz zu integrieren, ist das eine; etwas anderes ist es, diese Erfahrungen in einem fußorthopädischen Lehrbuch umzusetzen. In diesem Zusammenhang war mir über mehrere Jahre Frau Dr. G. Volkert vom Steinkopff-Verlag „auf den Füßen" und so ein Wegbereiter für das Manual. Mit ihr und dem Zeichner Herrn E.W. Hanns entstand ein kreatives Zusammenwirken, für das ich sehr danke.

Peter Engelhardt
Berlin, im November 2000

Inhaltsverzeichnis

9   **Amputationen**..157
9.1   **Zehenamputation**..158
9.1.1   Grenzzonenamputation der Großzehe..158
9.1.2   Großzehenamputation 158
9.1.3   Amputation und Exartikulation der Zehen II–V 159
9.2   **Amputation in Höhe der TMT-Gelenke und transmetatarsale Amputationen**.......................160
9.2.1   Strahlen I–V..160
9.2.2   Einzelstrahlen oder gedeckte Resektion 161
9.3   **Amputation in Höhe der Chopart-Gelenklinie** 162
9.3.1   OP-Technik..162
9.3.2   Nachbehandlung..163
9.4   **Syme-Amputation (Exartikulation im oberen Sprunggelenk)** 163
9.4.1   OP-Technik 163
9.4.2   Nachbehandlung..165
       Literatur..166

       Serviceteil 167
       Stichwortverzeichnis 168

Autorenverzeichnis

Prof. Dr. Peter Engelhardt
Riggenbachstr. 53
CH 4600 Olten
Schweiz

Priv.Doz. DDr. Reinhard Schuh
Orthopädisches Spital
Speisingerstr. 109
A 1130 Wien
Österreich

Univ. Prof. Dr. Axel Wanivenhaus
Alseggerstr. 42
A 1180 Wien
Österreich

Allgemeiner Teil

Grundlagen

© Springer-Verlag GmbH Deutschland 2018
P. Engelhardt, R. Schuh, A. Wanivenhaus, *Orthopädische Fußchirurgie*,
https://doi.org/10.1007/978-3-642-44993-2_1

1.1   Aufklärungsgespräch

Die im Buch vorgestellten operativen Eingriffe sind Wahleingriffe. Die Indikation zu diesen Operationen wird durch einen Facharzt gestellt. Vor einem operativen Eingriff am Fuß müssen dem Patienten alternative Behandlungsmöglichkeiten aufgezeigt werden. Dazu zählt die Empfehlung, zweckmäßiges Schuhwerk zu tragen und die Vielfalt orthopädietechnischer Zurichtungen im und am Konfektionsschuh auszunutzen. Schuheinlagen haben nach wie vor ihre Berechtigung, und schon kleine druckentlastende Schaumstofforthesen bieten Schutz vor Druckstellen bei Zehenfehlstellungen. Regelmäßige Pediküre zur Hautpflege und Schwielenvermeidung reicht oftmals aus, eine operative Maßnahme zu vermeiden.

Elektive, nicht dringliche Operationen stellen strenge Anforderungen an die Form der Aufklärung. Das Aufklärungsgespräch vor fußchirurgischen Eingriffen profitiert von der Tatsache, dass die Informationen und das Ziel der Korrekturmaßnahme durch Skizzen bzw. auf Röntgenbildern oder direkt am Fuß des Patienten einfach visualisiert werden können. Die bekannten Aufklärungsblätter stellen den juristischen „state of the art" dar und sollten durch die erwähnten Skizzen und Erläuterungen ergänzt werden. Allerdings ersetzen sie nicht das individuelle Gespräch (Weissacher 1982).

Bei ambulant durchgeführten Operationen ist die Einwilligungserklärung bereits im Rahmen der Konsultation und Vormerkung zur Operation einzuholen, da die Aufklärung mindestens 24 h vor der Operation erfolgen sollte.

Nicht alle Fußeingriffe sind erfolgreich – auch wenn keine Infektion oder andere schwerwiegende Komplikation wie CRPS („complex regional pain syndrome") oder Thrombose aufgetreten ist. Kosmetik, Schmerz und gestörte Funktion können gravierender sein als im präoperativen Gespräch erwähnt wurde. Rückzugsoperationen bis zur „second line of defense" sind operative Eingriffe, mit denen es möglich sein sollte, Komplikationen zu beheben oder zu mildern. Die Zeitspanne bis zur Restitutio kann Monate betragen und in einem Defektzustand enden, der evtl. konservativ mit orthopädietechnischen Mitteln kompensiert werden kann. Dieser verlängerte Heilungsverlauf wird nach Monaten eines Leidensweges von Patient und Arzt gerne als Therapieerfolg wahrgenommen – der Verlauf stellt aber tatsächlich nur den „glücklichen Ausgang" einer Komplikation dar. Auf die Möglichkeit eines protrahierten Heilverlaufes sollte deshalb im Einwilligungsgespräch hingewiesen werden; eine übermäßige Patientenerwartung an die ärztliche Kunst und eine falsch eingeschätzte Schaden-Nutzen-Relation des vorgesehenen Eingriffs führen am Ende zum unzufriedenen Patienten.

1.2   Organisation im Operationssaal

1.2.1   Patientenlagerung

Der Großteil der Operationen im Fußbereich kann sitzend erfolgen. Durch Positionierung der Operationslampe hinter dem gleichseitigen Ohr der dominanten Hand des Operateurs ist eine gute Ausleuchtung des Operationsfeldes gewährleistet.

Ein Großteil der Eingriffe wird in Rückenlage des Patiente durchgeführt. Aus dieser kann durch Rotation des Beins in der Hüfte der Fuß wechselweise für multilokale Schnittführungen positioniert werden. Das Unterlegen eines Lagerungskissens im Beckenbereich stellt eine Art Halbseitenlage her – was einen komfortablen Zugang zum Kalkaneus lateral, zum Außenknöchel und zum gesamten fünften Strahl ermöglicht (◘ Abb. 1.1).

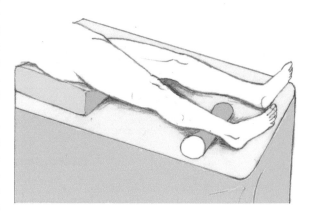

◘ **Abb. 1.1**   Lagerung in angehobener Rückenlage mit variabler Beinrotation für den medialen und lateralen Zugang zum Fuß

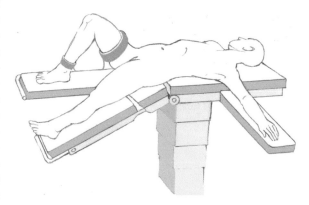

◘ **Abb. 1.2**   Lagerung mit geteiltem Beinteil zum ungehinderten Bildwandlereinsatz im a.-p. und seitlichen Strahlengang

Für intraoperative Röntgenkontrollen hat sich die Verwendung eines Operationstisches mit geteilten Beinteilen bewährt. Dabei kann das kontralaterale Bein abgesenkt werden. Dies ermöglicht eine überlagerungsfreie radiologische Kontrolle im seitlichen Strahlengang (■ Abb. 1.2). Lagerungsbehelfe wie mobile Oberschenkelstützen (Fromm Femur & Tibia Triangels, Fa. Innomed), die das Kniegelenk fix angewinkelt halten, sodass der Fuß praktisch plantigrad zum OP-Tisch ausgerichtet ist, haben sich bewährt (■ Abb. 1.3). Dies entlastet die Assistenz und erleichtert die Orientierung sowie die radiologische Kontrolle.

Bei Eingriffen in Bauchlage, an Achillessehne oder Rückfuß wird der Fußrist auf einer weichen Rolle gelagert. Dabei muss auch auf eine Abpolsterung der Beckenkämme geachtet werden. Die Schultern dürfen wegen der Gefahr eines Druck- oder Dehnungsschadens des Plexus brachialis, vor allem bei Allgemeinanästhesie, nicht forciert in Abduktion gezwungen werden. Als vorteilhaft hat sich die Verwendung eines Rahmenpolsters (aus der Wirbelsäulenchirurgie) mit Abdomenhohllegung erwiesen.

1.2.2 Tourniquet

In der Regel reicht das Anlegen einer Blutsperre aus. In Einzelfällen kann eine Blutleere von Vorteil sein. Das Auswickeln des Fußes oder Beins bei Blutleere kann zu Hautschädigungen führen und sollte mit Umsicht geschehen, vor allem beim

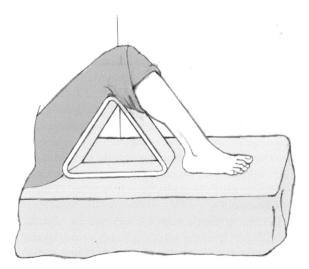

■ **Abb. 1.3** Mobile Stütze für die plantigrade Positionierung des Fußes auf dem OP-Tisch. Dies erleichtert auch die intraoperative radiologische Kontrolle. Die zirkuläre Abdeckung darf keine Schnürung verursachen, daher sollte sie schräg überlappend ausgeführt werden. Die Tuchweite ist ebenfalls ausreichend zu wählen, um wechselnde Stellungen des Beins zu ermöglichen

Rheumapatienten mit fragiler Haut. Im Fall von arteriellen Verschlusskrankheiten oder diabetischer Mikroangiopathie ist, sofern der Eingriff überhaupt vorgenommen werden darf, auf ein Tourniquet gänzlich zu verzichten.

Die Wahl der Blutsperrenposition richtet sich nach der Eingriffshöhe und Anästhesieform. Distal des Sprunggelenks reicht eine schmale Manschette unmittelbar oberhalb des Knöchels aus (Derner und Buckholz 1995). Bei Operationen am oberen Sprunggelenk kann die Manschette auf Höhe des stärksten Wadenumfangs angebracht werden, oder es erfolgt eine Positionierung am Oberschenkel. Es sollte immer sichergestellt werden, dass Nerven und Gefäße keinem direkten Druck ausgesetzt sind. Die Haut unter der Manschette ist durch Polsterung zu schützen, und der zum Operationsgebiet gerichtete Rand ist so abzukleben, dass keine Flüssigkeit unter das Tourniquet gelangen kann und hier nekrotisierende Hautschäden verursacht.

Die Druckhöhe orientiert sich an den Blutdruckwerten des Patienten. Als Richtwert wird der systolische Blutdruck plus 100 mmHg empfohlen (Lundberg 1991, Ishii et al. 2010). Im Knöchelbereich werden daher unter Verwendung der heute üblichen Einmalmanschetten selten mehr als 250 mmHg benötigt.

Um Ischämieschäden zu vermeiden, sollte eine maximale Tourniquetzeit von 120 min nicht überschritten werden. Kurze Sperrzeiten helfen, vaskuläre Komplikationen und Wundheilungsstörung bis hin zur Nekrose zu vermeiden (Smith und Hing 2010, Maffulli et al. 1993, Lundberg 1991). Bei regelkonformen Gebrauch des Tourniquets sind Komplikationen selten. Sofern eine Operation diesen Zeitraum überschreitet, ist eine „breathing time" von mindestens 15 min einzuschalten (Smith und Hing 2010).

1.2.3 Abdeckung

Sowohl bei textilen als auch bei Einmalabdeckungen sollte eine ausreichende Mobilität des zu operierenden Fußes gewährleistet sein; so können Operationen mit mehreren Zugängen ungehindert ausführt werden. Auch sollte nicht zu knapp abgedeckt werden, um eine gute Übersicht über den gesamten Fuß bzw. bei Mittel- und Rückfußeingriffen auch über den Unterschenkel zu haben (■ Abb. 1.3).

1.2.4 Intraoperative Bildgebung

Ein Bildwandler ermöglicht die intraoperative Überprüfung von ausreichender Knochenresektion, korrekter Implantatlage und präziser Stellung der Skelettelemente.

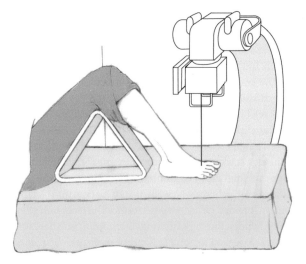

□ Abb. 1.4   Stellung des Bildwandlers kontralateral, um die Schwenkung für verschiedene Betrachtungsebenen zu ermöglichen

Handliche Geräte, die für die Hand- und Fußchirurgie entwickelt wurden, können durch den Operateur für alle erforderlichen Einstellungen mit geringer Strahlenbelastung bedient werden (□ Abb. 1.4). Bei Einsatz einer Lagerungshilfe unter dem Knie und dem Unterschenkel können intraoperative Röntgenbilder im d.-p. und seitlichen Strahlengang problemlos ausgeführt werden – die Filmkassette wird hierbei plan auf den Operationstisch oder vertikal am Fuß positioniert.

1.2.5   Instrumentarium

Das Angebot der Industrie ist reichhaltig, und jeder Operateur, der regelmäßig Füße operiert, hat seine Lieblingsinstrumente. Das Grundinstrumentarium – „kleines Knochensieb" – wird durch Spezialinstrumente ergänzt. Dazu gehören Weichteil- und Knochenspreizer (jeweils gerade und gewinkelt) sowie scharfe und stumpfe Rechenhaken. Schmale, spitze Hohmann-Haken, einbohrbare Gelenk- bzw. Knochenspreizer, zarte Langenbeck-Haken und scharfe Löffel in verschiedenen Größen mit geradem und abgewinkeltem Stiel ergänzen das Basisinstrumentarium.

Bohrmaschine und Säge sind entsprechend der Operationsregion konzipiert. Das Bohrfutter sollte eine nachführbare Kirschner-Draht-Fassung besitzen. Eine optionale Hochgeschwindigkeitsfräse für Osteoklasien oder gewinkelte Osteotomien kann den Maschinenpark ergänzen. Sägeblätter verschiedener Länge und Breite sollten zur Verfügung stehen.

1.2.6   Implantate

Die Vielfalt der auf dem Markt befindlichen Implantate ist unüberschaubar und eine zweckmäßige Auswahl wird von vielen Faktoren bestimmt. Essenzielle fußchirurgische Implantate sind kanülierte Doppelkopfschrauben (Herbert-Schraube) und Spin-off-Kleinstschrauben. Diverse winkelstabile Plattensysteme und Klammern mit mechanischer Kompression (BioPro, Fa. Clover Staple; Uni Clip, Fa. Smith & Nephew) oder Memoryeffekt (Dynafit System Super Elastic Memory Staples, Fa. Neosteo; Memory staples, Fa. DePu) helfen, die Stabilität im Hinblick auf frühe Belastbarkeit sicherzustellen. Spezielle Knochenanker eignen sich zur Band- und Sehnenfixation (Push Lock Knotless Suture Anchor, Fa. Arthrex; Mini Quickanchor Suture Anchors, Fa. Mitek) am Knochen. Die „Kurzlebigkeit" vieler Implantate führt zu einer ausgeprägten Implantatvielfalt, die vergleichende Studien erfordern, um deren Potenzial einschätzen zu können.

1.2.7   Zeitmanagement im Operationssaal

Entsprechend vieler Studien (stellvertretend Mazzei 1994) sind zur eigentlichen Operationszeit auch zeitraubende Vor- und Nachbereitungszeiten einzukalkulieren, die regelhaft bis zu 1 h dauern. Die zeitlichen Vorgaben im Operationsprogramm sollten diese Tatsache ausreichend berücksichtigen.

1.3   Regionalanästhesie in der Fußchirurgie

Örtliche Verfahren zur Schmerzausschaltung am Fuß sind die Infiltrations- und die Leitungsanästhesie. Der „Fußblock"(□ Abb. 1.5, □ Abb. 1.6, □ Abb. 1.7, □ Abb. 1.8, □ Abb. 1.9) umfasst die kombinierte Leitungsanästhesie der zum Fuß ziehenden Nervenbahnen und erlaubt damit unter eingeschränkter Verwendung eines Tourniquets auch Operationen am oberen Sprunggelenk. Bei peripheren Eingriffen an Zehen oder einzelnen Metatarsalia empfiehlt sich die Leitungsanästhesie nach Oberst (Pearce und Hamilton 2010; □ Abb. 1.10).

Der Vorteil aller genannten Anästhesieformen ist, dass sie durch den Operateur selbst angewandt werden können. Ein entsprechendes Monitoring mit EKG und Oximeter sowie ein ausreichender venöser Zugang sind essenziell. Empfehlenswert ist eine „Stand-by-Fachkraft", die die Vitalfunktionen überwacht und persönlich für den Patienten zur Verfügung steht. Vor dem Hautschnitt ist ein entsprechendes „time out" mit Abarbeiten einer Checkliste zu empfehlen.

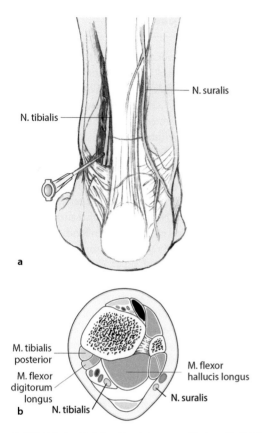

a

b

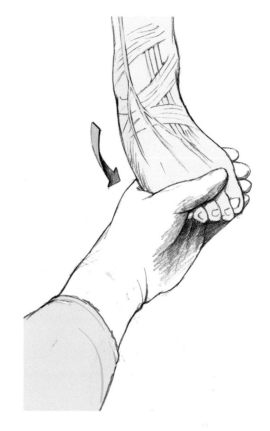

Abb. 1.5a,b Nadelposition beim ersten Block am N. tibialis. Das Gefäß-Nerven-Bündel liegt dabei hinter den Sehnen des M. tibialis posterior und des M. flexor hallucis longus

Abb. 1.7 Durch kräftige Supination des Fußes kann der N. peroneus superficialis leichter aufgefunden werden. Bei schlanken Patienten wird der Nervenverlauf sichtbar bzw. palpabel

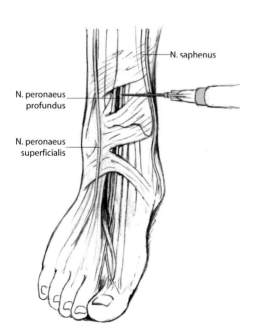

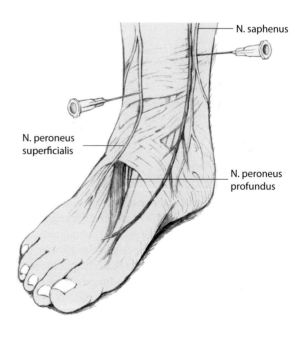

Abb. 1.6 Umspritzung des N. peroneus profundus

Abb. 1.8 Ergänzende Infiltration des N. saphenus

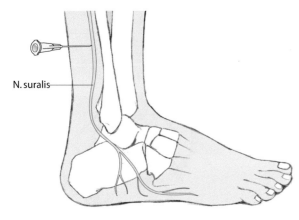

Abb. 1.9 Infiltration des N. suralis retrofibulär, dieser liegt knochennahe und eher oberflächlich

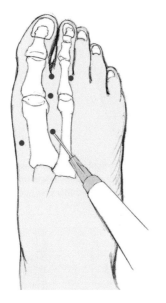

Abb. 1.10 Zugänge für die Leitungsanästhesie (nach Oberst) im Zehenbereich und hoher (proximaler) Oberst-Zugang für den Metatarsalbereich

1.3.1 Indikationen

Die Regionalanästhesie ist eine häufig angewandte, sichere Anästhesieform im Bereich der Fuß- und Sprunggelenkchirurgie und umfasst Infiltrations- und Leitungsanästhesie (Collins et al. 1999). Die Methode hilft, Spitalkosten und Aufenthaltsdauer zu mindern. Der Bedarf an perioperativen Opioiden und Analgetika wird reduziert (Eappen et al. 2007, Klein et al. 2002, Reilley et al. 2004). Zusätzlich empfiehlt es sich, eine Prämedikation durchzuführen (Casati et al. 1998). Komplikationen sind das Auftreten von Infektion, Hämatom und Nervenläsion am Ort der Injektion und systemische Reaktionen. Bei Spongiosa- oder Trikortikalspanentnahme am Beckenkamm ist eine Allgemeinnarkose oder Spinalanästhesie vorzuziehen.

1.3.2 Wahl des Präparats

Der Fußblock eignet sich vor allem für vorfußchirurgische Eingriffe. Dabei wird das Lokalanästhetikum an typischen Stellen unter Umspritzung des N. tibialis, des N. saphenus und der Nn. peronaei superficialis et profundus eingebracht. Als Lokalanästhetikum können sämtliche Derivate aus der Wirkstoffgruppe der Natriumkanalhemmer Anwendung finden (Collins et al. 1999, Fanelli et al. 1998).

Bupivacain und Mepivacain werden seit mehr als 40 Jahren verwendet. Letzteres weist einen schnelleren Wirkungseintritt, aber eine kürzere Wirkungsdauer auf. Neuerdings kommt Ropivacain (Naropin) vermehrt zum Einsatz. In mehreren prospektiven randomisierten Studien konnte gezeigt werden, dass dieses Präparat ein geringes Komplikationsrisiko aufweist (Reilley et al. 2004). Gleiches gilt für das S-Isomer des Bupivacains, das Levobupivacain (Chirocain). Dieses Derivat weist geringere kardiovaskuläre und zentralnervöse Toxizität als Bupivacain auf (Reilley et al. 2004, Wünschel 2011). Für die Anwendung gibt es eine Grad-A-Empfehlung der American Orthopaedic Foot and Ankle Society (Collins et al. 1999).

1.4   Spezielle Risiken in der Fußchirurgie

1.4.1 Gefäßerkrankungen

Vor allem bei älteren Patienten ist eine besondere Berücksichtigung der Gefäßsituation erforderlich. In Zweifelsfällen sollte präoperativ eine periphere Doppleruntersuchung und bei offensichtlich angiologischen Problemfällen eine Angiographie durchgeführt werden. Dies betrifft vor allem Risikogruppen wie Patienten mit Diabetes mellitus oder Mikroangiopathien bei Regnauld-Syndrom usw., bei denen sowieso nur in Ausnahmefällen größere rekonstruktive Eingriffe indiziert sind. Die Eingriffe beschränken sich auf Abtragung von Pseudexostosen, Nagelexzision oder Strahlresektion und Zehenamputation. Inwieweit die Chirurgie des Fußes bei Rauchern restriktiv praktiziert werden soll, ist immer wieder Gegenstand von Diskussionen. Studien verweisen bei Rauchern auf Wundheilungsprobleme, Infektionen und erhöhte Pseudarthroseraten (Thevendran et al. 2012, Pakzad et al. 2014, Zarutsky et al. 2005, Kates et al. 1967.

1.4.2 Voreingriffe

Bei Folgeoperationen ist die alte OP-Narbe zu berücksichtigen und nach Möglichkeit die gleiche Schnittführung für den Re-Eingriff zu wählen. Im Bedarfsfall ist es besser, eine vorhandene, nicht optimal lokalisierte Narbe zu erweitern als einen parallelen Schnitt mit dem Risiko einer Hautbrückennekrose auszuführen. Zu bedenken ist auch, dass Narben in Längsrichtung

– vor allem am Zehenrücken – zur Verkürzung mit nachfolgender Kontraktur der Zehen tendieren. Liegt diese Situation vor, kann eine Z-Plastik unter Einbeziehung der alten Narbe Anwendung finden.

1.5 Operative Zugangswege

1.5.1 Grundlagen der Weichteilpräparation

Der Fußrücken weist in der Regel keine ausgeprägten subkutanen Gewebeschichten auf. Die oberflächliche Faszie (Fascia dorsalis pedis) ist unmittelbar nach dem Hautschnitt exponiert und sollte nicht primär mit inzidiert werden. Die Hautnerven verlaufen unmittelbar auf der Faszie: Sie sind gut in der Subkutis identifizierbar und sollten geschont werden. Um die Haut/Weichteilränder „atraumatisch" zu behandeln, können diese mit feinen Haken angehoben werden. Die Präparation im Bereich der Subkutis erfolgt mit einer nicht zu spitzen, schlanken Schere. Unnötiges Freipräparieren von Nerven und Gefäßen ist zu vermeiden. Die Faszie kann nun gezielt im geplanten Bereich durchtrennt werden.

1.5.2 Perkutane Techniken

Die perkutane Sehnendurchtrennung findet im Bereich der langen Zehenextensoren und beugeseitig zur Tenotomie der M.-flexor-digitorum-longus-Sehnen statt. Vor allem im Bereich der Achillessehne sind perkutane Tenotomien als Begleitverfahren etabliert. Dabei kommen schmale Skalpelle (Nr. 11 spitz oder Nr. 15) infrage, mit denen die Haut längs stichförmig inzidiert wird. Mit einer kleinen Klemme kann die Haut dann quer gespreizt und die Tenotomie quasi unter Sicht ausgeführt werden.

Bei Bohrdrahtspickung oder Setzen von Bohrdrähten für kanülierte Schrauben sollten die Eintrittsstellen nicht unmittelbar im Verlauf der Hautnerven liegen. Risikomindernd ist das sukzessive Vorgehen mit Stichinzision, Aufspreizen und Abschieben des subkutanen Gewebes mit der Schere oder einer Präparierklemme, Einkerbung der Faszie bis auf den Knochen mit dem Skalpell und erst jetzt Platzieren des definitiven Halteinstrumentes. Die Bohrdrähte sollten ebenso wie der Bohrer nur unter Verwendung einer Gewebeschutzhülse eingetrieben werden. Die Gefahr einer Wundrandnekrose oder eines Neuroms wird dadurch minimiert.

1.5.3 Operative Zugänge am Fußrücken

Die Wahl des Zugangs richtet sich nach der geplanten Region. Wird nur ein einzelner Eingriff an einem Metatarsale geplant, so kann der Zugang zentriert über diesem

erfolgen. Wird an 2 Metatarsalia operiert, kann der Hautschnitt mittig zwischen diesen erfolgen. Werden mehrere Zehenstrahlen gleichzeitig adressiert, muss auf einen ausreichenden Abstand zwischen den Inzisionen geachtet werden, um kritisch schmale Hautbrücken mit dem Risiko einer Nekrose zu vermeiden. Je länger die Inzisionen werden, umso breiter sollte die Hautbrücke sein. Dies betrifft kombinierte Eingriffe am ersten Strahl mit Metatarsale-I-Osteotomie (z. B. Scarf) und Osteotomien der Metarsalia II–IV (z. B. Weil; ◘ Abb. 1.11). Am Fußrücken gilt die Regel, mindestens 6 cm Abstand zu halten. Optional kann eine abgewinkelte quere Hautinzision mit distal orientiertem V-förmigem Charakter ausgeführt werden.

❶ Größere Hebel- oder Zugkräfte an Instrumenten gehen mit einer erhöhten Wahrscheinlichkeit für Wundheilungsprobleme einher. Daher sollte die beachtliche Spannung der dorsal bzw. plantar gelegenen Weichteile beim Einsetzen von Hohmann-Hebeln an den Wundrändern beachtet werden.

Mediale und laterale Zugänge

Die Schnittführung folgt dabei den anatomischen Gegebenheiten an der Grenze zwischen der Fußsohlenhaut und der dorsalen Haut. Durch die seitlich mittige

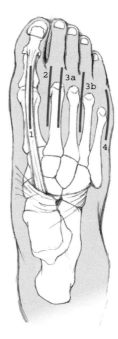

◘ **Abb. 1.11** Zugangsoptionen an den Metatarsalia I–V. *1* Streng dorsaler Zugang am MTP I (z. B. Rigidusversorgung), *2* erstes Interspatium zum lateralen Weichteilrelease bei Großzehenkorrekturen, optional auch für das MTP-Gelenk II, *3* dorsale Zugänge für Osteotomien der Metarsalia II–IV, *4* dorsolateraler Zugang zum Metatarsale V. Beachte, dass zwischen 2 Schnittführungen eine mindestens 6 cm breite Weichteilbrücke erhalten werden sollte!

Schnittpositionierung und mit schonender Technik wird der Gewebeschaden gering gehalten. Die Inzision ist nach proximal und distal erweiterbar und ermöglicht lateral den Zugang zum unteren Sprunggelenk, zum kalkaneokuboidalen (CC-) Gelenk und zur Basis des Metatarsale V. Auf der Fußinnenseite ist von der Großzehe bis zum Talonavikulargelenk eine komplette Exposition möglich (◘ Abb. 1.12).

Narben an seitlichen Partien des Fußes können zu Schuhkonflikten führen. Ein gering nach dorsal positionierter Schnitt kann helfen, dieses Problem zu vermeiden.

Zugänge im Zehenbereich

Kleine quere Inzisionen – auch mit ellipsoider Ausschneidung eines Klavus und nachfolgender Dermodese – können praktiziert werden. Diese dürfen nur maximal die Hälfte der Zehenzirkumferenz umfassen und sind an den proximalen (PIP) und distalen (DIP) Interphalangealgelenken der Zehen II–V angezeigt. Längsschnitte über den Zehenrücken II–V tendieren zur Narbenkontraktur und nachfolgend verkürzten Zehen. Der seitliche, medial oder lateral gelegene Zugang führt nicht zu dieser Problematik. Der interdigitale Hautschnitt kann nach proximal zum Fußrücken hoch- und weitergeführt werden (◘ Abb. 1.13b). Im Bereich der Großzehe ist der dorsomediale Zugang Standard, er kann nach proximal zum typischen seitlichen Zugang ausgedehnt werden. Bewährt hat sich hierbei ein gering nach dorsal geschwungener Schnitt über der Pseudoexostose

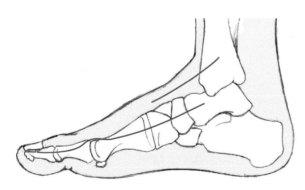

◘ **Abb. 1.12** Exposition am medialen Fußrand mit dorsomedialem Großzehenzugang, der bis zum Talonavikulargelenk medial verlängert werden kann. Beachte die gering nach dorsal abgelenkte Schnittführung im Pseudoexostosenbereich des Metatarsalköpfchens I

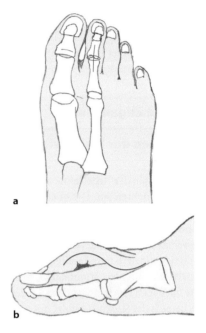

a

b

◘ **Abb. 1.13a,b** Schnittführungen an den Zehen II–V zur PIP- oder DIP-Gelenk-Korrektur. Optional seitlicher Zugang zur Kontrakturvermeidung bzw. Dermodese mit Klavusexzision am Zehenrücken

(◘ Abb. 1.12). Die Narbe kann so nicht zu einem Konflikt mit dem Schuh führen.

1.5.4   Zugänge im Sohlenbereich

Die plantare Schnittführung wird eher selten praktiziert. Sie ist dem rheumatischen bzw. ausgeprägten Spreizfuß mit Malum perforans vorbehalten. Dabei wird im Bereich der luxierten MTP Gelenke mit prominenten Metatarsalköpfchen eine quere Inzision unter Resektion eines halbmondförmigen Hautareals durchgeführt (Kates et al. 1967, Tillmann 1997; ◘ Abb. 1.14). Auch im Rückfußbereich werden plantare Zugänge für die perkutane Verschraubung des unteren Sprunggelenks und bei der retrograden Nagelung des oberen Sprunggelenks gewählt. Die Architektur des Fettpolsters an der Ferse sollte geschont werden.

1.5.5   Spongiosaentnahme

Das beim Abtragen von Exostosen oder Entnahme von Knochenkeilen gewonnene Knochenmaterial kann als Interponat oder Füllmaterial an zahlreichen Lokalisationen verwendet werden. Bei größeren Defekten, Revisionen oder

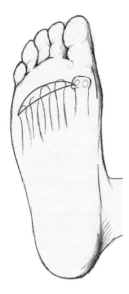

Abb. 1.14 Plantarer Zugang mit sichelförmiger Hautarealentfernung zur Bursa- und Metatarsalköpfchenresektion. Das Großzehengrundgelenk wird von einem zusätzlichen mediodorsalen Standardzugang adressiert

Pseudarthroseeingriffen im Rückfußbereich bedarf es allerdings qualitativ hochwertigen Knochens. Die Spendermorbidität bei Beckenkammspanentnahme kann durch Verwendung eines gefrästen zylindrischen Entnahmeinstruments oder eines OATS-Instrumentariums (Fa. Arthrex) deutlich reduziert werden. Will man den Beckenkamm schonen, so kann auch aus dem Tibiakopf lateralseitig ein Würfel – bis zu einer Größe von 1×1×1 cm – entnommen werden.

1.6   Postoperative Maßnahmen und Nachsorge

Der finanzielle Leistungsdruck im Gesundheitssystem hat gerade im Fußbereich zu einer Bevorzugung ambulant durchgeführter Operationen geführt. Das damit möglicherweise entstandene erhöhte Risiko im Hinblick auf Infektion, Wundheilungsstörung, CRPS, Thrombose und ein insgesamt ungünstiges Resultat kann nur durch erhöhten Aufwand in der Nachsorge vermindert werden. Da es keine gesetzlichen Vorschriften betreffend der Art ambulant durchführbarer Eingriffe gibt, sollten das Pro und Kontra kritisch eingeschätzt werden. Relative Schmerzfreiheit, ungestörte Heilung und gesicherte Rehabilitation müssen gewährleistet bleiben. Dem Operateur sollten typische Komplikationen und die adäquate Prävention bekannt sein.

1.6.1   Postoperative Schmerztherapie

Im Rahmen der Operation kann das Wundgebiet mit einem länger wirksamen Lokalanästhetikum (Naropin) infiltriert werden. Bei Operation mit Fußblock ist in der Regel eine ausreichende Analgesie gesichert und bedarf deshalb keiner weiteren Maßnahmen. Die Gabe von Analgetika, noch vor Ende der Lokalanästhetikawirkung, hilft, Medikationslücken zu vermeiden. Dabei können Paracetamolpräparate und Novalgin Anwendung finden. NSAR sollten bei knöchernen Eingriffen aufgrund der Cyclooxygenasehemmung und der damit möglicherweise reduzierten Fusionsrate (Thevendran et al. 2012) nur kurzfristig, vor allem zur Schwellungsreduktion, verordnet werden; relativierend fand eine Metaanalyse keine signifikante Steigerung der Pseudarthroserate unter NSAR (Dodwell et al. 2010). COX-2-selektive Präparate werden empfohlen (Brown et al. 2004, Simon et al. 2002).

1.6.2   Schwellungsprophylaxe

Bei unauffälligen Gefäßverhältnissen können ein Watteverband und moderate Kompression durch elastische Bandage angewendet werden, um Hämatom und Schwellung zu vermeiden. Die Hochlagerung des Beins, eine lokale Kryoanwendung am Rist (nicht direkt an den Zehen) oder Kryobandage (Kryocuff) sind unmittelbar postoperativ effiziente Maßnahmen.

1.6.3   Postoperativer Verband

Der Verband soll schützen, leicht komprimieren und die Position z. B. der Zehen halten. Die Wunde wird mit einer saugfähigen Kompresse bedeckt; darüber je nach Lokalisation Watte und eine elastische Binde bzw. selbstklebender elastischer Kompressionsverband (z. B. Peha-Haft).

Eine Gipsruhigstellung ist bei Osteotomien angezeigt – eine dorsale (hintere) Longuette reicht oft aus. Rückfuß- oder Tarsusarthrodesen werden durch einen Spaltgips ruhig gestellt (Scotchcast Longuette mit Softcast zirkulär). Eine genügende Länge der Gipssohle über die Zehenkuppen hinaus hilft, unangenehmen Druck, z. B. der Bettdecke, zu vermeiden.

1.6.4   Nachbehandlungsschuhe

Die auf dem Markt angebotenen Nachbehandlungsschuhe haben den postoperativen Komfort erhöht. Da es sich meist um Vorfußeingriffe handelt, sollte der Schuh eine

Ballenabrollwiege mit steifer Sohle aufweisen und tendenziell den Fuß zur Fersenbelastung stimulieren (■ Abb. 1.15). Variable Klettverschlüsse kompensieren Volumenschwankungen des postoperativen Fußes und erleichtern das Wechseln des Verbandmaterials.

Vorfußentlastungsschuhe führen aufgrund der beachtlichen Absatzhöhe zu Beinlängendifferenzen, die auszugleichen sind. Unzählige Schuhe werden von der Industrie angeboten, und jeder Operateur wird hier seine Vorlieben haben. Es hat sich bewährt, bereits vor der Operation die Schuhversorgung durchzuführen und unmittelbar nach der Operation die Verwendung zu instruieren. Empfehlung an den Patienten: „Dies entspricht einer Ruhigstellung wie im Gipsverband."

Im Anschluss an die Ruhigstellungsphase im Nachbehandlungsschuh empfehlen sich weite Schuhe. Infrage kommen bequeme Sportschuhe oder gezielte Übergangsmaßnahmen wie der japanische Hausstrumpf mit geteiltem Großzehenfach oder entsprechende elastische Alternativen (■ Abb. 1.16). Ein weiterer Vorteil ist, dass bei Sportschuhen

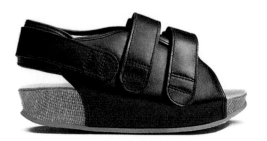

■ **Abb. 1.15**   Hallux-valgus-Nachbehandlungsschuh (Dynamics Hallux-valgus-Schuh, Fa. OFA) mit Mittelfußabrollwiege, Klettverschlüssen und tendenziell Negativabsatz zur Vorfußentlastung

die vorhandene Einlage entfernt und durch eine angefertigte Fußbettung ersetzt werden kann. Auch der MBT-Schuh eignet sich gut zur frühen Versorgung, da er eine Mittelfußabrollwiege aufweist.

1.6.5   Thromboseprophylaxe

Allgemeiner Konsens besteht darüber, dass Frühmobilisation, Kompressionsbandagen und physikalische Maßnahmen (aktive und passive Bewegungsübungen) in der Lage sind, das Thromboserisiko zu reduzieren. Größere Eingriffe und sämtliche Operationen, die eine Ruhigstellung durch Gips oder Orthese mit Teilbelastung oder Entlastung notwendig machen, erfordern eine Thromboseprophylaxe bis zum Erreichen der vollen Mobilität. Bettruhe erhöht das Risiko, sodass stationäre Patienten grundsätzlich Low-dose-Heparin als Prophylaxe erhalten, ggf. über den stationären Aufenthalt hinaus.

Patienten mit ambulanter Versorgung oder kleineren Eingriffen mit hohem Mobilisationsgrad und ohne Ruhigstellung benötigen, sofern keine Risikofaktoren vorliegen, keine weiterführende Thromboseprophylaxe. Als Risikofaktoren zählen reduzierte Mobilität im Alter, Varizen, Adipositas, Hormontherapie und positive (Familien-)Anamnese. Periphere Eingriffe weisen ein geringeres Thrombose-Risiko auf (Radl et al. 2003, AWMF 2010). Bei kleinem Eingriff und anfänglich reduzierter Mobilität wird eine Thromboseprophylaxe für etwa 10 Tage verbunden mit zunehmender Mobilisierung angeraten. Eine normale Mobilität liegt bei mindestens 6 h Aktivität am Tag (Eisele 2005).

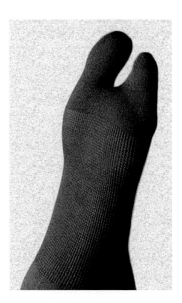

■ **Abb. 1.16**   Hallux-valgus-Nachbehandlungsstrumpf mit eigenem Fach für die Großzehe und Kompressionswirkung für den gesamten Fuß (Gilofamed Hallux-valgus-Strumpf, Fa., Fa. OFA)

Literatur

Bundesärztekammer (1990) Empfehlungen zur Patientenaufklärung. Dt Ärztebl 87: 16 C–807

AWMF (2010) S3-Leitlinie Prophylaxe der venösen Thromboembolie (VTE) Stand 06/2010. AWMF-Register Nr. 003-001

Brown KM, Saunders MM, Kirsch T, et al (2004) J Effect of COX-2-specific inhibition on fracture-healing in the rat femur. Bone Joint Surg 86-A (1): 116– 23

Casati A, D'Ambrosio A, De Negri P, Fanelli G, Tagariello V, Tarantino F (1998) A clinical comparison between needle-through-needle and double-segment techniques for combined spinal and epidural anesthesia. Regional Anesth Pain Med 23 (4): 390–394

Collins L, Halwani A, Vaghadia H (1999) Impact of a regional anesthesia analgesia program for outpatient foot surgery. Can J Anaesth 46 (9): 840–845

Derner R, Buckholz J (1995) Surgical hemostasis by pneumatic ankle tourniquet during 3027 podiatric operations. J Foot Ankle Surg 34 (3): 236–46

Dodwell E, Latorre JG, Parisini E, Zwettler E, Chandra D, Mulpuri K, Snyder B (2010) NSAID Exposure and Risk of Nonunion: A Meta-Analysis of Case-Control and Cohort Studies. Calc Tissue Int 87: 193–202

Eappen S, Flanagan H, Lithman R, Bhattacharyya N (2007) The addition of a regional block team to the orthopedic operating rooms does not improve anesthesia- controlled times and turnover time in the setting of long turnover times. J Clin Anest 19 (2): 85–91

Eisele R (2005) Konzepte der Vor- und Nachbehandlung nach Fuß-operationen. Thromboseprophylaxe in der Fußchirurgie – wann notwendig, wann zu entbehren? Fuss Sprungg 3: 99–106

Fanelli G, Casati A, Beccaria P, et al (1998) A double-blind comparison of ropivacaine, bupivacaine, and mepivacaine during sciatic and femoral nerve blockade. Anesth Analg 87 (3): 597–600

Ishii Y, Noguchi H, Takeda M (2010) Clinical use of a new tourniquet system for foot and ankle surgery. International Orthopaedics 34 (3): 355–359

Kates A, Kessel L, Kay A (1967) Arthroplasty of the forefoot. JBJS 49B: 552–557

Klein SM, Nielsen KC, Greengrass RA, Warner DS, Martin A, Steele SM (2002) Ambulatory discharge after long-acting peripheral nerve blockade: 2382 blocks with ropivacaine. Anesth Analg 94 (1): 65–70

Lundberg G (1991) Bloodless field and tourniquet compression. Acta Orthop Scand 62: 513–14

Maffulli N, Testa V, Capasso G (1993) Use of a tourniquet in the internal fixation of fractures of the distal part of the fibula. A prospective, randomized trial. J Bone Joint Surg 75 (5): 700–703

Mazzei WJ (1994) Operating room start times and turnover times in an university hospital. J Clin Anaesth 6: 405–408

Pakzad H, Thevendran G, Penner MJ, Qian H, Younger A (2014) Factors associated with longer length of hospital stay after primary elective ankle surgery for end-stage ankle arthritis. J Bone Joint Surg Am 96 (1): 32–9

Pearce CJ, Hamilton PD (2010) Current concepts review: regional anesthesia for foot and ankle surgery. Foot Ankle Intern 31 (8): 732–739

Radl R, et al (2003) Venous thrombosis after hallux valgus surgery. JBJS 85A (7): 1204–1208

Reilley TE, Terebuh VD, Gerhardt MA (2004) Regional anesthesia techniques for the lower extremity. Foot Ankle Clin 9 (2): 349–372

Simon AM, Manigrasso MB, O'Connor JP (2002) Cyclo-oxygenase 2 function is essential for bone fracture healing. J Bone Miner Res 17 (6): 963–76

Smith TO, Hing CB (2010) The efficacy of the tourniquet in foot and ankle surgery? A systematic review and meta-analysis. J Foot Ankle Surg 16 (1): 3–8

Thevendran G, Younger A, Pinney S (2012) Current concepts review: risk factors for nonunions in foot and ankle arthrodeses. Foot Ankle Int 33 (11): 1031–40

Tillmann K (1997) Surgery of the rheumatoid forefoot with special reference to the plantar approach. Clin Orthop 340: 39–47

Weissacher W (1982) Die Stufenaufklärung. Chirurg 597ff

Wünschel M (2011) Misserfolge nach Arthrodesen am Fuß. Orthopäde 40: 407–414

Zarutsky E, Rush SM, Schuberth JM (2005) The use of circular wire external fixation in the treatment of salvage ankle arthrodesis.J Foot Ankle Surg 44 (1): 22–31

Spezieller Teil

Knöcherne Eingriffe am Rückfuß

© Springer-Verlag GmbH Deutschland 2018
P. Engelhardt, R. Schuh, A. Wanivenhaus, *Orthopädische Fußchirurgie*,
https://doi.org/10.1007/978-3-642-44993-2_2

2.1 OSG-Arthrodese

■ **Prinzip**

Versteifung des oberen Sprunggelenks (OSG) mit interner Fixation (Platte, Schrauben, Nagel) oder Fixateur externe. Die ossäre Fusion ist über Entknorpeln der Gelenkflächen bis an den spongiösen, subchondralen Knochen heran bzw. durch gelenknahe plane Osteotomieflächen mit Dorsalverschiebung des Fußes vorzunehmen.

■ **Indikationen**

Osteoarthrosen diverser Ätiologie (posttraumatisch, bei chronischer Instabilität, primär etc.), avaskuläre Talusnekrose, rheumatoide Arthritis, hämophile Arthropathie, gelenknahe Tumorresektionen, schwere Osteochondrosis dissecans, pigmentierte villonoduläre Synovialitis, Charcot-Neuroosteoarthropathie, septische Arthritis, Revisionseingriff bei fehlgeschlagenem alloarthroplastischem Gelenkersatz. Die ursprünglich von Charnley (1951) als „compression arthrodesis" angegebene Stabilisierung mit dem Fixateur externe empfiehlt sich heute nur noch bei postinfektiösen Zuständen bzw. bei schlechter Hautsituation, z. B. nach Spalthautdeckungen. Bei Talusnekrosen scheint die Arthrodese mit Defektauffüllung dem Kollaps des Talus entgegenzuwirken, da eine Revaskularisation des Talus über den Fusionsbereich zustande kommen kann.

■ **Kommentar**

Die Arthrodese des OSG stellt nach wie vor den Goldstandard in der Therapie der endgradigen Osteoarthrose dar. Konvexe oder konkave Arthrodeseflächen entsprechend der Anatomie des OSG erhöhen die Formschlüssigkeit und die Fusionsrate („Reshaping-Arthrodese"). Dies limitiert allerdings die Möglichkeit einer wesentlichen Fehlstellungskorrektur. Die Entknorpelung kann arthroskopisch erfolgen, sofern keine wesentliche intraartikuläre Deformität besteht. Die Endoprothese des oberen Sprunggelenks stellt eine vielversprechende Alternative bei ähnlichem Indikationsspektrum dar. Die Anschlussdegeneration der tarsalen Nachbargelenke wird bei der OSG-Arthrodese nicht einheitlich beurteilt. Eine dauerhafte Überlegenheit der erhaltenen Gelenkmobilität beim alloarthroplastischen Gelenkersatz konnte bislang im Rahmen von Level-I- oder -II-Studien nicht gezeigt werden.

2.1.1 Stellung der Arthrodese

Die Stellung der Arthrodese ist wesentlich hinsichtlich des funktionellen Outcomes. Eine Position von 90° in der Sagittalebene relativ zur Tibialängsachse (□ Abb. 2.1), 5°

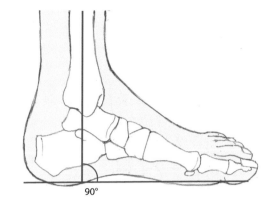

□ **Abb. 2.1** Fußskelettschema mit seitlicher Darstellung des angestrebten 90°-Winkels in der Sagittalebene

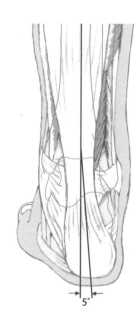

□ **Abb. 2.2** Dorsaler Aspekt des Fußes mit Knochenkontur und physiologischem Fersenvalgus von 5°

Valgus in der Frontalebene (□ Abb. 2.2) und 5° Außenrotation (□ Abb. 2.3) werden angestrebt. Die Rotation orientiert sich dabei intraoperativ an der Fußinnenkante. Aktuelle biomechanische Studien haben gezeigt, dass durch eine korrekte Arthrodesestellung die plantare Druckverteilung vom kontralateralen gesunden Fuß wenig abweicht, wonach die Belastung der Anschlussgelenke kaum zunimmt. Um eine ungünstige Ventralisierung des Fußes in Relation zur Längsachse der Tibia zu vermeiden, müssen sämtliche dorsalen Osteophyten entfernt werden. Ferner ist es empfehlenswert, bei Operation in Rückenlage eine Rolle deutlich oberhalb der Ferse zu platzieren, um der versehentlichen Ventralisierung des Fußes entgegenzuwirken.

Aussendrehung des Fußes

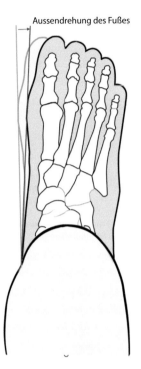

Abb. 2.3 **Abb. 2.3**   Fuß von dorsal mit flektiertem Kniegelenk und erkennbarem Oberschenkel. Beachte die Auswärtsstellung des Fußes von 5°

Bei persistierendem Spitzfuß trotz ausreichender Osteophytenabtragung kann zum Erreichen der gewünschten 90°-Arthrodesestellung eine Achillessehnenverlängerung praktiziert werden (▶ Abschn. 3.2.2).

2.1.2   OP-Technik

Ventraler Zugang

■   Lagerung

Der Patient befindet sich in Rückenlage mit vertikal eingestellter Fußachse, Die planta pedis am unteren Rand des Operationstisches lokalisiert. Ein Kissen im Bereich der ipsilateralen Hüfte verhindert die Tendenz zu ungünstiger Außenrotation. Bei Verwendung einer Blutsperre ist diese bevorzugt am Oberschenkel anzulegen.

❶   Kein Lagerungskissen auf Höhe des Fibulaköpfchens wegen der Gefahr einer N.-peroneus-Schädigung!

■   Zugang

Der ca. 10 cm lange Hautschnitt wird im Intervall zwischen der Sehne des M. tibialis anterior (TA) und des M. extensor hallucis longus (EHL) 1 cm lateral des Margo anterius tibiae gesetzt (◘ Abb. 2.4). Übermäßiger Zug auf die Wundränder durch Rechenhaken und Hohmann-Hebel ist aufgrund der fast immer vorgeschädigten Weichteile zu vermeiden. Schonung der Äste des N. peroneus superficialis, die im Weichteilverbund nach lateral weggehalten werden. Nach Darstellung des Retinaculum extensorum wird dieses direkt über der EHL-Sehne längs inzidiert. Die Integrität der Sehnenscheide des TA sollte nicht beeinträchtigt werden. Zur Exposition der Gelenkkapsel werden der Weichteilverbund jeweils mit TA-Sehne nach medial und die EHL-Sehne sowie das Gefäß-Nerven-Bündel nach lateral weggehalten.

Die Kapsel wird 6–8 cm bis auf den Knochen längs inzidiert und das Periost im Bereich der distalen Tibia und des dorsalen Talusaspekts mit dem Skalpell bzw. Raspatorium abgehoben. Die Exposition wird seitlich bis zu den Malleolen fortgeführt. Ventrale Osteophyten (tibial, talar) werden mit dem Meißel abgetragen.

■   Gelenkexposition

Zur besseren Einsicht kann jeweils medial oder lateral ein Hintermann-Distraktor oder Laminaspreizer zur Gelenkspalterweiterung eingesetzt werden. Unter Berücksichtigung der konkaven Tibiagelenkfläche und des konvexen Taluskörpers Entknorpeln mit scharfen Löffeln, kleinen Meißeln oder bei sehr sklerotischen Verhältnissen mittels Kugelfräse (◘ Abb. 2.5 und ◘ Abb. 2.6).

Der meist extrem sklerotische subchondrale Knochenanteil kann mit einem Klingenmeißel (5 mm) mit Längsrillen versetzt und multipel mit einem 2-mm-Bohrer perforiert werden. Die Malleolen bleiben erhalten, ihre Gelenkflächen werden entknorpelt.

Ist es bereits zu einem Längenverlust im Gelenkbereich gekommen, muss ein distales Impingement der Malleolarspitzen durch Resektion derselben verhindert werden – damit wird die Fusion der Arthrodese unproblematischer (◘ Abb. 2.7).

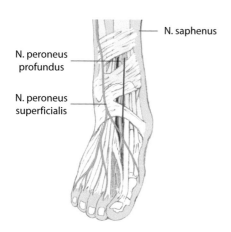

Abb. 2.4   Zugang zum oberen Sprunggelenk von ventral zwischen der Tibialis-anterior- und der Extensor-hallucis-longus-Sehne

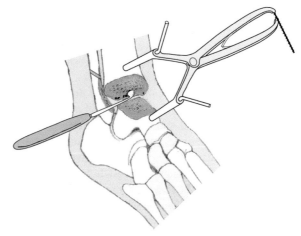

Abb. 2.6   Durch Distraktion kann auch der dorsale Gelenkanteil gut exponiert und durch Verwendung einer Kürette und des Meißels können Knorpel und Osteophyten entfernt werden. Beachte, dass auch die Gelenkflächen der Fibula bzw. des Malleolus medialis entknorpelt werden müssen. Eine Fibulaosteotomie (proximal der Syndesmose) kann erforderlich sein, um ein Sperren der Arthrodese zu verhindern

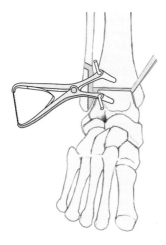

Abb. 2.5   Ausmaß der Knochenresektion an Tibia, Talus und Fibula. Verwendung eines Gelenkdistraktors zur Gelenkexposition und Entknorpelung mit einem zarten Meißel

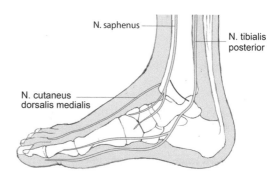

Abb. 2.7   Zusätzlicher medialer Zugang zur Malleolusspitzenresektion bei lateralem Zugang oder limitierender Narbensituation

■ **Fixation**

Die Position der Arthrodese ist für das funktionelle Ergebnis entscheidend. Sie sollte wie oben beschrieben eingestellt und intraoperativ mittels Röntgenkontrolle verifiziert werden.

> Die Stellung des Fußes kann durch das plantare Anlegen des Deckels eines Sterilisationsbehälters in Relation zur Tibia besser beurteilt werden.

Als Osteosynthesematerial stehen Schrauben, Plattensysteme (konventionell, winkelstabil, präformiert) und externe Fixationsmethoden zur Wahl. Plattenosteosynthesen erweisen sich als biomechanisch stabilste Methode.

■ **Schraubenfixation**

Nach achsengerechter Ausrichtung der Gelenkposition erfolgt eine temporäre Fixation mittels Führungsdrähten. Die Möglichkeiten der Schraubenpositionierung sind vielfältig. Exemplarisch wird die Arthrodese mit 3 kanülierten 6,5-mm- oder 7,3-mm-Kompressionsschrauben dargestellt. Die Führungsdrahtpositionierung erfolgt perkutan, für die mediale Schraube vom medialen Aspekt der distalen Tibia in Richtung Taluskörper. Nach Bildwandlerkontrolle in 2

Ebenen erfolgt kanüliertes Vorbohren. Im Anschluss wird die Schraube eingedreht. Der Führungsdraht der zweiten anterolateralen Schraube wird nahezu vertikal über den ventralen Zugang eingebracht. Setzen der Schraube wie beschrieben.

Die dritte zentrale Schraube wird über ihren positionierten Führungsdraht von posterolateral nach anteromedial vorgetrieben (◧ Abb. 2.8). Das Einbringen dieser Schraube von dorsal ist kritisch in der dreidimensionalen Positionierung, da bereits 2 Schrauben die Arthrodeseflächen kreuzen. Das vorrangige retrograde Einbringen des Führungsdrahtes für die posterolaterale Schraube ermöglicht eine leichter kontrollierbare Schraubenpositionierung. (◧ Abb. 2.9).

■ **Plattenfixation**

Aufgrund der angebotenen Vielfalt von Plattenimplantaten wird auf die Empfehlungen der jeweiligen Hersteller verwiesen.

Transfibulärer Zugang

Dieser Zugang wird bei ausgeprägten Deformitäten, welche einer In-situ-Arthrodese entgegenstehen, angewendet.

■ **Lagerung**

Operation in Seitenlage. Optional Oberschenkelblutsperre.

■ **Zugang**

Die Hautinzision wird am dorsalen Aspekt der Fibula beginnend 8–10 cm proximal der Fibulaspitze bis zu dieser gesetzt. Im Bereich der Fibulaspitze folgt eine bogenförmige, ca. 6–8 cm lange Verlängerung über den Sinus tarsi bis an die Basis des Os metatarsale IV, etwas oberhalb der

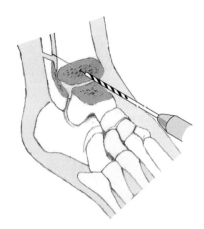

◧ **Abb. 2.9** Zur Positionierung der dritten von proximaldorsolateral nach distal-ventromedial orientierten Schraube kann ein Führungsdraht durch das aufgespreizte OSG von distal in die Tibia nach proximal-dorsolateral vorgetrieben werden. Dieser erreicht lateral der Achillessehne die Haut auf Höhe der Gastrocnemiusaponeurose. Stichinzision mit dem Skalpell und weiteres Vortreiben des Führungsdrahtes. Jetzt Umstecken der Bohrmaschine und schräges Absetzen des Drahtes mit dem Seitenschneider auf Arthrodeseniveau. Adaptation der Arthrodeseflächen in der gewählten Stellung. Vortreiben des Führungsdrahtes bis in den Talus unter Bildwandlerkontrolle in 2 Ebenen. Dann Überbohren des Führungsdrahtes unter Verwendung einer Bohrhülse zum Weichteilschutz und Einbringen der Schraube. Bei der Messung der Tiefenlänge zur Schraubenauswahl muss der zuvor abgetrennte Drahtanteil berücksichtigt werden

Metatarsale-V-Basis (◧ Abb. 2.10). Der Zugang befindet sich im Intervall zwischen N. suralis dorsal und N. peroneus superficialis ventral. Präparation der Subkutis und Darstellung des Periosts. Die ventrale Syndesmose und der laterale OSG-Bandapparat werden dargestellt und von anterolateral kommend gelöst. Der dorsale Bandanteil (Lig. talofibulare posterius) wird geschont. Im Bereich des Talushalses wird ein extensives Ablösen der Weichteile vermieden.

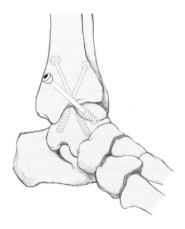

◧ **Abb. 2.8** Schraubenlage bei In-situ-Fusion vom vorderen Zugang aus

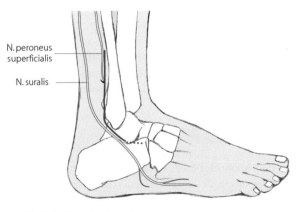

N. peroneus superficialis

N. suralis

◧ **Abb. 2.10** Transfibulärer Zugang

■ Gelenkexposition

Die Fibulaosteotomie wird 3–5 cm proximal der OSG-Gelenklinie durchgeführt. Die Osteotomie wird schräg mit der oszilierenden Säge unter Schutz der Weichteile mittels Hohmann-Retraktoren von proximal lateral nach distal medial durchgeführt (■ Abb. 2.11). Mit einem zweiten parallelen Osteotomieschnitt wird eine etwa 10 mm starke Knochenscheibe herausgelöst, um ein Impingement bei der späteren Kompression der tibiotalaren Arthrodese mit Verkürzungseffekt zu vermeiden. Die distale Fibula wird unter Schutz der Peronealsehnen aus ihrem Weichteilbett gelöst. Ausdünnung der Fibula durch eine sagittale Fibulaosteotomie mittels Resektion der Gelenkfläche. Bei kritischen Weichteilverhältnissen im Bereich des lateralen distalen Unterschenkels (posttraumatisch, lange bestehende Valgusdeformität) wird die distale Fibula reseziert.

Nach Abschieben des Periosts und der Gelenkkapsel im Bereich der distalen Tibia werden die ventralen Osteophyten abgetragen. Gleiches Vorgehen im Talusbereich, wobei hier die Osteophyten mittels Luer oder Rongeur entfernt werden. Hohmann-Retraktoren werden am ventralen und dorsalen Aspekt der distalen Tibia platziert, und ein Hintermann-Distraktor bzw. Laminaspreizer wird eingesetzt. Entknorpeln der Gelenkflächen, sodass im Sinne des „reshapening" die konkav-konvexen Gelenkkörper größtmöglichen Kontakt haben. Bei massiver Deformität kann eine transversale Resektion der Gelenkflächen mit der oszillierenden Säge erfolgen.

❗ Die Richtung der planen Osteotomieschnitte definiert die spätere Arthrodesestellung.

■ Fixation

Nach Enknorpelung erfolgen die Positionierung der Arthrodese und die Insertion der Führungsdrähte für die kanülierten 7,3-mm-Kompressionsschrauben. Diese werden parallel von der lateralen Talusbasis nach posterior kranial, in Richtung des medialen Kortex der distalen Tibia aligniert. Nach fluoroskopischer Kontrolle in 2 Ebenen und kanüliertem Vorbohren erfolgt das Einbringen der Kompressionsschrauben (■ Abb. 2.11). Individuell können abweichende Schraubenpositionierungen notwendig werden. Zuletzt wird das Fibulafragment mittels zweier Schrauben an den lateralen Talusaspekt adaptiert oder als spongiöses Spanmaterial integriert (■ Abb. 2.12).

> Bei Verwendung der Fibula als biologische Platte von der Tibia zum Talus muss darauf geachtet werden, dass diese Osteosynthese keinen Sperreffekt erzeugt, d. h. eine divergierende Schraubenlage ist vorzusehen.

2.1.3　Nachbehandlung

Unterschenkelspaltgips bis zur Nahtentfernung, dann geschlossener Unterschenkelgips. Die Mobilisation erfolgt im 3-Punktegang mit Bodenkontakt für 6 Wochen. Bei paralleler Schraubenlage und lateralem Zugang kann eine frühzeitige Teilbelastung erlaubt werden. Sollte sich im

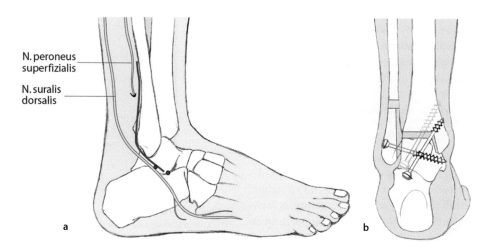

N. peroneus superfizialis

N. suralis dorsalis

a

b

■ **Abb. 2.11** **a** Eintrittspunkte der Schrauben für die talotibiale Arthrodese am Processus lateralis talii. Die Fibula wird zuvor osteotomiert, und eine scheibenförmige Resektion ausgeführt, um bei Refixation ein Sperren zu vermeiden. Auch die fibuläre Gelenkfläche wird entknorpelt bzw. die Fibula hälftig innenseitig reseziert. **b** Die parallele Lage der Schrauben sowie die Fixation der Fibula sind erkennbar

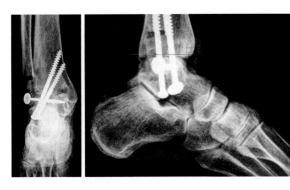

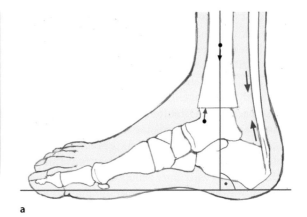

○ **Abb. 2.12**   Postoperatives Röntgenbild nach Arthrodese des OSG mit transfibulärem Zugang und 2 Zugschrauben vom Sinus tarsi. In diesem Fall mit Reposition der Fibula

a

radiologischen Verlauf keine ossäre Fusion zeigen, wird unter Teilbelastung die Gipsfixation weitergeführt, oder es kommt langfristig eine Orthese zum Einsatz.

■   **Fixateur externe**

Der Fixateur externe wird bei speziellen Indikationen (septische Arthritis, Arthropathie) eingesetzt. Die Prinzipien der Arthrodesierung sind identisch mit den vorgenannten Methoden. Neben dem geringeren Gewebetrauma beim Fixateur externe können extreme Fehlstellungen schrittweise in die Idealposition korrigiert werden (○ Abb. 2.13). Dafür eignet sich auch der Ilisarov-Fixateur.

2.2   OSG-Endoprothese

■   **Prinzip**

Der alloarthroplastische Gelenkersatz des oberen Sprunggelenks stellt eine Alternative zur Fusion bei fortgeschrittener Osteoarthrose dar. Seit den 1970er-Jahren angewandt, sind die Ergebnisse durch Fortschritte in Design und Verankerungstechnik verbessert worden. An die Erfolge der Endoprothetik an Knie- und Hüftgelenken reichen sie nicht heran.

Moderne Prothesen sind durch das Dreikomponentendesign, das Prinzip des „mobile bearing" und der zementfreien Verankerung charakterisiert. Die Indikation für diesen Eingriff ist zurückhaltend zu stellen. Bevorzugt betrifft sie ältere Patienten mit geringem funktionellen Anspruch (○ Abb. 2.14). Dem Patienten ist zu vermitteln, dass die Haltbarkeit begrenzt ist. Es ist mit

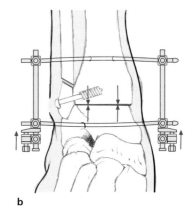

b

○ **Abb. 2.13**   **a** Pineintrittspunkte für einen Rohrfixateur in der seitlichen Ansicht. Beachte den Erhalt der Achillessehne für die dorsale Zuggurtung. **b** In der a.-p.-Darstellung sind die Fibulaosteotomie und die Scheibenentnahme zu erkennen. Beachte die schräge Schnittführung proximal, um eine Kantenbildung zu vermeiden

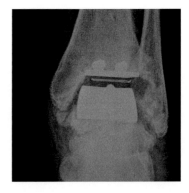

○ **Abb. 2.14**   Röntgenaufnahme einer OSG-Endoprothese (STAR) mit 9 Jahren Standzeit bei einer 64-jährigen Frau. Beginnende Lysen vor allem im Malleolusbereich

Folgeoperationen zu rechnen. Bei Versagen des Implantats ist eine sekundäre Arthrodese des oberen Sprunggelenks mit hohem technischen Schwierigkeitsgrad möglich (▶ Abschn. 2.3).

■ **Indikation**

Konservativ therapieresistente, fortgeschrittene Osteoarthrose des OSG, rheumatoide Arthritis, posttraumatische Arthrose ohne massive Achsenabweichung. Kontraindikationen sind: Infekte, neurogene Osteoarthropathien, neuromuskuläre Grunderkrankungen und avaskuläre Talusnekrose.

2.2.1 OP-Technik

■ **Lagerung**

Der Patient befindet sich in Rückenlage mit vertikal eingestellter Fußachse, die Planta pedis befindet sich am unteren Rand des Operationstisches. Ein Kissen im Bereich der ipsilateralen Hüfte verhindert stärkere Außenrotation des Fußes. Bei Verwendung einer Blutsperre ist diese bevorzugt am Oberschenkel anzulegen.

❶ Kein Lagerungskissen auf Höhe des Fibulaköpfchens wegen der Gefahr einer N.-peroneus-Schädigung!

■ **Zugang**

Entspricht dem ventralen Zugang bei OSG-Arthrodese (◘ Abb. 2.4). Der ca. 10 cm lange Hautschnitt wird im Intervall zwischen den Sehnen von M. tibialis anterior (TA) und M. extensor hallucis longus (EHL) gesetzt, wobei er sich 1 cm lateral des Margo anterius tibiae befinden sollte. Besondere Aufmerksamkeit gilt einer geringen Weichteiltraumatisierung, speziell der Wundränder. Es erfolgt die Identifizierung von Ästen des N. peroneus superficialis, welche nach lateral weggehalten werden. Nun wird das Retinaculum extensorum dargestellt und direkt über der EHL-Sehne inzidiert. Die Integrität der Sehnenscheide des TA sollte nicht beeinträchtigt werden. Darstellen der Gelenkkapsel, wobei die TA-Sehne nach medial, die EHL-Sehne sowie das Gefäß-Nerven-Bündel nach lateral weggehalten werden.

Die Kapsel wird longitudinal über eine Länge von 6–8 cm inzidiert und das Periost im Bereich der distalen Tibia und des dorsalen Talusaspekts mit dem Raspatorium bzw. Skalpell abgehoben. Dies wird nach dorsal bis zur Darstellung der Malleolen fortgeführt. Ventrale Osteophyten (tibial, talar) werden mit dem Klingenmeißel entfernt.

■ **Gelenkpräparation**

Aufgrund des implantatspezifischen Vorgehens sei auf die jeweiligen Anleitungen der Implantathersteller verwiesen. Die derzeit in Europa gebräuchlichsten Implantate sind (ohne Anspruch auf Vollständigkeit):

— HINTEGRA Total Ankle Prosthesis, Integra, Plainsboro (USA)
— BOX TAA (Bologna Oxford Total Ankle Arthroplasty), Finsbury Orthopaedics, Leatherhead (UK)
— Salto TAA, Tornier SA, Saint-Ismier (France)
— STAR Ankle (Scandinavian Total Ankle Replacement), Small Bone Innovations, Link (Hamburg)/ Morrisville (USA)

2.2.2 Nachbehandlung

Unterschenkelspaltgips bis zur Nahtentfernung, dann geschlossener Unterschenkelgips oder Walker-Stiefel. Die Mobilisation erfolgt im 3-Punktegang mit Bodenkontakt für 6 Wochen. Bei unveränderter Implantatlage ohne Zeichen etwaiger Stressfrakturen im Malleolarbereich 6 Wochen postoperativ erfolgt der schrittweise Belastungsaufbau.

❶ Frühzeitige Belastung erhöht das Risiko für Wundheilungsstörungen und beeinträchtigt möglicherweise die Osteointegration des Implantats.

2.3 Tibiotalokalkaneare Arthrodese

■ **Prinzip**

Bei der tibiotalokalkanearen Arthrodese (TTK-Arthrodese) wird die Fusion des OSG und des Subtalargelenks angestrebt. Das Chopart-Gelenk wird dabei nicht adressiert. Ziel ist ein belastungsfähiger stabiler Rückfuß in plantigrader Stellung (OSG rechtwinkelig, 5° Außenrotation und 5–7°Fersenvalgus). Davon abweichend wird bei der pantalaren Arthrodese die Fusion sämtlicher mit dem Talus artikulierender Knochen (Tibia, Kalkaneus, Navikulare und Kuboid) beabsichtigt. Eine Kombination aus OSG-Arthrodese und Triple-Arthrodese definiert den Eingriff dieser umfassenden Arthrodese.

■ **Indikation**

Die Indikationen umfassen posttraumatische oder neuropathische Veränderungen mit Knochenverlust im Bereich des Talus, ausgeprägten Deformitäten des Rückfußes, Revisionseingriffe bei fehlgeschlagener Alloarthroplastik des OSG, avaskuläre Talusnekrose mit Kollaps, Revision bei Pseudarthrose und Malunion nach OSG-Arthrodese sowie kombinierte primäre oder sekundäre Osteoarthrosen des OSG und Subtalargelenks. Bei florider Entzündung sowie massiver vaskulärer Komprommittierung der Extremität ist der Eingriff kontraindiziert.

■ Kommentar

Die axiale Schienung von Kalkaneus und Talus mittels intramedullärem Verriegelungsnagel stellt eine biomechanisch sehr stabile Fixationsmethode dar. Neuerdings ist auch ein vorgebogenes Implantat auf dem Markt. Alternativ kann eine Klingenplatte bzw. winkelstabile Platte von lateral angebracht werden. Das Ziel des Eingriffs ist das Erreichen von Schmerzfreiheit bei plantigrader Fußstellung. Ausgeprägte Knochenverluste können durch autologen Knochen (Beckenkammspan, resezierte Fibula) oder homologe Allografts behandelt werden. Eine weitere Methode stellt die Verwendung von „Trabecular-metal-Blöcken" dar. Die Zukunft wird weisen, ob diese Technik Vorteile bietet.

2.3.1 OP-Technik

■ Lagerung

Der Patient wird in Seitenlagerung gebracht, knöcherne Prominenzen werden gepolstert. Fakultativ wird eine Oberschenkelblutsperre angelegt.

■ Zugang

Die Inzision erfolgt wie bei der transfibulären OSG-Arthrodese (▶ Abschn. 2.1.2), allerdings wird zusätzlich das Subtalargelenk dargestellt.

■ Gelenkpräparation

Wie in ▶ Abschn. 2.1.2 beschrieben. Kleine Knochenfragmente können reseziert werden, um eine plantigrade Stellung zu erreichen.

■ Fixation

Das Prinzip der Fixation mittels intramedullärem Verriegelungsnagel wird nachfolgend dargestellt; für weitere Methoden wird auf die Operationsanleitung der Hersteller verwiesen.

Der Eintrittspunkt orientiert sich an der Achse der Malleolargabel, ventral des Fersenfettpolsters und 2,5 cm dorsal des Kalkaneokuboidal-(CC-)Gelenks, etwas nach lateral versetzt. Dieser „key point" des Eingriffs wird unter permanenter Bildverstärker-(BV-)Kontrolle festgelegt (◘ Abb. 2.15). Es wird ein 2 cm messender longitudinaler

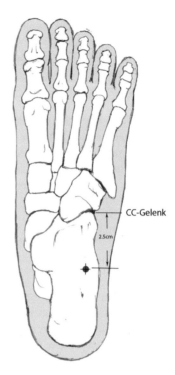

◘ **Abb. 2.15**   Der Eintrittspunkt für die Bohrung liegt nicht mittig im Kalkaneus, sondern lateral etwa 2 cm dorsal des CC-Gelenks und quert die Achse der Malleolen

Hautschnitt an der Planta pedis gesetzt. Der Zugang wird durch Aufspreizen der Subkutis in longitudinaler Richtung und Längsspaltung der Plantarfaszie fortgesetzt. Die intrinsischen Flexoren und die Weichteilanteile werden mit einer Führungshülse geschützt. Plazieren des Führungsdrahtes.

Nun wird mit einem kanülierten Bohrer durch den plantaren Kortex des Kalkaneus und durch das Subtalargelenk der Talus eröffnet. Das in die geplante Position eingestellte OSG wird unter BV-Kontrolle in 2 Ebenen bis in die Tibia überbohrt. Je nach Hersteller werden valgisch vorgebogene Nägel angeboten, die den anatomischen Rückfußvalgus respektieren. Nach Entfernung des Bohrers wird der Führungsdraht zentral in den Markraum vorgeschoben und die Markhöhle mit Markraumfräsen erweitert (◘ Abb. 2.16). Die abschließende Fräse sollte im Durchmesser 0,5–1 mm größer als das geplante Implantat sein, meist 11 mm. Die am häufigsten verwendete Nagellänge beträgt 15–18 cm. Ein größerer Durchmesser würde zwar höhere Rigidität herstellen, erhöht aber das Frakturrisiko.

Der Nagel wird über das entsprechende Zielinstrumentarium eingebracht, die Arthrodese wird komprimiert und dann nach herstellerspezifischer Art und Weise verriegelt (◘ Abb. 2.17). Dabei sind die Herstellerangaben zu beachten, um einen immer sehr störenden Überstand des kalkanearen Nagelendes zu vermeiden.

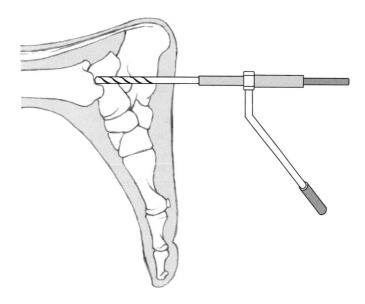

☐ **Abb. 2.16** Verwendung eines Bohrers, der die Stärke des geplanten Implantats hat, bis über Höhe des OSG. Mit Fräsen wird über einen Führungsdraht schrittweise die Tibiamarkhöhle bis zur vorgesehenen Nagelstärke erweitert. Wesentlich ist, dass beim Bohren die Bohrhülse zum Weichteilschutz bis an den Knochen vorgeschoben wird

> Bei Patienten mit Charcot-Fuß (NOAP, neuropathische Osteoarthropathie) sollten immer sämtliche Verriegelungslöcher mit Schrauben oder, so im System vorhanden, Spiralklingen besetzt werden.

2.3.2 Nachbehandlung

Die postoperative Mobilisation erfolgt bis zur Nahtentfernung mit Unterschenkelspaltgips. Nach Gipsschluss Mobilisation für weitere 4 Wochen unter Entlastung. Im Anschluss kann auf teilbelastete Mobilisation für 4–6 Wochen im Unterschenkelgips konvertiert werden. Entsprechende Compliance vorausgesetzt, kann auch gipsfrei nachbehandelt werden. Bei nach 12 Wochen zu erwartender knöcherner Konsolidierung im Röntgenbild erfolgt eine orthopädische Schuhzurichtung.

2.4 Supramalleoläre Korrekturosteotomie

■ Prinzip

Korrektur einer sprunggelenknahen Fehlstellung durch Osteotomie der Tibia und fakultativ der Fibula. Wie bei allen Osteotomien sind Korrekturen in verschiedenen Ebenen möglich, wobei immer ein verkürzender oder verlängernder Effekt zu berücksichtigen ist.

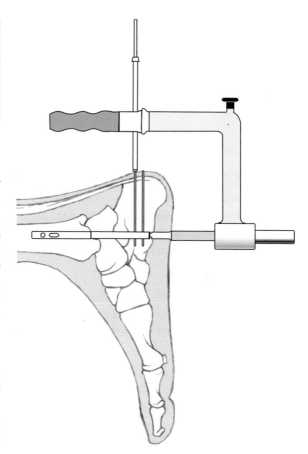

☐ **Abb. 2.17** Bei liegendem Nagel wird die Arthrodese manuell komprimiert und der Nagel unter Verwendung eines Zielgeräts mehrfach in Kalkaneus und Tibia durch Schrauben verriegelt

■ **Indikation**

Posttraumatische Fehlstellungen nach fehlverheilten Frakturen oder Fehlwachstum nach Schädigung der Epiphysenfugen am distalen Unterschenkel. Gelegentlich kann eine Alignementkorrektur bei extraartikulärer Deformität vor Implantation einer Sprunggelenkprothese notwendig sein.

■ **Kommentar**

Fehlstellungen in der Frontalebene werden nur zu einem kleinen Teil durch das untere Sprunggelenk (USG) kompensiert. Fehlstellungen in der Sagittalebene sind seltener korrekturbedürftig, da sie in der Hauptbewegungsrichtung des OSG liegen. Eine fehlerhafte Torsion des Unterschenkels kann nicht supramalleolär ausgeglichen werden. Die besonderen Risiken dieser Osteotomie sind die unmittelbare Nähe zum oberen Sprunggelenk und die oftmals ungünstigen Weichteilverhältnisse, die operativen Maßnahmen einen engen Spielraum setzen.

Die distale Tibiaumstellungsosteotomie kann mit verkürzender Keilentnahme oder bei Fehlstellungen unter 12–15° in der verlängernden Methode „opening wedge" ausgeführt werden. Zweckmäßig ist es, die Planung der Operation mit einer zeichnerischen Darstellung der Verhältnisse im Vergleich mit der (gesunden) Gegenseite zu referenzieren. Dafür sind Röntgenaufnahmen der beiden Sprunggelenke in a.-p.-Projektion im Stehen anzufertigen. Auch die Fersenbeinstellung ist zu berücksichtigen und ggf. eine additive Kalkaneusosteotomie anzuschließen (▶ Abschn. 2.14).

2.4.1 OP-Technik

Medialer Zugang zur Tibiaumstellungsosteotomie

Dieser Zugang ist für die Korrektur einer Valgusfehlstellung mit Keilentnahme oder die Korrektur einer Varusfehlstellung mit aufklappender Technik geeignet.

■ **Lagerung**

Rückenlage mit Blutsperre im Oberschenkelbereich. Der gesamte Unterschenkel inklusive Kniegelenk sollten zur besseren Übersicht und Beurteilung der diversen Achsen steril vorbereitet werden.

Closing-wedge-Methode

■ **Zugang**

Die oftmals von früheren Eingriffen herrührenden Inzisionen und Narben sind zu respektieren; idealerweise sind sie in die neue Inzision zu integrieren. Etwa 10 cm langer Hautschnitt in Längsrichtung medial über der Tibia proximal der Spitze des Malleolus medialis beginnend (■ Abb. 2.18). Im Osteotomiebereich wird die Tibia mit dem Raspatorium

nach dorsal und ventral umfahren, und es werden 2 Hohmann-Retraktoren gesetzt. Der Schutz der häufig vorgeschädigten Weichteile ist essenziell. Zur indirekten Visualisierung der OSG-Gelenklinie kann ein dünner, ventral in das Gelenk eingeschobener Kirschner-Draht dienen.

■ **Osteotomie**

Zur Orientierung Einbringen zweier Kirschner-Drähte (2-0) bis zur gegenseitigen Kortikalis in einem nach medial offenen Winkel entsprechend des geplanten Korrekturausmaßes (■ Abb. 2.19). Ob die Osteotomie genau quer oder leicht nach lateral absteigend verläuft, ist entsprechend der präoperativen Planung zu bestimmen. Bei Entnahme eines

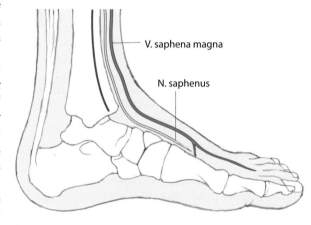

■ **Abb. 2.18**   Medialer Zugang zur Tibiaumstellungsosteotomie

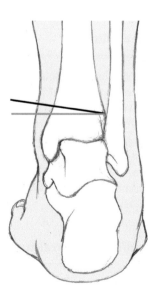

■ **Abb. 2.19**   Positionierung des ersten Kirschner-Drahtes – klar proximal der Syndesmose und etwa 15° absteigend zur lateralen Kortikalis. Die blaue Linie repräsentiert die Lage des zweiten Kirschner-Drahtes parallel zur Gelenkfläche

Knochenkeils mit medialer Basis ist auf die Integrität der lateralen Kortikalis zu achten. Durch langsames Schließen der Osteotomie werden die Osteotomieflächen genähert und unter Infraktion der lateralen Kortikalis adaptiert. Gelingt dies nicht, muss mit einem schmalen Osteotom die laterale Kortikalis gering geschwächt werden. Die beiden K-Drähte sollten am Ende parallel ausgerichtet sein. Die Fibula bedarf bei nur geringfügigen Achsenkorrekturen keiner besonderen Maßnahmen. Der Drehpunkt der Abwinkelung liegt nahe an der Fibula. Bei größeren Korrekturwinkeln ist häufig eine Osteoklasie der Fibula oberhalb der Syndesmose ohne Osteosynthese ausreichend.

■ Osteosynthese

Aufbringen einer winkelstabilen T-Platte mit 3 distalen Schrauben und Kompression nach proximal – wobei 1–2 weitere Schrauben ausreichen (◘ Abb. 2.20). Bei wenig invasivem Zugang kann die proximale Schraube auch perkutan gesetzt werden. Naht der Sehnenscheide der Tibialis-posterior-Sehne, Naht des Periosts und schichtweiser Wundverschluss mit subkutaner Wunddrainage.

Opening-wedge-Methode
■ Osteotomie

Abweichend von der zuvor genannten Keilentnahme wird nur ein K-Draht etwa 15° absteigend bis zur gegenseitigen lateralen Kortikalis eingebracht. Die Osteotomielinie wird mit dem Skalpell und dem Raspatorium freigelegt, anschließend wird die Osteotomie unter fluoroskopischer Kontrolle subtotal ausgeführt. Langsames und vorsichtiges Aufspreizen mit aufeinanderliegenden Osteotomen (◘ Abb. 2.21)

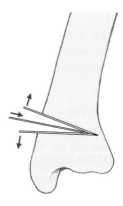

◘ **Abb. 2.21** Durch Einbringen zweier Osteotome und einem weiteren zentral kann die Osteotomie vorsichtig unter Erhalt der lateralen Kortikalis aufgespreizt werden

oder einem Osteotomiespreizer führt zu einem Öffnen des Osteotomiespalts. Strukturelles homologes Knochenmaterial oder Knochenersatzmaterial wird in den Osteotomiespalt eingebracht. Auch bei der aufspreizenden Osteotomie muss die Fibula nicht zwingend osteotomiert werden.

■ Osteosynthese

Aufbringen einer angeformten winkelstabilen T- oder L-Platte (◘ Abb. 2.22). Schichtweiser Wundverschluss über einer Redon-Drainage ohne Sog.

Lateraler Zugang zur Tibiaumstellungsosteotomie

Dieser ist für die Korrektur einer Varusfehlstellung mit Keilentnahme oder einer Valgusfehlstellung mit aufklappender Technik geeignet.

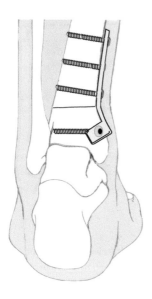

◘ **Abb. 2.20** Versorgung der Closing-wedge-Osteotomie mit medial positionierter winkelstabiler Platte

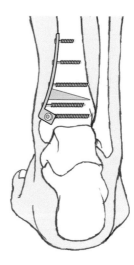

◘ **Abb. 2.22** Aufklappende valgisierende mediale Osteotomie mit interponiertem Knochenkeil. Fixation durch winkelstabile T-Platte

■ **Lagerung**

Seitenlage mit Blutsperre im Oberschenkelbereich. Der gesamte Unterschenkel inklusive Kniegelenk sollte zur besseren Übersicht und Beurteilung der diversen Achsen steril vorbereitet werden.

Closing-wedge-Methode

■ **Zugang**

10 cm langer Hautschnitt am Vorderrand der Fibula (■ Abb. 2.23). Exposition der Fibula und Tibia ohne Deperiostierung. Die Fibula wird proximal der Syndesmose mit einem Hohmann-Retraktor umfahren.

■ **Osteotomie der Fibula**

Die Fibula ist im Hinblick auf ihre korrekte intraartikuläre Länge zu kürzen: Dazu wird eine z-förmige Osteotomie empfohlen. Setzen zweier K-Drähte in die Mitte der Fibula, der distale liegt proximal der Syndesmose, der zweite etwa 8 cm proximal. Die Stufenosteotomie mit den K-Drähten als Eckpunkten wird ausgeführt. Nach beidseitiger Segmententnahme können die Fibulaanteile mobilisiert werden (■ Abb. 2.24).

■ **Osteotomie der Tibia**

Anteriores Umfahren der Tibia mit einem Hohmann-Retraktor. Setzen eines etwa 15° nach distal absteigenden K-Drahtes von lateral, knapp proximal der Syndesmose, nach distal und medial. Entsprechend der geplanten Korrektur wird der zweite K-Draht proximal davon so eingebracht, dass seine Spitze den zuvor eigebrachten K-Draht an der medialen Kortikalis trifft (■ Abb. 2.25). Das Einbringen sowie die nachfolgende Osteotomie erfolgen unter fluoroskopischer Kontrolle. Die Osteotomieschnitte schließen den beabsichtigten Korrekturwinkel ein. Entnahme des Knochenkeils und unter schrittweiser Valgisierung Adaptation

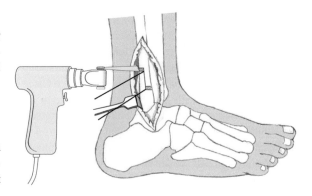

■ **Abb. 2.24**   Zur Markierung werden mittig in die Fibula 2 parallele K-Drähte eingebracht. Entsprechend der geplanten Korrektur ist an beiden Osteotomieschenkeln eine Segmentresektion auszuführen, um ein Sperren durch die Fibula zu verhindern

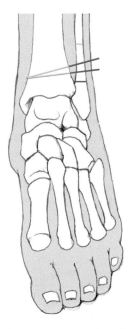

■ **Abb. 2.25**   K-Draht-Positionierung für die Keilentnahme von lateral. Beachte auch die Berücksichtigung der Fibula (■ Abb. 2.24)

der Osteotomieflächen. Kontrolle der Fibulaosteotomie: Die Osteotomieflächen müssen sich im Sinne der Verkürzung verschoben haben, bei Sperrwirkung ist ggf. eine Nachresektion notwendig.

■ **Osteosynthese**

Aufbringen einer winkelstabilen L-Platte. Diese wird mit 3 Schrauben distal fixiert, und die proximal der Osteotomie liegenden Schrauben werden unter Kompression der

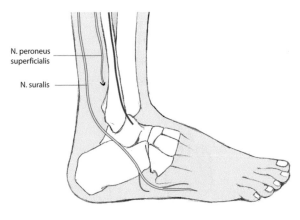

N. peroneus superficialis

N. suralis

■ **Abb. 2.23**   Ein lateraler Zugang an der Vorderkante der Fibula ermöglicht die Osteotomie der Fibula und Tibia

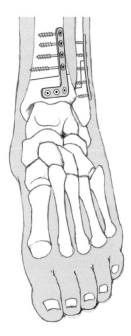

Abb. 2.26 Nach lateraler valgisierender Keilentnahme Fixation mit L-Kompressionsplatte winkelstabil und Verplattung der durch Z-Osteotomie und Segmentresektion verkürzten Fibula

Tibiaosteotomie eingebracht. Abschließend wird auch die Fibula mit einer Platte versorgt (Abb. 2.26). Naht des Periosts und schichtweiser Wundverschluss mit subkutaner Wunddrainage.

Opening-wedge-Methode

- **Osteotomie der Fibula**

Die Fibula muss zur Herstellung der Gelenkkongruenz verlängert werden. Um nach der Tibiaosteotomie in jedem Fall eine knöcherne Fusion zu erreichen, wird eine Z-förmige Fibulaosteotomie durchgeführt. Setzen zweier K-Drähte in die Mitte der Fibula, der distale proximal der Syndesmose, der zweite etwa 8 cm proximal. Die Stufenosteotomie mit den K-Drähten als Eckpunkten wird ausgeführt, und die Fibulateile werden mobilisiert.

- **Osteotomie der Tibia**

Anteriores Umfahren der Tibia mit einem Hohmann-Retraktor. Setzen eines etwa 15° nach distal absteigenden K-Drahtes von lateral, knapp proximal der Syndesmose, nach distal und medial. Das Setzen sowie die nachfolgende Osteotomie erfolgen unter fluoroskopischer Kontrolle. Subtotale Osteotomie unter Erhalt der medialen Kortikalis. Unter dosierter Varisierung wird die Osteotomie geöffnet. Durch Einbringen

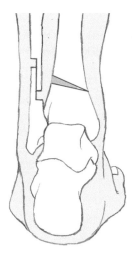

Abb. 2.27 Die selten gepflegte varisierend aufklappende Osteotomie vom lateralen Zugang erfordert eine Fibulaverlängerung. Diese wird ebenfalls Z-förmig ausgeführt, und die Schenkel werden entsprechend dem Bedarf parallel verschoben. Die Fixation erfolgt nach Aufspreizung der Osteotomie und Spaninterposition wie in Abb. 2.22

mehrerer Osteotome kann dosiert gespreizt werden. Auch ein Hintermann-Distraktor eignet sich dafür. Dabei verlängert sich die Fibula entsprechend des Korrekturbetrags (Abb. 2.27). Aufbringen einer L-Platte winkelstabil. Diese wird mit 3 Schrauben distal fixiert, und die proximal der Osteotomie liegenden Schraubenlöcher werden sämtlich besetzt (Abb. 2.26). Abschließend wird auch die Fibula mit einer Platte versorgt. Naht des Periosts und schichtweiser Wundverschluss mit subkutaner Wunddrainage.

2.4.2 Nachbehandlung

Unterschenkelliegegips bis zur Nahtentfernung und nachfolgende Walker-Versorgung (zur Gelenkmobilisation) mit Mobilisation für insgesamt 6 Wochen unter vollständiger Entlastung. Bei radiologisch zufriedenstellendem Verlauf Teilbelastung für weitere 2 Wochen. Krankengymnastik und Rehabilitation mit Muskelaufbau.

2.5 Erweiterte Zugänge zum OSG

- **Prinzip**

Durch Osteotomie des Malleolus medialis werden die im Rahmen einer Arthrotomie von ventral nicht erreichbaren Zonen des oberen Sprunggelenks zugänglich.

▪ **Indikation**

Pathologien im dorsalen Bereich des oberen Sprunggelenks, chirurgische Therapie osteochondraler Defekte.

▪ **Kommentar**

Es werden verschiedene Varianten der Osteotomie (kastenförmig und nach Chevron) beschrieben, die die Qualität der Reposition und der Fixation verbessern sollen. Es handelt sich dabei um Osteotomien, die komplikationsbehaftet sind und Expertise in der Sprunggelenkchirurgie voraussetzen.

2.5.1 OP-Technik

Osteotomie des Malleolus medialis

▪ **Lagerung**

Rückenlagerung mit geringer Außenrotation des Beins. Blutsperre im Oberschenkelbereich. Der gesamte Unterschenkel inklusive des Kniegelenks sollte für den Fall einer osteochondralen Entnahme aus dem Kniegelenk vorbereitet werden.

▪ **Zugang**

8–10 cm langer Hautschnitt vertikal über den Malleolus medialis und an seiner Spitze nach ventral schwenkend (◘ Abb. 2.28). Der Malleolus wird am Periost mit dem Raspatorium nach dorsal bis in den Tibiaschaftbereich umfahren, um ein Lager für einen spitzen Hohmann-Haken zu schaffen, der neben der Tibialis-posterior-Sehne auch das Gefäß-Nerven-Bündel schützen soll. Nach ventral werden mit einem Langenbeck-Haken Haut- und Unterhautgewebe inklusive der Tibialis-anterior-Sehne und des N. saphenus weggehalten.

▪ **Osteotomie**

Vor Durchführung der Osteotomie werden entsprechend der geplanten Osteosynthese von der Malleolarspitze kommend 2 parallele Bohrungen gesetzt, die die spätere anatomisch korrekte Reposition des Malleolus sicherstellen (◘ Abb. 2.29). Die Bohrungen erfolgen im 60°-Winkel zur Tibialängsachse und deutlich in das Pilon tibiale hinein. Die Richtung der Osteotomie sollte gering absteigend verlaufen, genau auf die OSG-Nische zu. Die optimale Osteotomierichtung liegt 30° zur Tibialängsachse.

Ein 1-mm-Kirschner-Draht kann zur Orientierung vorgelegt werden, dessen Lage im Bildwandler überprüft wird (◘ Abb. 2.29).

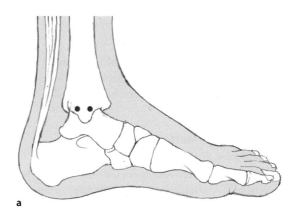

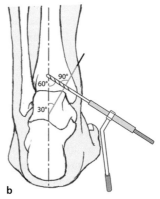

◘ **Abb. 2.29** **a** Bohrungen vor Durchführung der Osteotomie, **b** Schema der optimalen Bohr- und Osteotomierichtung. Markierung der Osteotomie mit K-Draht

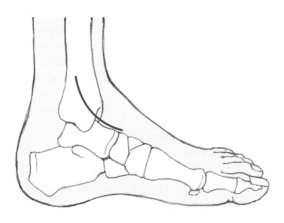

◘ **Abb. 2.28**   Zugang zur medialen Malleolotomie

Das Periost wird im Osteotomiebereich mit dem Raspatorium bis zur oberen medialen Nische des OSG abgeschoben. An dieser Stelle kann ein stumpfes Elevatorium in das Gelenk eingeschoben werden: Es dient der Orientierung bei der Schnittführung in Bezug auf die Richtung und Tiefe. Die Osteotomie wird mit der Säge begonnen und kurz vor der Komplettierung gestoppt. Die letzten Millimeter werden mit dem Klingenmeißel vollendet, um einen versehentlichen Gelenkknorpelschaden durch die oszillierende Säge zu vermeiden und um die anatomische Kongruenz des OSG auf Knorpelniveau zu erhalten.

> Vor der vollständigen Osteotomie wird mit dem Kauter eine Markierung auf Höhe der Osteotomie gesetzt, um die korrekte Reposition bei der Osteosynthese zu erleichtern.

■ **Exposition**
Der Malleolus wird nun nach distal geklappt und verbleibt dabei an seinen Bändern. Die weite Exposition des Talus und der distalen Tibiagelenkfläche ermöglicht eine Knorpeltherapie im medialen und zentralen Talusanteil.

> Zur leichteren Manipulation des Malleolus medialis können Haltefäden durch die 2 Bohrlöcher geführt werden.

■ **Osteosynthese**
Der Malleolus wird in seine Ursprungsposition gebracht. Ein Kirschner-Draht wird in den dorsalen Bohrkanal eingebracht, dann werden die beiden Kleinfragmentzugschrauben eingedreht (■ Abb. 2.30). Wundverschluss.

❗ Die sehr kräftigen Ligamentfasern am Malleolus medialis können einen tiefen Sitz des Schraubenkopfes vortäuschen. Die Schraubenköpfe sind gut zu versenken, andernfalls verursachen sie Störungen und machen eine frühzeitige Metallentfernung notwendig.

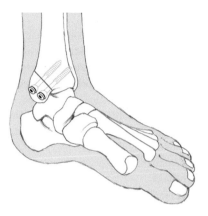

■ **Abb. 2.30** Kleinfragmentkompressionsschrauben werden parallel in die vorbereiteten Bohrkanäle eingesetzt

Lateraler Zugang und Fibulaosteotomie
■ **Kommentar**
Der laterale Zugang mit Durchführung einer Fibulaosteotomie erfordert auch eine Dissektion und nachfolgende Rekonstruktion der tibiofibulären Bänder (▶ Abschn. 3.7.1, ▶ Abb. 3.32). Alternativ kann für den rein lateral liegenden Defekt ein anterolateraler Zugang unter Subluxation des Talus und damit Exposition der lateralen Talusrolle erfolgen – dies ohne Osteotomie der Fibula und unter Erhalt der Bandintegrität.

■ **Lagerung**
Angehobene Rückenlage bis Seitenlage mit Blutsperre im Oberschenkelbereich. Der gesamte Unterschenkel inklusive des Kniegelenks sollte für den Fall einer osteochondralen Entnahme aus dem Kniegelenk vorbereitet werden.

■ **Zugang**
Laterale, distal leicht bogenförmige Hautinzision über der Fibula. Subkutane Präparation unter Schonung des N. suralis dorsal und Ästen des N. peroneus superficialis ventral. Identifikation des Retinaculum musculorum extensorum inferius, dieses kann zur Augmentation der Bandrefixation nach stattgehabtem Knorpelmanagement dienen. Die Peronealsehnen werden stumpf nach dorsal weggehalten. Ablösen des Lig. talofibulare anterius und Lig. calcaneofibulare an der distalen Fibula im Rahmen der lateralen Kapsulotomie. Nach Kapseleröffnung ist bereits ein guter Teil der talaren Gelenkfläche erkennbar. Ist der osteochondrale Herd auch bei maximaler Plantarflexion nicht darstellbar, wird eine Fibulaosteotomie angeschlossen.

■ Fibulaosteotomie

Es bietet sich eine schräge Osteotomie entsprechend des Musters einer Weber-Typ-B-Fraktur an. Vor Durchführung der Osteotomie wird eine Kleinfragmentplatte betont dorsolateral angelegt, und die Löcher werden vorgebohrt, um eine anatomische Reposition zu erlauben. Nach Einsetzen von Hohmann-Haken kann die Osteotomie mittels oszillierender Säge schräg von distal-ventral nach proximal-dorsal erfolgen.

■ Osteosynthese

Reposition der Fibula, Anlegen der Kleinfragmentplatte und Fixation durch Einbringen der Schrauben in die bereits vorgebohrten Schraubenlöcher. Anschließend Rekonstruktion des lateralen Bandapparats mit Augmentation mittels Retinakulum musculorum extensorum inferius oder eines Periostlappens. Schichtweiser Wundverschluss.

2.5.2 Nachbehandlung

Die Phase der Entlastung richtet sich nach der Art der chirurgischen Knorpeltherapie. Ohne Knorpeltransplantation ist eine Teilbelastung bis zu 15 kg im Spaltgips oder Walker möglich. Frühmobilisation des Gelenks nach Nahtentfernung. Vollbelastung nach 6–8 Wochen Krankengymnastik, Gehtraining ab Vollbelastung.

2.6 Eingriffe bei osteochondralen Defekten im OSG

■ Prinzip

Reparatur eines osteochondralen Defekts mittels zylindrischer osteochondraler Autografts.

■ Indikation

Es muss sich um einen „contained" Defekt handeln, d. h. die Defektzone muss von intaktem Knorpelgewebe umgeben sein. Geeignet sind osteochondrale Defekte mittlerer Größe (1,5–4,0 cm², ◘ Abb. 2.31). Der Eingriff kann bei subchondralen Zystenbildungen auch bei kleinerer Defektgröße angezeigt sein. Ferner stellt eine fehlgeschlagene chondroinduktive Technik eine Indikation dar.

■ Kommentar

Läsionen unter 1,5 cm² stellen eine Indikation zum arthroskopischen Vorgehen dar. Größere Defekte erfordern osteochondrale Transplantation und Chondrozytentransplantation (ggf. matrixgestützt), allenfalls Allografts und Oberflächenersatz. Ist die Läsion mit einer Zystenbildung assoziiert, so ist die retrograde Bohrung und Auffüllung mittels Knochen angezeigt.

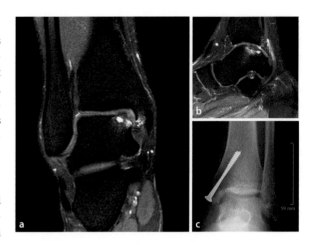

◘ **Abb. 2.31a–c** Osteochondraler Defekt im Bereich der medialen Talusschulter. Eine mediale Malleolotomie ist zur Defektsanierung erforderlich. **a** MRT a.-p., **b** MRT seitlich, **c** postoperatives Nativröntgenbild, die Schraubenlage nach regelrechtem Durchbau der Osteotomie ist erkennbar

2.6.1 OP-Technik

Im Folgenden wird die autologe osteochondrale Transplantation besprochen. Der Vorteil dieser biologischen Rekonstruktion besteht darin, dass es sich um einen einzeitigen Eingriff handelt und kein allogenes Material implantiert wird. Nachteilig ist die Entnahmemorbidität am gesunden Kniegelenk.

■ Lagerung

Je nach gewähltem Zugang. Steriles Vorbereiten auch des Kniegelenks.

■ Zugang

Dieser ist von der Lokalisation der osteochondralen Läsion abhängig. Defekte an der medialen Talusschulter werden über einen medialen Zugang erreicht, optional mit Osteotomie des Malleolus medialis. Defekte an der lateralen Talusschulter können entweder einen ligamentären Release (Lig. talofibulare anterius, Lig. calcaneofibulare) oder eine Osteotomie der distalen Fibula erforderlich machen. Der Zugang muss in jedem Fall das problemlose Platzieren von Instrumenten senkrecht auf den Defekt (d. h. Talus) erlauben.

■ ■ Medialer Zugang

Bei sicher gut erreichbarer Läsion ohne Osteotomie des Malleolus medialis erfolgt eine Längsinzision am Malleolus medial bzw. etwas ventral, aber medial der Strecksehnen. Die anteriore Arthrotomie der Kapsel des OSG wird häufig mit einer „kleinen" Synovektomie kombiniert. Nun kann die Gelenklinie eingesehen werden. Durch kräftige Plantarflexion kommt der osteochondrotische Bezirk zur Ansicht.

Ein stumpfes Elevatorium im Gelenkspalt hilft zur Visualisierung der Pathologie. Im Fall einer notwendigen Zugangserweiterung schließt sich die Osteotomie des medialen Malleolus an (▶ Abschn. 2.5.1).

■ ■ Lateraler Zugang

Laterale, distal leicht bogenförmige Hautinzision über der Fibula. Subkutan sind dorsal der N. suralis und ventral Äste des N. peroneus superficialis zu schonen. Identifikation des Retinaculum musculorum extensorum inferius. Die Peronealsehnen werden nach dorsal weggehalten. Release des Lig. talofibulare anterius und des Lig. calcaneofibulare von der distalen Fibula im Rahmen der lateralen Kapsulotomie.

Meist kann durch forcierte Plantarflexion und Inversion, d. h. Subluxation des Talus aus der Malleolengabel, die Läsion dargestellt werden. In Ausnahmen muss eine Fibulaosteotomie durchgeführt werden.

■ Osteochondraler Transfer

■ ■ Präparation der Defektzone

Es erfolgt ein Débridement der osteochondralen Defektzone. Nur bei einem „contained" Defekt (◻ Abb. 2.32) kann die tatsächliche Defektgröße mithilfe des entsprechenden Instrumentariums evaluiert werden (◻ Abb. 2.33). Große Defekte können mehrere Zylinder erforderlich machen. Der Recipient-Hohlmeißel (z. B. osteochondrales Transfersystem OATS, Fa. Arthrex) wird rechtwinkelig auf den Defekt gesetzt und 10–12 mm eingeschlagen, ohne ihn zu verkippen. Nach Erreichen der gewünschten Tiefe erfolgen 2 Drehungen des Hohlmeißels um jeweils 90°. Unter leichten Rüttelbewegungen wird dieser nun entfernt und der Stanzzylinder mit dem pathologischen Knorpel extrahiert (◻ Abb. 2.34).

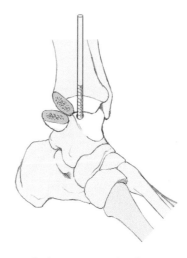

◻ **Abb. 2.33** Größenbestimmung nach Defektdébridement

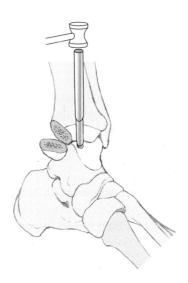

◻ **Abb. 2.34** Der Hohlmeißel wird rechtwinkelig auf den Defekt bis in eine Tiefe von 10–12 mm eingeschlagen

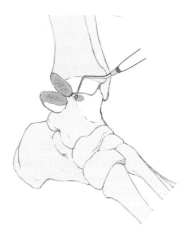

◻ **Abb. 2.32** Auskürretieren, Bohren oder Fräsen des Defekts, bis blutende Spongiosa mit zirkulär gesundem Knorpel vorliegt

■ ■ Entnahme des Transplantats

Zur Transplantatentnahme am lateralen Femurkondylus wird am leicht gebeugten Kniegelenk der obere Teil eines lateralen parapatellären Zugangs benutzt. Die Entnahme des osteochondralen Zylinders sollte so peripher wie möglich erfolgen, um artikulierenden Knorpel nicht zu schädigen. Die Krümmungsradien von Donor und Recipient sollten identisch sein. Der Innendurchmesser des Donorhohlmeißels entspricht dabei dem Außendurchmesser des Recipienthohlmeißels. Dies sichert eine Press-fit-Verankerung des Konstruktes. Der Donorhohlmeißel wird rechtwinkelig auf den ausgewählten Bezirk am Femurkondylus aufgesetzt (◻ Abb. 2.35) und bis zu einer Tiefe von 10 mm in den subchondralen Knochen eingeschlagen. Zweimalige Rotation des Hohlmeißels um 90°

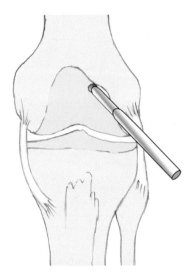

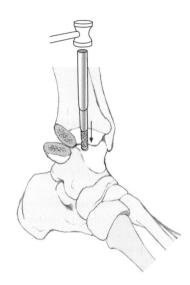

◙ **Abb. 2.35**   Gewinnung eines Knorpel-Knochen-Zylinders aus einem unbelasteten Kniegelenksareal mit dem Hohlmeißel. Dessen Innendurchmesser entspricht dem Außendurchmesser der Entnahme am Talus

◙ **Abb. 2.36**   Der Knorpel-Knochen-Zylinder wird mit einem Stößel bis auf das Niveau des umgebenden Knorpels eingeschlagen

und diskretes Rütteln, dann Extraktion des Stanzzylinders. Sollten mehrere Stanzzylinderentnahmen geplant sein, muss auf ausreichend Abstand zwischen den Entnahmestellen geachtet werden, um eine Fraktur der Knorpel-Knochen-Brücken zu vermeiden.

▪ ▪ **Implantation des osteochondralen Autografts**
Press-fit-Vorgehen: Mit dem Donorhohlmeißel und der Führungshilfe wird der Stanzzylinder in die talare Defektzone eingebracht. Der Hohlmeißel wird entfernt, sobald der Knorpel-Knochen-Zylinder das Niveau des umgebenden gesunden Knorpels noch knapp überragt. Mit einem passenden Stößel wird der Knorpel-Knochen-Zylinder vorgetrieben, bis er exakt das Niveau des umgebenden Knorpels erreicht (◙ Abb. 2.36).

▪ **Wundverschluss**
Die evtl. notwendig gewordene Osteotomie des Innen- oder Außenknöchels wird osteosynthetisch versorgt (▶ Abschn. 2.5.1). Bei lateralem Zugang ohne Osteotomie wird die Rekonstruktion des lateralen Bandapparats mit Augmentation mittels Retinaculum musculorum extensorum inferius durchgeführt.

2.6.2 Nachbehandlung

Die Nachbehandlung erfolgt mit gespaltenem Unterschenkelgips für 2 Wochen. Im Anschluss Mobilisation im Walker-Stiefel unter entlastender Mobilisation für 6 Wochen. Bewegungsübungen in Dorsalextension/Plantarflexion

passiv geführt nach Nahtentfernung. Auf eine Bandrekonstruktion bzw. Malleolarosteotomie ist dabei besonders Rücksicht zu nehmen. Ab der 7. postoperativen Woche schrittweiser Belastungsaufbau.

2.7   Arthrodese des Subtalargelenks

▪ **Prinzip**
Die Fusion des Subtalargelenks kann isoliert oder in Kombination mit weiteren Rückfußarthrodesen erfolgen. „Subtalar" bezieht sich auf die Artikulationen der plantaren Talusteilgelenke, der posterioren, mittleren und anterioren Facette und die korrespondierenden Gelenkflächen des Kalkaneus.

▪ **Indikation**
Primäre Osteoarthrose des Subtalargelenks, posttraumatische Arthrose vorwiegend nach Kalkaneusfrakturen, rheumatoide Arthritis, talonavikulare Koalition, Instabilität bei neuromuskulären Krankheitsbildern und Tibialis-posterior-Insuffizienz Grad III (▶ Abschn. 3.1).

▪ **Kommentar**
Das Gelenk wird von einer schwachen fibrotischen Kapsel umgeben und von den talokalkanearen Bändern sowie dem Lig. interosseum geführt. Eine isolierte Arthrodese des Subtalargelenks führt zu einer Einschränkung der Beweglichkeit („range of motion", ROM) bei Inversion/Eversion im Talonavikulargelenk (TN) um 74 % und im Kalkaneokuboidgelenk (CC) um 44 %. Eine isolierte Subtalararthrodese ist bei degenerativen Veränderungen im Rückfußbereich

ausreichend, wenn die Rückfußgelenke (OSG) asymptomatisch sind bzw. wenn bei der Korrektur von Deformitäten ein korrektes Alignement erreicht werden kann. Ein posttraumatischer Höhenverlust des Kalkaneus kann durch einen trikortikalen Knochenkeil mit dorsaler Basis rekonstruiert werden (Normalisierung des Böhler-Winkels).

2.7.1 OP-Technik

■ **Lagerung**

Der Patient befindet sich in Rückenlage mit vertikal eingestellter Fußachse, die Planta pedis auf Höhe des unteren Randes des Operationstisches. Ein Kissen im Bereich der ipsilateralen Hüfte verhindert zu starke Außenrotation. Zweckmäßig ist ein Beinhalter, der das Kniegelenk nahezu rechtwinklig gebeugt hält. Bei Verwendung einer Blutsperre ist diese bevorzugt am Oberschenkel anzulegen. Der Bildverstärker befindet sich auf der gegenüberliegenden Seite.

> ❶ Kein Lagerungskissen auf Höhe des Fibulaköpfchens wegen der Gefahr einer N.-peroneus-Schädigung!

■ **Zugang**

Die Hautinzision beginnt 1 cm kaudal der Spitze des Malleolus lateralis und wird über den Sinus tarsi an die Basis des Os metatarsale IV herangeführt (◨ Abb. 2.37). Bei der subkutanen Präparation sind das Operationsfeld kreuzende Äste des N. peroneus superficialis zu schonen. Der Ursprung des M. extensor digitorum brevis wird dargestellt und gemeinsam mit dem „fat pad" des Sinus tarsi distal gestielt abgehoben (◨ Abb. 2.38). Die Peronealsehnen werden in Richtung Tuber calcanei weggehalten.

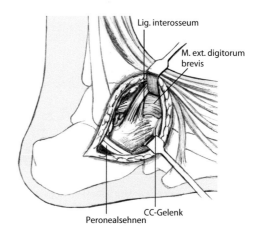

◨ **Abb. 2.38** Der Ursprung des M. extensor digitorum brevis wird vom Kalkaneus scharf abgelöst und nach distal-dorsal weggehalten. Jetzt kann das Subtalargelenk gut eingesehen werden. Im unteren Operationsfeldbereich erscheint die Kapsel des CC-Gelenks

■ **Gelenkpräparation**

Nach gesicherter Identifikation des Sinus tarsi werden Fett und ligamentäre Strukturen im Sinus-tarsi-Bereich ausgeräumt, und ein Hintermann-Distraktor (◨ Abb. 2.39) oder Laminaspreizer wird zwischen Talus und Kalkaneus positioniert. Es werden die 3 subtalaren Teilgelenkflächen identifiziert und entknorpelt. Der hintere Anteil des Subtalargelenks ist dabei schwierig zu erreichen, besonders weil dort auch das Gefäß-Nerven-Bündel und die Flexor-hallucis-longus-Sehne geschützt werden müssen. Mit Meißeln und scharfen Küretten wird nur der Gelenkknorpel entfernt. Bei sklerotischen Verhältnissen kann eine Kugelfräse verwendet werden und eine Perforation der subchondralen Gelenkflächen mittels Meißel und Bohrer der Stärke 2 mm erfolgen.

> Autologe Spongiosa vom nicht gelenktragenden Aspekt des Kalkaneus (zwischen CC-Gelenk und Trochlea peronealis) wird zur Auffüllung des Sinus tarsi verwendet, um die Fusion zu begünstigen.

Bei ausgeprägter Varusdeformität kann vermehrt Knochen von der lateralen kalkanearen Gelenkfläche entfernt werden, um die gewünschte valgisierende Korrektur zu gewährleisten. Eine persistierende Varuspositionierung ist ungünstig. Bei Valgusdeformität ist der Einsatz eines soliden trikortikalen Spans im Bereich des Sinus tarsi zur Aufrichtung ideal.

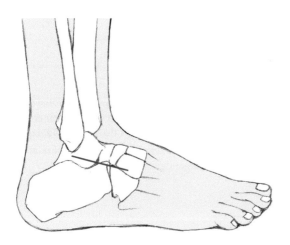

◨ **Abb. 2.37** Lagerung in Rückenlage. Der Hautschnitt beginnt 1 cm unterhalb der Malleolarspitze und zieht leicht bogenförmig Richtung Basis des Metatarsale IV. Darunter finden sich der M. extensor digitorum brevis und das Lig. talofibulare anterior

> ❶ Bei intensiver Valguskorrektur sind Hautschäden zu befürchten! Individuell kann zur Risikominderung ein medialer Zugang in Kombination mit einer TN-Arthrodese (Diple-Arthrodese) gewählt werden (▶ Abschn. 2.10.2).

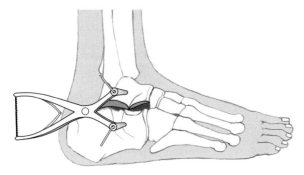

◨ Abb. 2.39   Zwei Bohrdrähte werden gelenkfern eingebohrt, und mit einem Hintermann-Spreizer wird das Gelenk exponiert. Der Knorpel wird entfernt und die Oberfläche angeraut. Gewonnene Knochenspongiosa wird angelagert

■ Fixation

Bei erworbenem Plattfuß muss der abgesunkene Taluskopf unter manuellem Druck reponiert werden. Dabei wird das Subtalargelenk in 5° Valgus positioniert und der Führungsdraht für die kanülierte 6,5- oder 7,3-mm-Kompressionsschraube nach Stichinzision an der unteren Begrenzung des Tuber calcanei eingesetzt und in den Talus vorgetrieben. Ein paralleler Führungsdraht adressiert die vordere Tuber-calcanei-Region (◨ Abb. 2.40). Nach BV-Kontrolle in 2 Ebenen, Längenmessung und kanüliertem Aufbohren erfolgt das Einbringen der Kompressionsschrauben.

Alternativ können die Schrauben anterograd vom Talushals in den Kalkaneus eingebracht werden. Das Gefäß-Nerven-Bündel mit dem N. peroneus profundus ist bei diesem Zugang gefährdet. Abschließend erfolgt die Reinsertion des M.-flexor-digitorum-brevis-Ursprungs zur Deckung des Fusionsbereichs.

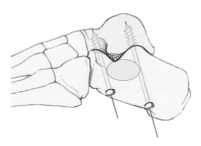

◨ Abb. 2.40   Schraubenlage bei Subtalararthrodese unter Berücksichtigung von hinteren und vorderen Gelenkanteilen. Der Sinus tarsi wurde bereits mit Knochenspänen aus der markierten Kalkaneusregion aufgefüllt

2.7.2 Nachbehandlung

Unterschenkelspaltgips bis zur Nahtentfernung, dann geschlossener Unterschenkelgips mit Mobilisation unter Entlastung mit Bodenkontakt für 6 Wochen. Bei regelrechtem Verlauf zunehmende Mobilisation für weitere 2 Wochen im Gehgips. Der Eintritt der Fusion ist radiologisch selten bereits nach 6 Wochen erkennbar (◨ Abb. 2.41). Unveränderte Stellungsverhältnisse erlauben in der Regel eine schrittweise zunehmende Belastung ab der 7. postoperativen Woche bis zur Vollbelastung nach 8 Wochen. Eine Einlagenversorgung ist zu diesem Zeitpunkt fakultativ möglich.

2.8   Arthrodese des Talonavikulargelenks

■ Prinzip

Aufhebung der Pro-/Supinationsbewegungen; häufig in Kombination mit anderen Eingriffen an der Fußwurzel, insbesondere der Subtalararthrodese (vgl. Diple-Arthrodese, ▸ Abschn. 2.10.2).

■ Indikation

Erworbener Plattfuß (Grad III), rheumatoide Arthritis mit Fußbeteiligung, posttraumatische und primäre Arthrose, Zustand nach Morbus Köhler I.

■ Kommentar

Das Talonavikular-(TN-)Gelenk wird als Schlüsselgelenk des Fußes bezeichnet. Die Form und Funktion des Gelenks ermöglicht das Auftreten von Instabilitäten mit Rotations- und Plantarisationsfolge. Die Fusion dieses Gelenks kann die Progression einer Plattfußdeformität verhindern (◨ Abb. 2.42).

2.8.1 OP-Technik

■ Lagerung

Der Patient befindet sich in Rückenlage mit optional rechtwinkelig aufgestelltem Bein unter Verwendung einer Positionierungshilfe (▸ Abb. 1.3). Eine Oberschenkelblutsperre kann verwendet werden. Der Bildverstärker befindet sich auf der gegenüberliegenden Seite des Operateurs.

☐ **Abb. 2.41** Radiologische Darstellung
nach subtalarer Arthrodese

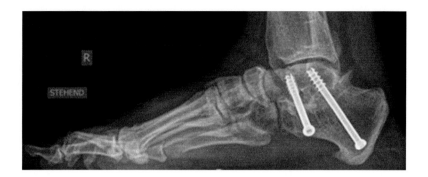

■ **Zugang**

Zwei Zugänge sind gebräuchlich, der dorsomediale und der
dorsale Zugang. Beim dorsomedialen Zugang erfolgt eine
7–8 cm lange Hautinzision beginnend am anterioren Aspekt
des Malleolus medialis in Richtung der dorsomedialen Basis
des Os metatarsale I (▶ Abb. 1.12). Präparation der Subkutis und Verödung von Ästen der V. saphena magna. Unter
Schonung der Sehne des M. tibialis anterior erfolgt die Kapsulotomie longitudinal. Bei kontrakter Fehlstellung können
die Spaltung des Lig. calcaneonaviculare plantare (Spring-
Ligament) und ein Release der Sehne des M. tibialis posterior die Exposition und Korrektur erleichtern. Der alternative dorsale Zugang ist in ☐ Abb. 2.43 beschrieben. Er ermöglicht einen besseren Überblick bei Fehlstellungskorrekturen.

> Vor Setzen der Hautinzision kann eine Kanüle in den
> Gelenkspalt eingebracht und ihre Lage im TN-Gelenk
> mit Bildverstärker verifiziert werden, um den
> operativen Zugang ideal zu platzieren.

☐ **Abb. 2.42** Nach erfolgter Reposition orientiert sich der Talus für
eine anatomisch korrekte Stellung am Kalkaneus. Dadurch kommt
es auch zu einer Überdeckung des zuvor medial prominenten
Taluskopfes

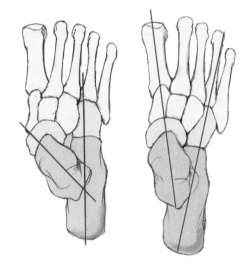

■ **Gelenkpräparation**

Nach Einsetzen eines Hintermann-Distraktors oder
Laminaspreizers werden die Gelenkflächen entknorpelt
(☐ Abb. 2.44). Bei schlechter Knochenqualität ist besonders
der Taluskopf durch den Spreizer gefährdet. Die Präparation
der Gelenkflächen kann mit gebogenem Lexer- oder Klingenmeißel, scharfem Löffel und Kugelfräse und Luer erfolgen. Nach Abtragen des Gelenkknorpels kann die subchondrale Zone von Talus und Os naviculare mit einem Bohrer
der Stärke 2,0 mm mehrfach angebohrt werden.

■ **Fixation**

Die Korrektur von Deformitäten, vor allem im Fall ossärer
Defekte, ist eine komplexe Maßnahme. Mit einer forcierten
Pronation des Vorfußes wird die immer eintretende Supi-
nationstendenz des Vorfußes korrigiert. Sobald korrekte
Stellungsverhältnisse erzielt sind, kann vor Applikation von

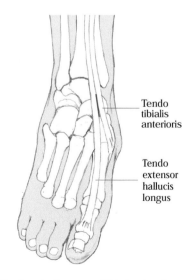

Tendo
tibialis
anterioris

Tendo
extensor
hallucis
longus

☐ **Abb. 2.43** Dorsaler Zugang zur TN-Arthrodese, begrenzt durch
die Tibialis-anterior-Sehne medial und die Extensor-hallucis-longus-
Sehne lateral

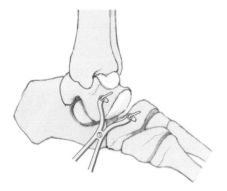

□ Abb. 2.44 Durch Einbringen eines Hintermann-Spreizers können die Gelenkflächen gut exponiert und unter Sicht entknorpelt werden

Führungsdrähten für die kanülierten Schrauben autologer Knochen eingepasst werden. Die Schraubenfixation erfolgt unter BV-Kontrolle. Es können 2 oder 3 kanülierte Schrauben verwendet werden (□ Abb. 2.45). Die dritte Schraube kann über eine dorsolaterale Stichinzision unter Schonung des N. peroneus superficialis und der Extensorensehnen vom Os naviculare in den Taluskörper eingedreht werden.

> Auch bei selbstbohrenden und -schneidenden Schrauben sollte am Os naviculare vorgebohrt werden, um einen Schraubenausbruch zu vermeiden.

Der Schraubendurchmesser soll etwa 4,0–4,5 mm betragen. In jedem Fall abschließende BV-Kontrolle in mehreren Ebenen, um eine Schraubenpenetration ins

Subtalargelenk auszuschließen. Die Fixation kann alternativ durch eine winkelstabile Platte erfolgen, wobei zunächst immer eine Kompressionsschraube gesetzt werden sollte. Es werden auch Kompressionsklammern angeboten, bislang ohne biomechanische und klinische Evidenz (□ Abb. 2.46).

2.8.2 Nachbehandlung

Unterschenkelspaltgips bis zur Nahtentfernung, dann geschlossener Unterschenkelgips. Die besonderen Belastungsverhältnisse am TN-Gelenk erfordern eine prolongierte Entlastung. Entlastende Mobilisation somit für 8 Wochen. Bei regelrechtem Verlauf zunehmende Mobilisation für weitere 2 Wochen im Gehgips. Der Eintritt der Fusion ist radiologisch selten vor der 8. Woche erkennbar (□ Abb. 2.47). Unveränderte Stellungsverhältnisse rechtfertigen in der Regel eine schrittweise zunehmende Belastung ab der 8. postoperativen Woche bis zur Vollbelastung nach 10 Wochen.

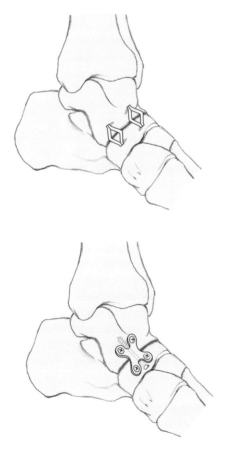

□ Abb. 2.46 Alternative Fixation mit Kompressionsklammern oder Platte und Kompressionsschraube

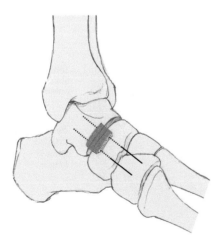

□ Abb. 2.45 Position der Führungsdrähte zum Einbringen der Kompressionsschrauben, optional mit Knochenspaninterposition wie hier dargestellt

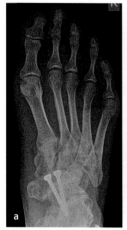
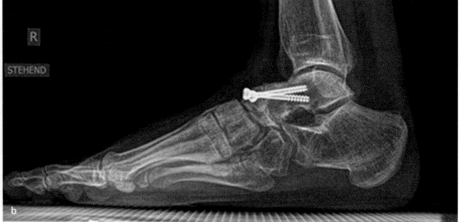

◘ Abb. 2.47a,b Röntgenaufnahme einer TN-Arthrodese mit Schrauben d.-p. (**a**) und seitlich (**b**) unter Belastung bei einer 30-jährigen Patientin mit residuellem Klumpfuß

2.9 Arthrodese des Kalkaneokuboidgelenks

■ **Prinzip**

Isolierte Arthrodese zwischen dem Processus anterior calcanei und dem Os cuboideum. Diese Arthrodese ist in der Regel Teil kombinierter tarsaler Arthrodesen. Spezielle Bedeutung hat sie beim erworbenen Plattfuß mit beabsichtigtem Verlängerungseffekt auf die laterale Kolumne. Hierbei wird durch eine Knochenkeilinterposition die Valgus-Abduktus-Fehlstellung in eine korrekte Ausrichtung geschwenkt.

■ **Indikation**

Meistens im Rahmen von Korrektureingriffen beim erworbenen Plattfuß, selten bei posttraumatischen Zuständen oder rheumatoider Arthritis.

■ **Kommentar**

Die regelmäßig auftretende Degeneration des Kalkaneokuboid-(CC-)Gelenks nach verlängernder Osteotomie des Kalkaneus lässt alternativ eine primäre Interpositionsarthrodese als zweckmäßige OP-Technik erscheinen.

2.9.1 OP-Technik

■ **Lagerung**

Der Patient befindet sich in angehobener Rückenlage. Ein Kissen im Bereich der gleichseitigen Hüfte verhindert störende Außenrotation des Beins. Bei Verwendung einer Blutsperre ist diese bevorzugt am Oberschenkel anzulegen. Der Bildverstärker befindet sich auf der gegenüberliegenden Seite.

❶ Kein Lagerungskissen auf Höhe des Fibulaköpfchens wegen der Gefahr einer N.-peroneus-Schädigung.

■ **Zugang**

Die ca. 4 cm lange Hautinzision wird in Form eines seitlichen Zugangs kranial der Peronealsehnen gesetzt. Bei der subkutanen Präparation ist auf den N. suralis zu achten (◘ Abb. 2.48). Bei Kombinationsarthrodesen ist der Zugang wie zur subtalaren Arthrodese zu erweitern (▸ Abschn. 2.7.1). Der Ursprung des M. extensor digitorum brevis wird dargestellt und distal gestielt abgehoben. In der Folge Release des Lig. bifurcatum und Durchtrennen der Gelenkkapsel. Mittels Osteotomiespreizer wird das Gelenk distrahiert.

> Vor Setzen der Hautinzision kann eine Kanüle in den Gelenkspalt eingebracht und die korrekte Lage mit Bildverstärker verifiziert werden.

■ **Gelenkpräparation**

Abtragen der Knorpelreste mittels Meißel und scharfem Löffel. Die mechanische Stabilität des Knochens darf nicht durch zu großzügiges Abtragen von Knochen gefährdet werden. Dabei müssen die anatomischen Gegebenheiten des Kalkaneokuboidgelenks insofern berücksichtigt werden, als dieses wesentlich tiefer in Richtung Planta pedis ausgedehnt ist als angenommen wird. Komplettieren der Knochenpräparation durch Perforation des subchondralen Knochens mittels Bohrer der Stärke 2 mm. Bei beabsichtigter Verlängerung werden plane Flächen durch Entnahme von 2 mm starken Knorpel-Knochen-Scheiben auf beiden Seiten geschaffen. Der wie geplant dimensionierte autologe

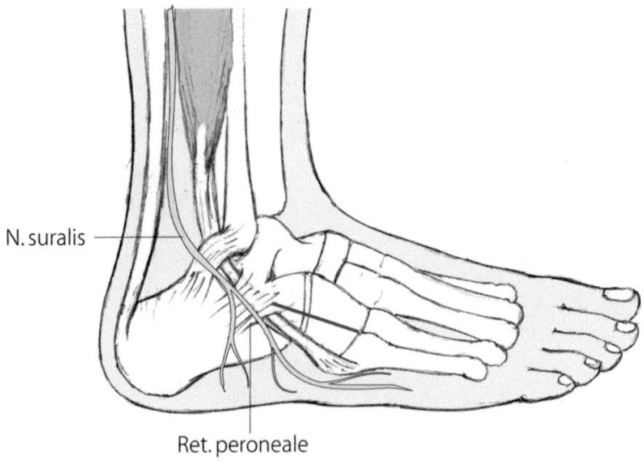

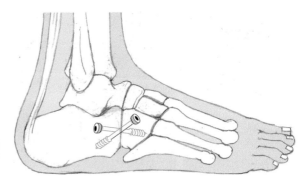

Abb. 2.50 Verwendung zweier gekreuzter Schrauben zur CC-Gelenkfixation. Alternativ kann mit Platte augmentiert werden

N. suralis

Ret. peroneale

Abb. 2.48 Zugang bei isolierter CC-Gelenkarthrodese. Der zu schonende N. suralis ist dargestellt

oder homologe Knochenblock kann nun eingepasst werden (**Abb. 2.49**).

■ **Fixation**

Der Führungsdraht für die kanülierte Kompressionsschraube kann in der Richtung anterior-posterior oder posterior-anterior eingebracht werden. Ohne Verlängerungseffekt wird das Os cuboideum nun an den Processus anterior calcanei adaptiert. Um den Führungsdraht zu positionieren, ist bei dorsoventraler Schraubenlage eine Stichinzision dorsal der Peronealsehnen vorteilhaft. Einfacher stellt sich die Fixation mittels Kompressionsschraube von den Zehen fersenwärts dar. Nach Vorbohren können nun 1–2 kanülierte Kompressionsschrauben eingedreht werden (**Abb. 2.50**). Das Konstrukt kann ggf. auch mit Platte oder Klammer augmentiert werden (**Abb. 2.51**).

> Zur Führungsdrahtapplikation ist eine Knochenrille anzulegen, die mindestens 5 mm Abstand zum CC-Gelenk hält und als Auflage für den Schraubenkopf dient (**Abb. 2.52**).

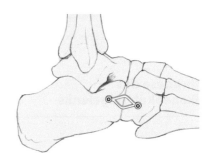

Abb. 2.51 Bei der In-situ-Arthrodese des CC-Gelenks kann eine Klammerfixation auch ohne Kompressionsschraube erfolgen, da bei diesem Gelenk eine primär hohe Eigenstabilität vorliegt

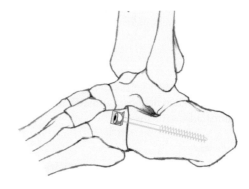

Abb. 2.52 Bei Verwendung einer Kompressionsschraube Präparation einer Knochenrille als Widerlager für die Schraubenköpfe bei spitzwinkeliger Schraubenplatzierung

2.9.2 Nachbehandlung

Unterschenkelspaltgips bis zur Nahtentfernung, dann geschlossener Unterschenkelgips. Die Mobilisation erfolgt mit Bodenkontakt für 6 Wochen. Bei beginnender knöcherner Konsolidierung im Röntgenbild kann eine schrittweise zunehmende Mobilisation mit Gips oder Orthese für weitere 4 Wochen erfolgen.

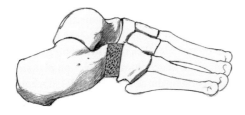

Abb. 2.49 Spaninterposition zur Verlängerungsarthrodese des CC-Gelenks

2.10 Kombinierte Rückfußarthrodesen

2.10.1 Triple-Arthrodese

- **Prinzip**

Die Triple-Arthrodese kombiniert Arthrodesen des Subtalar- und des Chopart-Gelenks (Talokalkanear-, Talonavikular- und Kalkaneokuboidalarthrodese). Ziel ist das Erreichen eines plantigraden, belastbaren Rückfußes bei erhaltener OSG-Beweglichkeit und Mittelfußfunktion.

- **Indikation**

Die Triple-Arthrodese stellt einen universellen Eingriff für eine Vielzahl von Indikationen dar: erworbener Plattfuß Grad III, residuelle Klumpfußfehlstellungen, rheumatoide Arthritis, Osteoarthrose der entsprechenden Gelenke und neuropathische Erkrankungen.

- **Kommentar**

Die Triple-Arthrodese ist ein komplexer Eingriff. Für die präoperative Planung des Korrekturausmaßes können eine 3D-Beurteilung der Achsenverhältnisse im CT und Alignementaufnahmen nach Salzmann von Nutzen sein. MRT-Bilder zeigen Ödeme und knöcherne Nekrosen und geben Informationen über den zu erwartenden Schwierigkeitsgrad des Eingriffs (z. B. Knochenersatz). Die Achillessehne ist ggf. bei kontrakten Verhältnissen zu verlängern.

Die Arthrodese eines Rückfußgelenks beeinflusst prozentual den Bewegungsumfang der anderen Gelenke. Dies sollte im Rahmen der Indikationsstellung zur Triple-Arthrodese bedacht werden. Die Arthrodese des TN-Gelenks reduziert die Restbeweglichkeit des Talokalkanear-(TC-) und des CC-Gelenks auf 2 %, die TC-Arthrodese lässt 26 % Restbeweglichkeit am TN-Gelenk zu, während die CC-Arthrodese die geringsten Einbußen an Beweglichkeit der Restgelenke bewirkt. Dabei bleiben das TC-Gelenk mit 92 % und das TN-Gelenk mit 67 % nahezu „voll mobil" erhalten.

Reihenfolge der Arthrodesen

Sämtliche in die Arthrodese einbezogenen Gelenke sollen mit minimalem Substanzverlust bis auf die subchondrale Sklerose entknorpelt werden. Die subchondrale Skleroseschicht ist mit dem 2-mm-Bohrer und Meißeleinsatz zu durchbrechen. Beginnend mit dem Subtalargelenk wird in korrigierter Position von plantar der erste K-Draht vom Kalkaneus kommend über das TC-Gelenk in den Talus vorgeschoben. Im Bildverstärker wird seine Lage in 2 Ebenen kontrolliert. Anschließend wird nahezu parallel und ventral davon ein zweiter K-Draht eingebracht. Das TN-Gelenk wird nun ebenfalls in Korrekturstellung mit einem Führungsdraht für eine kanülierte Schraube stabilisiert.

> Durch Plantarflexion und maximale Pronation des Vorfußes gelingt die TN-Gelenk-Reposition leichter.

Nun kann das CC-Gelenk beurteilt werden. Meist schließt sich dieses durch die nahezu planen Gelenkflächen spontan. Bei hohem Druck im Arthrodesespalt (ein Meißel lässt sich kaum einschieben) und verbliebener Adduktusstellung des Vorfußes muss knöchern nachreseziert werden. Bei gegenteiliger Fußstellung und offenem Arthrodesespalt sollte Knochen interponiert werden. Die Fixation erfolgt entsprechend der CC-Gelenkarthrodese (▶ Abschn. 2.9.1). Die Arthrodesen werden nun in der angegebenen Reihenfolge definitiv mit Implantaten stabilisiert (◨ Abb. 2.53)

⊕ Fehlstellungen des ersten Strahls können nicht am Rückfuß korrigiert werden; sie werden an ihrem Entstehungsort korrigiert, d. h. weiter distal.

Nachbehandlung

Die Nachbehandlung orientiert sich am TN-Gelenk, welches die höchste Pseudarthrosenrate aufweist. Unterschenkelspaltgips bis zur Nahtentfernung, dann geschlossener Unterschenkelgips. Mobilisation ohne Belastung für 8 Wochen. Bei regelrechtem Verlauf zunehmende Mobilisation für weitere 2 Wochen im Gehgips. Der Eintritt der Fusion ist radiologisch selten vor 8 Wochen erkennbar (◨ Abb. 2.54). Unveränderte Stellungsverhältnisse rechtfertigen in der Regel eine

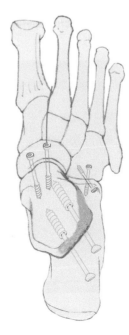

◨ **Abb. 2.53** Position der Schrauben bei Triple-Arthrodese

schrittweise zunehmende Belastung ab der 8. postoperativen Woche bis zur Vollbelastung nach 10 Wochen. Eine Einlagenversorgung ist zu diesem Zeitpunkt optional.

2.10.2 Diple-Arthrodese („Double") über medialen Zugang

■ **Prinzip**

Kombinierte Arthrodese des Subtalar- und Talonavikulargelenks über einen medialen Zugang. Dieses Verfahren wurde aus der traditionellen Triple-Arthrodese entwickelt, insbesondere für die Korrektur des drittgradigen erworbenen Plattfußes. Studien zeigen vergleichbares Korrekturpotenzial zur Triple-Arthrodese. Vorteil: Der bei Valguskorrektur durch laterale Weichteilspannung risikohafte Wundverschluss entfällt. Der im deutschsprachigen Raum verwendete Terminus „Double Arthrodese"(*) bezieht sich im angloam. Sprachgebrauch traditionell auf die Fusion der Chopart'schen Gelenke (TN/CC) und sollte daher immer unter Definition der betroffenen Gelenke verwendet werden.

■ **Indikation**

Identisch zur Triple-Arthrodese, sofern sich keine degenerativen Veränderungen des CC-Gelenks oder eine Überlänge der lateralen Kolumne finden.

OP-Technik

■ **Lagerung**

Der Patient befindet sich in Rückenlage bei neutraler Stellung des Rückfußes, die Planta pedis befindet sich am Ende des Operationstisches. Eine Oberschenkelblutsperre kann verwendet werden. Der Bildverstärker befindet sich auf der Seite des operierten Beins.

■ **Zugang**

Ein 6 cm langer Hautschnitt erfolgt vom distalen Aspekt des Malleolus medialis bis zur Tuberositas ossis navicularis, ca. 5 mm dorsal der palpablen Tibialis-posterior-Sehne. Deren Sehnenscheide wird eröffnet und die Sehne inspiziert. Bei Läsion der Sehne kann diese reseziert werden. Bei intakter Sehne wird der Ansatz gekerbt. Das Lig. deltoideum ist in allen Anteilen zu schonen. Im Anschluss erfolgt die Inzision der Kapsel des Talonavikulargelenks.

■ **Gelenkpräparation**

Positionieren eines Laminaspreizers oder Hintermann-Distraktors am dorsalen TN-Gelenkaspekt und Entknorpeln des Gelenks. Im Anschluss wird der dorsale Aspekt des TN-Gelenks durch Umsetzen des Spreizers dargestellt und präpariert. Nun wird zum plantaren Aspekt des Taluskopfes vorgegangen und ein Spreizer zwischen diesem und dem Kalkaneus auf Höhe des Sustentaculum tali platziert. Die anterioren Anteile des Lig. deltoideum sind vor allem in dieser Phase zu respektieren (◘ Abb. 2.55). Das Subtalargelenk wird mit Kürette und Meißel ohne knöchernen Substanzverlust entknorpelt. Die TN-Gelenkflächen werden mit einem 2-mm-Bohrer perforiert.

■ **Fixation**

Der Rückfuß wird in plantigrade Position mit 5°Fersenvalgus gebracht. Führungsdrähte für die kanülierten Kompressionsschrauben werden von plantar durch den Kalkaneus in den Talus dirigiert. Jetzt kann Knochen (autolog) im Bereich der Arthrodesenflächen des TN-Gelenks interponiert werden. Das Talonavikulargelenk wird mit 2–3 Kompressionsschrauben (4,0 oder 4,5 mm) und das Subtalargelenk mit

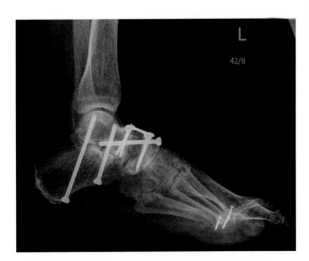

◘ **Abb. 2.54** Postoperative Röntgenaufnahme Triple-Arthrodese bei rheumatischem Plattfuß einer 40-jährigen Patientin. Das CC-Gelenk wurde bei korrekter Länge der lateralen Kolumne und ausreichender Eigenstabilität nicht verschraubt. Das TN-Gelenk wurde mit Zugschraube und winkelstabiler Platte arthrodesiert

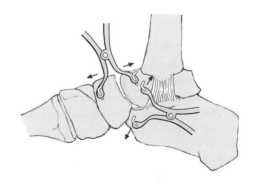

◘ **Abb. 2.55** Zugang zum Subtalargelenk von medial zur Ausführung einer Diple-Arthrodese. Nach Präparation des TN-Gelenks kann am Unterrand des Taluskopfes direkt zum subtalaren Gelenk vorgegangen werden. Die Exposition erfordert einen Distraktionsspreizer. Das Lig. deltoideum ist am Expositionsrand erkennbar und wird über den gesamten OP-Verlauf geschont

2 kanülierten Kompressionsschrauben (6,5 oder 7,3 mm) fixiert (▶ Abschn. 2.7.1). Optional kann die dritte Schraube vom Os naviculare in den Kalkaneus gesetzt werden, wodurch sich die Stabilität erhöht.

Nachbehandlung

Die Nachbehandlung orientiert sich am TN-Gelenk, welches die höchste Pseudarthrosenrate aufweist. Unterschenkelspaltgips bis zur Nahtentfernung, dann geschlossener Unterschenkelgips. Entlastende Mobilisation für 8 Wochen. Bei unauffälligem Verlauf zunehmende Mobilisation für weitere 2 Wochen im Gehgips. Der Eintritt der Fusion ist radiologisch selten vor 8 Wochen erkennbar. Unveränderte Stellungsverhältnisse rechtfertigen in der Regel eine schrittweise zunehmende Belastung ab der 8. postoperativen Woche bis zur Vollbelastung nach 10 Wochen. Eine Einlagenversorgung ist zu diesem Zeitpunkt optional.

2.10.3 Triple-Arthrodese nach Lambrinudi

- **Prinzip und Indikation**

Korrektur eines neuropathischen Spitzfußes durch keilförmige Resektion aus dem Talus. Die Größe des Keils entspricht dem Ausmaß der Spitzfußkomponente. Es wird ein plantigrader Fuß angestrebt. Eine Verlängerung der Achillessehne sollte nicht vorgenommen werden, da sie eine Art dorsale Zuggurtung darstellt. Das Verfahren hat sich zur Korrektur von Residualdeformitäten bei Klumpfuß und Spitzfuß und beim adoleszenten Postpoliofuß etabliert. Der Winkel der keilförmigen Talusresektion entspricht dem Korrekturwinkel für den Spitzfuß (◘ Abb. 2.56). Oftmals sind additive Eingriffe angezeigt.

OP-Technik

- **Zugang**

Lateraler Zugang wie zum Subtalargelenk unter großzügiger Exposition des Sinus tarsi und des CC-Gelenks. Die Peronealsehnen werden nach plantar weggehalten und die kurzen Zehenextensoren nach distal abgeschoben. Präparation nach medial, bis der Talushals dargestellt ist und mit einem Hohmann-Hebel umfahren werden kann.

- **Gelenkpräparation**

Das TN-Gelenk wird visualisiert. Die nun folgende keilförmige Resektion am Talus ist der entscheidende Operationsschritt und erfolgt entsprechend der geplanten Korrektur. Die Osteotomie am Talus kann mit Säge oder Meißel schrittweise vorgenommen werden. Der Taluskopf kann deformitätsabhängig reseziert werden bzw. vollständig wegfallen. Die kalkaneare Gelenkfläche wird nur sparsam abgetragen. Die Dosierung der Korrektur wird durch wiederholte Adaptation der Arthrodesenflächen abgeschätzt, bis die gewünschte plantigrade Einstellung des Fußes erzielt ist. Liegt neben der Spitzfuß- noch eine Varuskomponente des Rückfußes vor, erfolgt eine dreidimensionale Keilentnahme mit lateralseits weiterer Knochenresektion. Der resultierende Knochenspieß des Talus wird in das angefrischte spongiöse Os naviculare eingedübelt. Resultiert eine störende dorsale Prominenz des Os naviculare, sollte diese flächig im Sinne einer Exostosektomie abgetragen werden.

- **Fixation**

Die durch eine Operation nach Lambrinudi zu versorgenden Krankheitsbilder gehen in der Regel mit einer beträchtlichen Osteopenie einher. Die mechanischen Eigenschaften des Knochens erlauben selten eine Schraubenfixation. Zur Osteosynthese bietet sich daher eine Kombination aus Kirschner-Drähten (min. 2,5 mm) mit Klammer an (◘ Abb. 2.57).

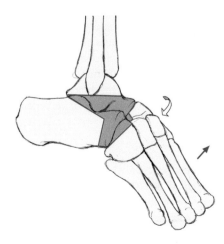

◘ **Abb. 2.56** Dreidimensionale Knochenresektion bei der Operation nach Lambrinudi. Der Pfeil demonstriert die Hauptkorrekturrichtung

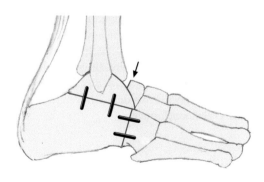

◘ **Abb. 2.57** Korrektur des Spitzfußes und der Varus-Supinatus-Komponente durch Schluss der Osteotomie. Osteosynthese mit Klammern an der Konvexseite der Deformität, das TC- und CC-Gelenk überbrückend. Die resultierende Prominenz des Os naviculare (Pfeil) sollte abgetragen werden

Nachbehandlung

Unterschenkelspaltgips bis zur Nahtentfernung, dann geschlossener Unterschenkelgips. Entlastende Mobilisation für 8 Wochen. Zu diesem Zeitpunkt können perkutan eingebrachte K-Drähte meistens entfernt werden. Bei regelrechtem Verlauf zunehmende Mobilisation für weitere 2 Wochen im Gehgips. Unveränderte Stellungsverhältnisse rechtfertigen in der Regel eine schrittweise zunehmende Belastung ab der 8. postoperativen Woche bis zur Vollbelastung nach 10 Wochen. Eine Schuhversorgung empfiehlt sich je nach vorliegendem Krankheitsbild mit Bettungseinlage und Abrollwiege.

2.11   Korrekturosteotomien an Rückfuß und OSG

2.11.1 Verlängerung der lateralen Kolumne (Evans-Osteotomie)

■ Prinzip

Durch Verlängerung der lateralen Säule erfolgt eine Korrektur der Abduktuskomponente, wie sie typischerweise beim erworbenen Plattfuß eingesetzt wird. Der Eingriff kann isoliert oder in Kombination mit anderen ossären oder Weichteilprozeduren Anwendung finden.

■ Indikation

Erworbener Plattfuß aufgrund einer Tibialis-posterior-Insuffizienz (Grad II, in Ausnahmefällen auch bei Grad I und III).

■ Kommentar

Diese Osteotomie stellt ein Operationsverfahren zur Korrekur von Fußfehlstellungen unter Erhalt der Funktion des Chopart-Gelenks dar. Alternativ kann eine Interpositionsarthrodese des CC-Gelenks erfolgen. Bei zweitgradiger Tibialis-posterior-Insuffizienz findet dieses Verfahren in Kombination mit einem Flexor-digitorum-Sehnen-Transfer Anwendung. Durch den Eingriff erhöht sich der Druck im CC-Gelenk mit dem Risiko einer nachfolgenden Gelenkproblematik. Alternativ ist die medialisierende Kalkaneusosteotomie ebenfalls in der Lage, den Fuß zu balancieren. Derzeit existieren (noch) keine klinischen Vergleichsstudien der beiden Osteotomieformen.

OP-Technik

■ Lagerung

Der Patient befindet sich in Rückenlage bei vertikaler Stellung des Fußes, die Planta pedis am Ende des Operationstisches. Ein Kissen im Bereich der ipsilateralen Hüfte verhindert die störende Außendrehung des Beins. Ein Beinhalter wird von manchen Operateuren bevorzugt; er bringt den Fuß parallel zum Operationstisch. Eine Oberschenkelblutsperre kann verwendet werden. Der Bildverstärker befindet sich auf der gegenüberliegenden Seite.

■ Zugang

6–8 cm lange laterale Hautinzision parallel zur Planta pedis vom Sinus tarsi bis knapp über das CC-Gelenk hinaus. Identifikation des CC-Gelenks mittels Bildverstärker und Markieren mit einer Injektionskanüle. Im Rahmen der subkutanen Präparation werden die Peronealsehnen und der N. suralis identifiziert und nach plantar oder ggf. dorsal weggehalten. Der M. extensor digitorum brevis wird vom Kalkaneus abgehoben. Ein Hohmann-Hebel wird in den Sinus tarsi platziert, ein weiterer wird plantar um den Kalkaneus herumgeführt.

■ Osteotomie

Die geplante Osteotomieebene liegt 1,2–1,5 cm proximal des CC-Gelenks und senkrecht zur Kalkaneusachse. Die Osteotomie wird zunächst subtotal mit der oszillierenden Säge durchgeführt, wobei die mediale Kortikalis erhalten bleibt. Unter BV-Kontrolle wird die Osteotomie mit dem Meißel vervollständigt und aufgespreizt.

■ Verlängerung

Anbringen eines Distraktionsspreizers (z. B. Hintermann), der etwa 7 mm beidseits der Osteotomie zu liegen kommt. Dadurch werden die weiteren Operationsschritte nicht beeinträchtigt. Die nächsten Schritte werden vorteilhaft unter BV-Kontrolle durchgeführt. Das dosierte Aufspreizen des Osteotomiespaltes führt zu einer Normalisierung des TN-Gelenks („talonavicular coverage") mit zunehmender Korrektur der Abduktuskomponente (◘ Abb. 2.58). Dabei ist eine Subluxationsstellung im CC-Gelenk zu vermeiden. Maßnehmen für die Dimension des trapezförmigen Knocheninterponats, das an der Basis in der Regel 1 cm misst. Es können sowohl autologe als auch homologe Knocheninterponate verwendet werden (◘ Abb. 2.59). Der Knochenblock wird nach Zurichtung eingebracht, und der Spreizer wird entfernt. Es sollte sich ein Press-fit im Verlängerungsbereich ergeben.

■ Fixation

Meist besteht eine erstaunliche Eigenstabilität des Konstruktes. Verschiedene Arten der Fixation werden praktiziert. Die Autoren empfehlen eine winkelstabile Überbrückungsplatte. Alternativ finden Platten mit Steg als Platzhalter Anwendung. Dabei wird statt eines strukturellen Knocheninterponates eine Hinterfüllung mit spongiösem Knochen empfohlen.

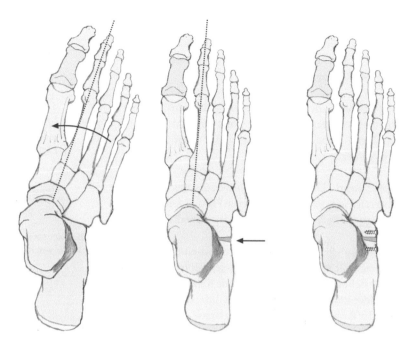

■ **Abb. 2.58** Abduktuskorrektur. Die Pfeile zeigen die angestrebte Korrekturrichtung am Vorfuß und im Bereich des TN-Gelenks an. Die Spaninterposition führt neben der Verlängerung auch zu einer Winkelbildung, deren Ausmaß durch die Keilform bestimmt ist. Beispielhaft ist eine Osteosynthese mit einer winkelstabilen Platte gezeigt. Alternativ kann auch eine Schraubenfixation zur Stabilisierung erfolgen

Die Korrektur der Abduktionsfehlstellung durch eine Verlängerung der lateralen Fußsäule zieht oft eine Spitzfußstellung nach sich, die durch eine Achillessehnenverlängerung korrigiert werden muss.

Nachbehandlung

Unterschenkelspaltgips bis zur Nahtentfernung, dann geschlossener Unterschenkelgips. Entlastende Mobilisation mit Bodenkontakt für 6 Wochen. Bei beginnender knöcherner Konsolidierung kann eine zunehmende Belastung mit Gips oder Orthese für weitere 4 Wochen erfolgen.

2.11.2 Kalkaneusosteotomien

■ **Prinzip**

Korrektur von Rückfußfehlstellungen durch Osteotomie mit Neuorientierung des Tuber calcanei. Vor Osteotomien am Rückfuß muss der gesamte Fuß im Hinblick auf Kontrakturen und Fehlstellungen beurteilt werden. Es sind die Dwyer-Osteotomie, die lateralisierende, medialisierende sowie die subtrahierende Osteotomie (nach Keck und Kelly) zu unterscheiden.

■ **Indikationen**

Dwyer-Osteotomie Die Hauptindikation ist die Varusdeformität des Rückfußes, wie sie sich beim Hohlfuß oder residuellen Klumpfuß findet.

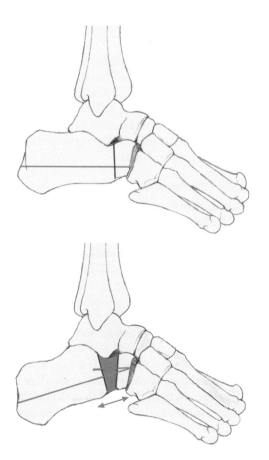

■ **Abb. 2.59** Prinzip der Evans-Osteotomie mit Verlängerung der lateralen Kolumne durch Interposition eines trapezförmigen Knochenspans (autolog oder homolog). Die Verlängerung beträgt selten mehr als 1 cm

> ⊘ Eine ausgeprägte Pronationsstellung des Vorfußes geht mit einer Varusstellung des Rückfußes einher und ist eine Kontraindikation zur (valgisierenden) Dwyer-Osteotomie.

Lateralisierend   Bei rezidivierenden Supinationstraumata wird die lateralisierende Kalkaneusosteotomie als additives Verfahren zur Bandplastik propagiert, sofern ein Rückfußvarus vorliegt.

Medialisierend   Das mediale Verschieben des osteotomierten Tuber calcanei findet beim erworbenen Plattfuß Anwendung. Die Zugrichtung der Achillessehne wird nach medial verlagert.

Subtrahierend   Bei knöcherner Prominenz am dorsalen Tuber calcanei (Haglund-Exostose) mit Irritation der Achillessehne kann eine subtrahiernde Kalkaneusosteotomie Anwendung finden. Durch Entnahme eines Keils mit kranialer Basis rechtwinklig zur Längsachse des Tuber calcanei wird die Achillessehne ansatznah entlastet.

OP-Technik

▪ Lagerung

Der Patient befindet sich in angehobener Rückenlage bei vertikaler Stellung des Fußes, die Planta pedis am Ende des Operationstisches. Ein Kissen im Bereich der gleichseitigen Hüfte verhindert die störende Außendrehung des Beins. Eine Oberschenkelblutsperre kann verwendet werden. Der Bildverstärker befindet sich auf der gegenüberliegenden Seite des zu operierenden Beins.

▪ Zugang

Die 4 cm lange Hautinzision erfolgt parallel zu den Peronealsehnen. Im Rahmen der subkutanen Präparation ist vor allem der N. suralis zu schonen (◘ Abb. 2.60). Das Periost wird an der lateralen Kalkaneuswand abgeschoben, und Hohmann-Hebel werden dorsal und plantar am Tuber calcanei gesetzt (◘ Abb. 2.61).

▪ Osteotomie

Je nach Pathologie wird leicht unterschiedlich vorgegangen.

Dwyer-Osteotomie   Die Osteotomie erfolgt in 90° zur Längsachse des Kalkaneus mit der oszillierenden Säge unter Erhalt der Gegenkortikalis. Es wird ein Keil mit lateraler Basis entnommen. Die Breite der Basis ist vom Ausmaß der Deformität abhängig. Ziel des Eingriffs ist ein physiologischer Rückfußvalgus (◘ Abb. 2.62).

Lateralisierend   Die Osteotomie erfolgt mit oszillierender Säge in 90° zur Längsachse des Kalkaneus bis zur Gegenkortikalis. Durchosteotomieren mit dem Meißel.

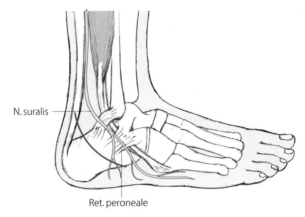

N. suralis

Ret. peroneale

◘ Abb. 2.60   Lateraler Zugang zur Kalkaneusosteotomie. Der N. suralis ist dargestellt und muss beim Zugang geschont werden

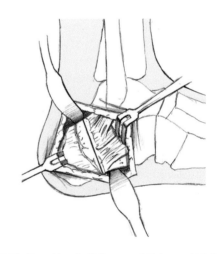

◘ Abb. 2.61   Exposition des Kalkaneus mit Hohmann-Hebeln und Markieren der Osteotomie. Die Osteotomie sollte in einem Winkel von 90° zur Längsachse des Kalkaneus ausgerichtet werden, um ein Höhertreten der Ferse zu verhindern

Das nun freie Fragment des Tuber calcanei wird manuell nach lateral verschoben. Für einen physiologischen Rückfußvalgus von 5° sind üblicherweise 8–10 mm Translation erforderlich.

> Sperrt sich die Osteotomie gegen ein Verschieben, erleichtert das Interponieren eines dünnen Sägeblatts in den Osteotomiespalt die gewünschte Translation. Nach erzielter Verschiebung kann ein K-Draht im prominenten Kalkaneusanteil am Rand der Osteotomie positioniert werden, um das Zurückgleiten zu verhindern (◘ Abb. 2.63).

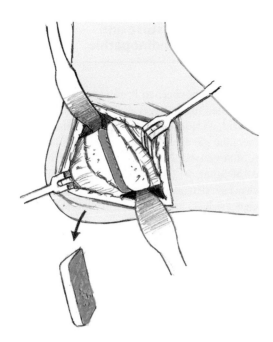

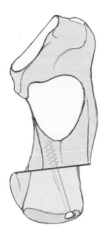

Abb. 2.64   Medialisierende Kalkaneusosteotomie mit Fixation des Tuber calcanei mit einer singulären Kompressionsschraube oder optional einer Stufenplatte

Abb. 2.62   Kakaneusosteotomie mit lateraler Keilentnahme nach Dwyer mit Valgisation der Ferse

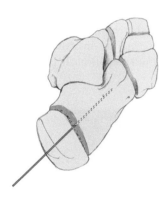

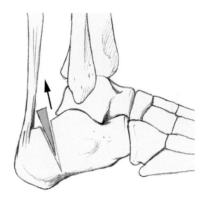

Abb. 2.65   Entfernung eines Keils mit kranialer Basis zur nachfolgenden Dekompression des retrokalkanearen Raums

Abb. 2.63   Nach Korrektur einer medialisierenden oder lateralisierenden Kalkaneusosteotomie besteht eine knöcherne Stufe, die bei ausreichender Korrektur etwa 1 cm aufweist. Zur Sicherung des Korrekturausmaßes bis zur definitiven Osteosynthese kann ein K-Draht an die Kante des tiefer liegenden Kalkaneusanteils eingebracht und nach Osteosynthese leicht wieder gezogen werden

Medialisierend   Die Osteotomie erfolgt mit oszillierender Säge in 90° zur Längsachse des Kalkaneus bis zur Gegenkortikalis. Durchosteotomieren mit dem Meißel. Ein Wirbelspreizer wird in den Ostetomiespalt eingeführt, um das Tuberositasfragment zu mobilisieren. Das Tuberositasfragment wird nun ca. 10 mm nach medial verschoben (■ Abb. 2.64).

Subtrahierend   Die Osteotomie erfolgt in 90° zur Längsachse des Kalkaneus. In diesem Fall solle die Osteotomie im plantaren Aspekt subtotal bleiben, sodass das Periost intakt bleibt. Je nach Stellungskorrektur wird ein Keil (15–20°) mit einer nach kranial gerichteten Basis entnommen (■ Abb. 2.65). Die Dekompression des retrokalkanearen Raums wird digital überprüft.

■ **Fixation**

Die Fixation erfolgt in allen Fällen nach Stichinzision am Tuber calcanei plantarseits und nach Einbringen von ein oder 2 Führungsdrähten zur Fixation mittels 7,3-mm- oder 6,5-mm-Kompressionsschrauben. Prinzipiell können rotationsstabile Verhältnisse nur mit 2 Schrauben erreicht werden. Allerdings finden sich in der Literatur keine Berichte über Probleme der Heilung bei Verwendung nur einer Schraube – vermutlich aufgrund der hohen Kompressionskräfte mit großer knöcherner Auflagefläche (◘ Abb. 2.66). Überstehende Knochenkanten werden mit dem Luer abgetragen oder mit einem Stößel impaktiert. Die korrekte Führungsdraht- und Schraubenlage wird jeweils im Bildverstärker kontrolliert.

Nachbehandlung
Unterschenkelspaltgips bis zur Nahtentfernung ohne Belastung für 2 Wochen, dann geschlossener Unterschenkelgips. Die weitere Mobilisation erfolgt im 4-Punktegang für weitere 4 Wochen.

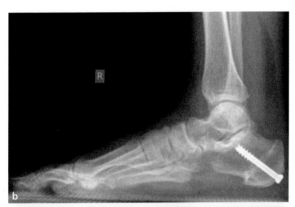
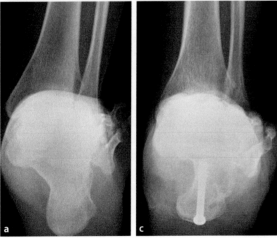

◘ **Abb. 2.66a–c** Röntgenaufnahmen eines 43-jährigen Patienten mit erworbenem Plattfuß Grad II. **a** Präoperative Salzmann-Aufnahme (a.-p., 45° geneigter Zentralstrahl), **b** nach mit einer Schraube fixierten Kalkaneusosteotomie, seitlich, **c** postoperative Salzmann-Aufnahme, die Kalkaneusmedialisierung ist im Vergleich zur präoperativen Aufnahme gut erkennbar

2.12 Haglund-Exostose und Insertionstendinopathie

■ **Prinzip**
Reduktion der knöchernen Prominenz im Bereich des Tuber calcanei. In der Regel wird die Bursa subachillea mit entfernt, da sie meist entzündlich verändert ist. Bei der Operation gilt die Regel, ausreichend Knochen abzutragen, ohne den Achillessehnenansatz zu gefährden. Die offene Abtragung der Haglund-Exostose kann über einen medialen, lateralen oder zentralen Zugang erfolgen. Letzterer eignet sich bei begleitender Insertionstendinopathie mit Kalzifikation der Achillessehne (dorsaler Fersensporn). Dabei sollte bei mehr als 50 % Ablösung der Ansatzfläche („footprint") der Achillessehne eine Refixation mit Nahtankern erfolgen.

■ **Indikation**
Lang dauernde Schmerzen im Bereich der Ferse, meist nach Druckbelastung durch Schuhwerk oder/und chronische Überlastung bei Lauf- oder Sprungsportarten, können eine OP-Indikation nach sich ziehen. Die akute Symptomatik wird durch die Reizung der Bursa subachillea verursacht (◘ Abb. 2.67). Auch massive knöcherne Pseudoexostosen können über Jahrzehnte symptomlos sein und erst durch Druck oder Wechsel der Absatzhöhe symptomatisch werden. Eine Hohlfußkomponente liegt gehäuft vor. Die

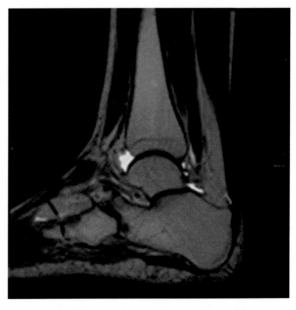

◘ **Abb. 2.67** MRT der Ferse mit Haglund-Exostose. Erkennbar sind die symptomatische Bursitis subachillea und die Kompression der Achillessehne

Indikation wird neben der klinischen Untersuchung durch den radiologischen Nachweis der knöchernen Prominenz oder Spornbildung am Kalkaneus gestellt – dies dient auch zur Abgrenzung von anderen Pathologien (z. B. Kalkaneus-zyste, Umbauzone). Das operative Vorgehen ist erst nach konsequent ausgeführten, aber frustranen konservativen Therapiemaßnahmen indiziert.

■ Kommentar

Beim Fersenschmerz des Jugendlichen liegt selten eine frühe Manifestation einer Haglund-Exostose vor, sondern meist eine Apophysitis des Tuber calcanei (M. Sever). Aufgrund der offenen Wachstumsfuge verbietet sich ein operatives Vorgehen. Im Röntgenbild erkennbare knöcherne Sporn-bildung oder schollige Verkalkungen im Achillessehnen-bereich sollten durch weitere Bildgebung mit Ultraschall oder MRT abgeklärt werden. Hierbei sind Pathologien der Achillessehne in das therapeutische Konzept einzubeziehen.

Im Fall einer Achillessehnenansatzpathologie (Nekrose, dorsaler Fersensporn) und/oder einer Haglund-Exostose mit Kompromittierung der Sehne sind umfangreichere Maßnahmen erforderlich. Die Sehne kann partiell oder voll-ständig an ihrem Ansatz abgelöst werden mit Ausschälen nekrotischer oder knöcherner Sehnenanteile und anschlie-ßender Refixation. In Rezidivfällen oder bei ausgeprägter knöcherner Spornbildung kann eine Kalkaneusosteotomie mit Keilentnahme und damit Druckentlastung der Achil-lessehne ausgeführt werden (▶ Abschn. 2.11.2).

Verschiedene Zugänge werden in der Literatur beschrieben. Der laterale Zugang stellt den Standard dar. (■ Abb. 2.68). Der mittig zentrale Zugang eignet sich als direkter Zugang bei Insertionstendinopathien der Achilles-sehne. Das Resektionsausmaß ist individuell zu wählen. Am Achillessehnenansatz soll der Knochen möglichst radikal bis an die unmittelbare Sehneninsertion abgetragen werden. Die Resektion muss so weit erfolgen, dass der retroachilläre Raum sicher ausreichend entlastet wird.

Die einfache Haglund-Exostosen-Abtragung eignet sich auch zur perkutanen Knochenabrasion, die unter endos-kopischer Kontrolle ausgeführt wird. Bei unsachgemäßer Anwendung steigt dadurch allerdings das Risiko einer Achil-lessehnenläsion oder einer inkompletten Abtragung. Es gibt derzeit jedoch keine Level-I- oder Level-II-Studien, welche die Überlegenheit der einen oder anderen Technik belegen.

2.12.1 OP-Technik

Vorgehen bei lateralem Zugang

■ Lagerung

Bauchlage mit Verwendung einer Rolle unter dem dista-len Unterschenkel. Dies ermöglicht, den Fuß frei in Exten-sion oder Flexion des Sprunggelenks zu bringen und somit

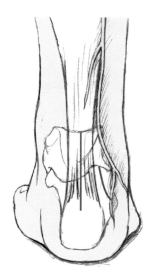

■ **Abb. 2.68** Zugang zum Calcaneus altus et latus. Lateral der Standardzugang, zentral über der Achillessehne der transachilläre Zugang

den Achillessehnenansatz gut darzustellen. Diese Lagerung ergibt Flexibilität für alle beschriebenen Zugänge. Blutsperre im Bereich des Oberschenkels. Optional kann der Eingriff auch in Seitenlage mit innenrotiertem Bein erfolgen.

■ Zugang

Der Standardzugang erfolgt paratendinös lateral der Achil-lessehne und wird nach distal bis auf den Knochen des Kalk-aneus vertieft. Damit ist eine Verletzung des N. suralis, der sich ventral des etwa 3 cm langen Zugangs befindet, unwahrscheinlich. Trotzdem sollte der Nerv dargestellt und unter Sicht mit einem stumpfen Rechenhaken oder einem Lidhaken zuverlässig geschützt werden. Entlang der Achil-lessehne – ohne deren Sehnenscheide zu öffnen – wird nach distal präpariert, und unter maximaler Plantarflexion des Fußes wird der Kalkaneus mit einem Raspatorium nach dor-somedial freigelegt und mit einem Hohmann-Hebel umfah-ren. Die Achillessehne wird mit einem Langenbeck-Haken, der auch die Sicht erleichtert, geschützt.

■ Knochenresektion

Die Achillessehne wird im Ansatzbereich sorgfältig darge-stellt. Die Exostose ist nun erkennbar und wird mit einem breiten Meißel plan abgetragen (■ Abb. 2.69). Ein eventu-ell vorliegender Calcaneus latus wird zusätzlich mit einem Hohlmeißel reduziert, die Ränder werden mit dem Luer geglättet. Digitales Nachtasten auf knöcherne Reste oder Kanten. Die noch verbliebenen Bursaanteile werden rese-ziert Versiegeln der spongiösen Osteotomiefläche mit Kno-chenwachs. Bei Verwendung einer Redon-Drainage (ohne Sog) ist der Verlauf des N. suralis zu beachten. Schichtwei-ser Wundverschluss mit Weichteilkompressionsverband.

Nach Exostosenabtragung darf bei maximaler Dorsalextension des OSG kein Impingement (Kontakt) der Achillessehne mit ossären Strukturen mehr vorliegen.

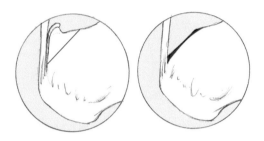

◘ Abb. 2.69 Komplette Abtragung der Exostose bis an den Ansatz der Achillessehne

■ **Nachbehandlung**

Diese ist in Abhängigkeit vom Ausmaß der Teilablösung des Achillessehnenansatzes zu wählen. In der Regel ist bei kompletter Exostosenabtragung eine dorsale Gipsschiene oder ein gespaltener Unterschenkelgips bis zur Nahtentfernung sinnvoll, auch um Wundheilungsstörungen in dieser sensiblen Region zu verhindern. Ohne Ablösung des Achillessehnenansatzes kann eine plantigrade Fußstellung gewählt werden, ansonsten leichte Plantarflexion.

Nach Nahtentfernung wird ein Walker-Stiefel für weitere 2–4 Wochen (je nach Ausmaß der Achillessehnenbeeinträchtigung) getragen. Ab der 4. Woche kann mit einer passiven Bewegungstherapie des OSG begonnen werden. Moderate sportliche Aktivitäten (z. B. Wandern, Schwimmen, Radfahren) sind nach 6 Wochen möglich; Impaktsportarten (z. B. Ballspiele, Laufen, Sprung, Klettern) erst nach 3 Monaten.

Vorgehen bei zentralem Zugang

■ **Zugang**

Zentraler mittiger Zugang über der Achillessehne in Bauchlage. Es sollte eine Schichtpräparation unterbleiben und der direkte Zugang gewählt werden. Spalten der Achillessehne ansatznah bis auf die Haglund-Exostose. Es wird somit transtendinös ein direkter Zugang auf den Sporn praktiziert. Mobilisation des medialen und lateralen Schenkels der Achillessehne. Sofern notwendig kann der Ansatz der Achillessehne gekerbt oder komplett abgelöst werden. Es können bis zu 50 % desinseriert werden ohne Notwendigkeit einer Rekonstruktion des Ansatzes. Die Mobilisation der beiden Sehnenschenkel soll so ausgedehnt erfolgen, dass sämtliche nekrotischen Areale und Ansatzverknöcherungen für die Exzision zugänglich sind.

■ **Débridement**

Beim Débridement werden alle degenerativen Anteile und Kalzifikationen bis auf vitale Sehnenanteile entfernt. Gesunde Sehnenanteile sind durch eine longitudinal organisierte Textur charakterisiert.

■ **Knöcherne Resektion**

Zum Schutz der Achillessehne werden medial und lateral der Exostose schlanke spitze Hohmann-Hebel positioniert. Der Kalkaneusvorsprung sollte großzügig reduziert und modelliert werden. Die Osteotomieränder werden mit dem Luer geglättet, und die spongiöse Resektionsfläche wird mit Knochenwachs versiegelt. Zur gesicherten Einheilung sollte das Reinsertionsareal der Achillessehne nicht abgedichtet werden. Bei Erhalt der Achillessehnenansätze werden nach Exostosenabtragung die Sehnenscheide und die gespaltene Achillessehne wieder vernäht.

■ **Rekonstruktion des Achillessehnenansatzes**

Der partiell oder komplett abgelöste Achillessehnenansatz wird in die Ursprungslage reponiert (wozu eine leichte Plantarflexion des Fußes erforderlich ist). Der Bereich des Achillessehnenansatzes wird spongiös angefrischt. Durch 2 sich kreuzende Bohrkanäle mit 1,5–2 mm Durchmesser können 2 gedoppelte FibreWire-Fäden eingebracht werden, die zur Readaptation der Achillessehnenanteile dienen.

Aufwendiger stellt sich die Verwendung von Ankerschrauben dar, die im Abstand von 1,5 cm gesetzt werden. Die Fäden erfassen die Achillessehnenanteile und werden mit Interferenzschrauben (BioComposite SwiveLock, Fa. Athrex) gerade distal der Achillessehnenansatzes kreuzweise fixiert. Dadurch wird die Achillessehne extratendinös von dorsal augmentiert und an das knöcherne Lager angepresst (◘ Abb. 2.70).

Seit-zu-Seit-Naht der vertikalen Achillessehnenspaltung. Redon-Drainage unter Rücksichtnahme auf den N. suralis. Wundverschluss schichtweise, Kompressionsverband.

■ **Nachbehandlung**

Für 2 Wochen entlastende Mobilisation im Unterschenkelspaltgips in 20° Plantarflexion. Nach Nahtentfernung für weitere 2 Wochen Unterschenkelgips in auf 5–10° reduzierter Plantarflexion. Beginn mit Teilbelastung. Ab der 6. postoperativen Woche Mobilisation im Walker-Stiefel und Beginn mit physiotherapeutisch assistierter Bewegungstherapie. Ab der 8. Wochen sind das Tragen von

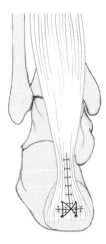

Abb. 2.70 Aufwendige Refixation der abgelösten Achillessehne in Doppelreihentechnik („suture bridge")

Konfektionsschuhen und der Beginn von exzentrischen Kräftigungsübungen möglich. Zwischen 3 und 6 Monaten postoperativ wird das präoperative Aktivitätsniveau wieder erreicht.

Kalkaneuskeilentnahme

Die Technik der Kalkaneuskeilentnahme ist in ▸ Abschn. 2.11.2 beschrieben.

2.13 Plantarfasziitis (Fersensporn)

■ **Prinzip**

Abtrennen der Plantarfaszie am Tuber calcanei mit oder ohne Resektion des spornartig herausragenden knöchernen Ursprungs; auch einer Denervierung entsprechend.

■ **Indikation**

Plantarer Fersenschmerz mit Druckdolenz am Ursprung und im Plantarfaszienverlauf. Gelegentlich auch bei nervalem Kompressionssyndrom des hier verlaufenden N. plantaris lateralis (Baxter-Neuralgie, ▸ Abschn. 8.1.1).

■ **Kommentar**

Die anatomischen Strukturen im Bereich des Tuber calcanei plantaris werden auch als „Wetterwinkel" der Ferse bezeichnet. Die Ätiologie der Plantarfasziitis wird mit Mikrotraumata am Ursprung der Plantarfaszie erklärt. Oft liegt zusätzlich ein Senkfuß vor. Beim Läufer wird eine Plantarfasziitis beim „Over-use-Syndrom" diagnostiziert. Dies erklärt auch, warum diese Erkrankung eine Domäne der konservativen

Behandlung ist und nur in seltenen Fällen ein operatives Vorgehen erforderlich ist. Der Ast des N. plantaris lateralis (Ramus calcaneus inferior), der zum M. abductor digiti minimi zieht, unterkreuzt die Plantarfaszie und kann durch Zug- und Druckbelastung symptomatisch werden. Die Spaltung oder Ablösung der Plantarfaszie bedeutet eine Dekompression dieses Nervs (■ Abb. 2.71).

Der Nachweis eines knöchernen Fersensporns auf dem Röntgenbild stellt isoliert gesehen einen radiologischen Befund ohne Krankheitswert dar. Vergleichsstudien zur Plantarfasziitis mit und ohne Entfernung des Knochensporns haben keinen Vorteil einer knöchernen Resektion erkennen lassen. Die endoskopische Technik wird, allerdings mit gering erhöhtem Risiko einer Nervenläsion, erfolgreich angewandt. Zur sicheren Dekompression des Nervenasts empfiehlt sich allerdings der offene Zugang.

2.13.1 OP-Technik

■ **Lagerung**

Rückenlage und Außenrotation des Beins. Blutsperre auch am Unterschenkel möglich. Um eine gute Darstellung der Nervenäste bei offenem Vorgehen zu ermöglichen, ist eine Oberschenkelblutsperre zu bevorzugen.

■ **Perkutane Technik**

Von medial wird am Übergang der Sohlenhaut zur unbelasteten Haut in Höhe des Tuber calcanei mit einer Injektionskanüle die Plantarfaszieninsertion aufgesucht und mit einem Skalpell inzidiert (■ Abb. 2.72). Die Skalpellklinge wird hierbei parallel zur Auftrittsfläche (Faserverlauf der Plantarfaszie) an die Plantarfaszie herangeführt und anschließend um jeweils 90° in beide Richtungen knochennah gedreht. Das Prozedere wird unter maximaler

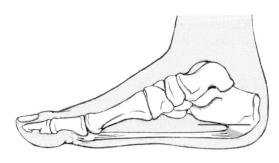

Abb. 2.71 Der Zugang zur Plantaraponeurose erfolgt am medialen Sohlenübergang zur unbelasteten Haut

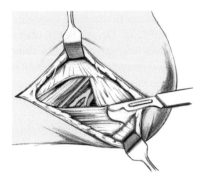

🔲 **Abb. 2.72**   Offene Diszision der Plantarfaszie nach Darstellung und Schonung des N. plantaris

Dorsalextension des Fußes durchgeführt. Das Skalpell spaltet die Fasern unter spürbarer Lockerung.

■ **Offene Technik**

■■ **Zugang**

Hautschnitt von 4 cm Länge an der Innenseite der Ferse am Übergang der Sohlenhaut zur unbelasteten Haut. Die Palpation ermöglicht eine direkte Identifikation des Tuber calcanei. Direkter Zugang auf den medialen Kalkaneusanteil und die Plantarfaszieninsertion. Mit dem Raspatorium Darstellen des proximalen Plantarfaszienanteils und seiner plantaren und kranialen Ränder. Mit suffizienter Blutsperre können die Nervenäste identifiziert werden.

■■ **Abtragung**

Mit dem Skalpell wird von kranial kommend nach plantar diszidiert. Der Sporn selbst wird mit einem schmalen Osteotom abgeschlagen, Knochenkanten werden mit dem Luer geglättet. Digitales Nachtasten und optional radiologische Kontrolle. Die spongiöse Resektionsfläche kann mit Knochenwachs versiegelt werden. Schichtweiser Wundverschluss und wirksamer Kompressionsverband.

❶ Nachblutungen können schmerzhafte Hämatome nach sich ziehen. Eine ärztliche Nachkontrolle am ersten postoperativen Tag ist zu empfehlen.

2.13.2 Nachbehandlung

Mobilisation ohne Belastung bis zur Nahtentfernung. Anschließend Versorgung mit Maßeinlage mit retrokapitaler Abstützung, Fersenpolster und Hohl- bzw. Weichbettung des Plantarfaszienursprungs.

2.14   Arthrorise

■ **Prinzip**

Durch Platzieren einer Schraube oder Interposition eines Implantats im Bereich des Sinus tarsi erfolgt eine reversible Aufrichtung des flexiblen kindlichen Knick-Platt-Fußes.

■ **Indikation**

Die Indikation umfasst den flexiblen sowie den neurogenen Plattfuß beim Kind, sofern hypotone Verhältnisse vorliegen. Für fixierte oder neurogene Plattfüße bei Spastik ist das Verfahren nicht geeignet. Das untere Alterslimit liegt bei 8 Jahren.

■ **Kommentar**

Genau genommen handelt es sich dabei nicht um eine Arthrorise; der Begriff wurde in Anlehnung an die Operation nach Grice übernommen. Die Stellungskorrektur kann auf 2 Wegen erfolgen. Durch das Einbringen einer Schraube in den Kalkaneus und Stellung des Schraubenkopfes unter den Talusrand in maximaler Korrekturstellung wird gleichzeitig ein propriozeptiver Effekt für die Muskulatur ausgeübt. Alternativ kann mit dem Einbringen eines Implantats in den Sinus tarsi dieser erweitert und damit eine Stellungskorrektur erzielt werden. Sowohl die Talus-Stopp-Schraube als auch ein Sinus-tarsi-Implantat muss bei Auftreten von Beschwerden bzw. nach Wachstumsabschluss entfernt werden.

2.14.1 OP-Technik

■ **Lagerung**

Rückenlage mit Keilpolster im Gesäßbereich. Blutsperre am distalen Unterschenkel. Alternativ kann auch die Seitlage gewählt werden, welche die intraoperative radiologische Kontrolle erleichtert.

■ **Zugang**

Palpatorisches Aufsuchen des Sinus tarsi und des Processus lateralis tali. Unter Bildwandlerkontrolle Einbringen eines Drahtes in den Sinus tarsi (🔲 Abb. 2.73). Bei maximaler Fersen-(Kalkaneus-)Varisierung wird ein etwa 1 cm langer längs verlaufender Hautschnitt gering proximal und etwas dorsal der Bohrdrahteintrittsstelle gesetzt. Stumpfes Präparieren in die Tiefe mit Schere und Raspatorium, bis der zum Processus lateralis tali gegenüberliegende Kalkaneusaspekt erreicht ist.

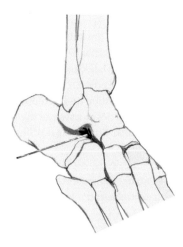

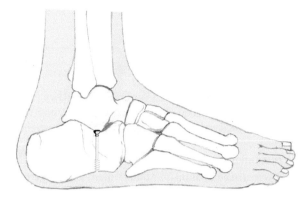

Abb. 2.74 Schraubenpositionierung: Der Kopf wird exakt unter den Processus lateralis tali positioniert

Abb. 2.73 Positionierung des Bohrdrahts im Sinus tarsi. Über diesen wird der Sinus tarsi bougiert und dann das Implantat eingebracht. Zu beachten ist, dass der Hautschnitt unter Berücksichtigung der zu erwartenden Rückfußkorrektur gering oberhalb des Sinus tarsi bei varisierter Position der Ferse gesetzt wird

■ **Sinus-tarsi-Implantat**

Über den im Sinus tarsi eingebrachten Bohrdraht werden schrittweise Spreizhülsen aufgeschoben, bis der Sinus tarsi im Röntgenbild kreisrund imponiert. Entsprechend der erreichten Dimension wird der Spacer nun über den Führungsdraht eingeschoben und eingepresst (■ Abb. 2.75). Das eingebrachte Implantat kann noch variabel expandiert werden. Wundverschluss und Kompressionsverband.

■ **Talus-Stopp-Schraube**

Nun neuerlich unter maximaler Fersenvarisierung Einbohren eines Kirschner-Drahts exakt in Projektion des Processus lateralis tali in den Kalkaneus. Bildwandlerkontrolle der Drahtlage.

Schraubenposition Nach Entfernung des Kirschner-Drahts wird in dessen Kanal mit dem 3,2-mm-Bohrer vorgebohrt und eine Spongiosaschraube mit kurzem Gewinde

2.14.2 Nachbehandlung

Ruhigstellung im Walker-Stiefel für 2–3 Wochen unter Teilbelastung. Funktionelle Gymnastik nach Nahtentfernung ab der 3. Woche.

> Der Kirschner-Draht sollte nicht mit seinem Ende nach lateral weisen, sondern nach plantar bei maximal eingestelltem Fersenvarus. Zur Prüfung der späteren Funktion kann nun der Draht an der geplanten Höhe für den Schraubenkopf mit dem Biegerohr um 90° geknickt und mit 5 mm Überstand abgetrennt werden. Dadurch können die Lage und Wirkung des Schraubenkopfes simuliert werden.

soweit eingedreht, dass bei Beendigung der Manipulationen am Fuß der Schraubenkopf am Unterrand des Processus lateralis tali in Fußneutralstellung reitet (■ Abb. 2.74). Eine Überkorrektur ist nicht erwünscht!

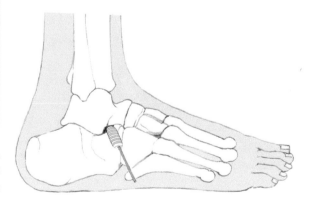

Abb. 2.75 Über einen Führungsdraht werden das Dehninstrument und dann das Implantat in den Sinus tarsi vorgeschoben. Korrekt reponiert ermöglicht dies eine Erweiterung desselben mit Korrektur des talokalkanearen Winkels

2.15   Resektion der Coalitio calcaneonavicularis

■ **Prinzip**

Entfernung einer knöchernen Verbindung zwischen Processus anterior des Kalkaneus und Os naviculare. Durch die Resektion werden eine freie Pro- und Supination angestrebt.

■ **Indikation**

Symptomatische Coalitio im Adoleszenten- und jüngeren Erwachsenenalter.

■ **Kommentar**

Die knöcherne Verbindung des Kalkaneus mit dem Os naviculare resultiert aus einer fehlenden Segmentierung dieses Skelettabschnitts. Die schräge Knochenbrücke ist oft im Nativröntgenbild nicht klar erkennbar. Bei klinischem Eindruck eines kontrakten Fußes mit Störung der Pro- und Supination und Schmerzen sollte an das Vorliegen einer Coalitio gedacht und evtl. eine Computertomographie zur Diagnosesicherung angefertigt werden (◨ Abb. 2.76), wenn nicht schon das Nativröntgenbild in der schrägen Projektion überzeugt.

2.15.1 OP-Technik

■ **Lagerung**

Rückenlage mit Keilpolster gluteal zur Exposition des Fußaußenrands. Blutsperre im Bereich des distalen Unterschenkels.

■ **Zugang**

Der Zugang orientiert sich am subtalaren Gelenk und ist etwas nach distal ventral versetzt. Die Hautinzision beginnt 1 cm kaudal der Spitze des Malleolus fibularis und wird über den Sinus tarsi an die Basis des Os metatarsale IV herangeführt. Subkutane Präparation und Verödung subkutaner Venenäste. Der Ursprung des M. extensor digitorum brevis wird dargestellt und unter Freilegung des Sinus tarsi distal gestielt abgehoben.

❗ **Zu beachten sind der dorsoplantar gelegene N. suralis und ventralseits der N. peroneus superficialis.**

■ **Resektion**

Nach der Abpräparation der kurzen Zehenstrecker sollten der Processus anterior calcanei und die Brücke zum Os naviculare exponiert sein. Mit einem schmalen Meißel (10 mm) wird die Brücke durch Entnahme eines mindestens 10 mm breiten Knochenblocks aufgelöst (◨ Abb. 2.77). Die Ränder werden mit dem Luer geglättet. Prüfung auf Resektionsvollständigkeit mit dem Raspatorium und Testung der freien Pro- und Supination. Verschluss der spongiösen Resektionsstellen mit Knochenwachs.

■ **Wundverschluss**

Neben der Reinsertion der kurzen Zehenextensoren wird deren Ursprung auch als Interponat für den neu geschaffenen kalkaneonavikularen Spalt verwendet. Dazu wird der mediale Anteil mit einem Faden gefasst, und die beiden Fadenhälften werden mit einer geraden Nadel oder einem Kirschner-Draht mit Loch durch den Spalt nach plantar

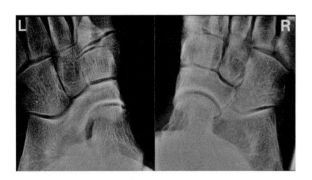

◨ **Abb. 2.76** Nativradiologische Darstellung einer Coalitio calcaneonavicularis bei einer 21-jährigen Patientin mit präoperativ 2 Jahre bestehender Symptomatik

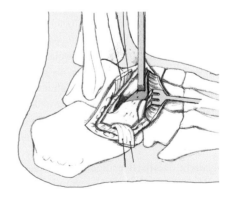

◨ **Abb. 2.77** Auflösung der Coalitio talocalcaneare durch Knochenresektion mit Schaffung eines kalkaneotalonavikularen Raums

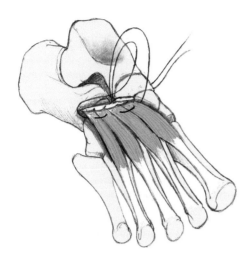

◩ **Abb. 2.78** Interposition des Ursprungs der kurzen Zehenextensoren in das neu geschaffene Spatium zur Spalterhaltung der resezierten Coalitio calcaneonavicularis

geführt und über einen Knopf an der Fußsohle verknüpft (◩ Abb. 2.78). Alternativ kann ein Fadenanker direkt lateral am Os naviculare für die Annaht platziert werden (JuggerKnot, Fa. Biomet). Redon-Drainage fakultativ und schichtweiser Wundverschluss.

2.15.2 Nachbehandlung

Ruhigstellung mit Gipsschiene für etwa eine Woche bis zur Abschwellung, dann geführte Mobilisation des unteren Sprunggelenks (Pro-/Supination).

Literatur

Literatur zu ▶ Abschn. 2.1

Abdo R, Wasilewski, SA (1992) Ankle arthrodesis: a long-term study. Foot Ankle Int 13 (6): 307–312

Abidi N, Gruen GS, Conti SF (2000) Ankle arthrodesis: indications and techiques. J Am Acad Orthop Surg 8: 200–209

Crevoisier X (2009) Ankle arthritis. In: Bentley G (ed) European instructional course lectures 9: 227–236

Grass R, Rammelt S, Endres T, Zwipp H (2005) Reorientational arthrodesis of the ankle joint using four screws. Orthopäde 34 (12): 1209–15

Mazur JM, Schwartz E, Simon SR (1979) Ankle arthrodesis. Long-term follow-up with gait analysis. J Bone Joint Surg 61-A (7): 964–975

McGarvey WC, Trevino SG, Baxter DE, Noble PC, Schon LC (1998) Tibiotalocalcaneal arthrodesis: anatomic and technical considerations. Foot Ankle Int 19 (6): 363–369

Moeckel BH, Patterson BM, Inglis AE, Sculco TP (1991) Ankle arthrodesis. A comparison of internal and external fixation. Clin Orthop Relat Res 268: 78–83

Mohamedean A, Said, HG, El-Sharkawi, M, El-Adly, W, Said, GZ (2009) Technique and short-term results of ankle arthrodesis using anterior plating. Int Orthop 34 (6): 833–837

Piriou PC, Mullins P, Cardon M, Pozzi JN, Judet DT (2008) Ankle replacement versus arthrodesis: a comparative gait analysis study. Foot Ankle Int 29 (1): 3–9

Plaass C, Knupp M, Barg A, Hintermann B (2009) Anterior double plating for rigid fixation of isolated tibiotalar arthrodesis. Foot Ankle Int 30 (7): 631–639

Savory KM, Wulker N, Stukenborg C, Alfke D (1998) Biomechanics of the hindfoot joints in response to degenerative hindfoot arthrodeses. Clin Biomech (Bristol, Avon) 13 (1): 62–70

Schuh R, Hofstaetter J, Krismer M, Bevoni R, Windhager R, Trnka HJ (2012) Total ankle arthroplasty versus ankle arthrodesis. Comparison of sports, recreational activities and functional outcome. Int Orthop 36 (6): 1207–1214

Schuh R, Hofstaetter JG, Hofstaetter SG, Adams SB Jr, Kristen KH, Trnka HJ (2011) Plantar pressure distribution after tibiotalar arthrodesis. Clin Biomech (Bristol, Avon) 26 (6): 620–625

Sheridan B, Robinson DE, Hubble MJ, Winson IG (2006) Ankle arthrodesis and its relationship to ipsilateral arthritis of the hind- and mid-foot. J Bone Joint Surg 88-B: 206–207

Smith R, Wood PL (2007) Arthrodesis of the ankle in the presence of a large deformity in the coronal plane. J Bone Joint Surg 89-B (5): 615–619

Thomas R, Daniels TR, Parker K (2006) Gait analysis and functional outcomes following ankle arthrodesis for isolated ankle arthrits. J Bone Joint Surg 88-A (3): 526–535

Thordarson D (2004) Fusion in posttraumatic foot and ankle reconstruction. J Am Acad Orthop Surg 12: 322–333

Winson IG, Robinson DE, Allen PE (2005) Arthroscopic ankle arthrodesis. J Bone Joint Surg Br 87-B: 343–347

Wu WLS, Cheng FC, Huang YM, Chou PJ, Chou YL (2000) Gait analysis after ankle arthrodesis. Gait Posture 11 (1): 54–61

Zwipp H, Rammelt S, Endres T, Heineck J (2010) High union rates and function scores at midterm follow up with ankle arthrodesis using a four screw technique. Clin Orthop Relat Res 468 (4): 958–68

Literatur zu ▶ Abschn. 2.2

Anderson T, Montgomery F, Carlsson A (2003) Uncemented STAR total ankle prostheses. Three to eight-year follow-up of fifty-one consecutive ankles. J Bone Joint Surg 85- A (7): 1321–1329

Barg A, Zwicky L, Knupp M, Henninger HB, Hintermann B (2013) HINTEGRA total ankle replacement: survivorship analysis in 684 patients. J Bone Joint Surg Am 95 (13): 1175–83

Cheng YM, Huang PJ, Hung SH, Chen TB, Lin SY (2000) The surgical treatment for degenerative disease of the ankle. Int Orthop 24 (1): 36–39

Crevoisier X (2009) Ankle arthritis. In: Bentley G (ed) European instructional course lectures, 9: 227–236

Demetriades L, Strauss E, Gallina J (1998) Osteoarthritis of the ankle. Clin Orthop 348: 28–42

Demottaz J, et al. (1979) Clinical study of total ankle replacement with gait analysis. A preliminary report. J Bone Joint Surg 61A: 976–988

Gougoulias N, Khanna A, Maffuli N (2010) How successful are current ankle replacements? Clin Orthop Relat Res 468: 199–208

Haddad SLC, Estok R, Fahrbach K, Banel D, Nalysnyk L (2007) Intermediate and long-term outcomes of total ankle arthroplasty and ankle arthrodesis. A systematic review of the literature. J Bone Joint Surg 89A (9): 1899–1905

Hintermann B, Zwicky L, Knupp M, Henninger HB, Barg A (2013) HINTEGRA revision arthroplasty for failed total ankle prostheses. J Bone Joint Surg Am 95 (13): 1166–74

Knecht SI, Estin M, Callaghan JJ, Zimmerman MB, Alliman KJ, Alvine FG, Saltzman CL (2004) The Agility total ankle arthroplasty. Seven to sixteen-year follow-up. J Bone Joint Surg Am 86-A (6): 1161–1171

Kofoed H, Lundberg-Jensen A (1999) Ankle arthroplasty in patients younger and older than 50 years: a prospective series with long-term follow-up. Foot Ankle Int 48 (20): 501–506

Kwon D, Chung, CY, Park, MS, Sung, KH, Kim, TW, Lee, KM (2011) Arthroplasty versus arthrodesis for end-stage ankle arthritis: decision analysis using Markov model. Int Orthop 35 (11): 1647–1653

Labek G, Klaus H, Schlichtherle R, Williams A, Agreiter M (2011) Revision rates after total ankle arthroplasty in sample-based clinical studies and national registries. Foot Ankle Int 32 (8): 740–745

Labek G, Stoica CI, Bohler N (2008) Comparison of the information in arthroplasty registers from different countries. J Bone Joint Surg 90B (3): 288–291

Labek G, Todorov S, Iovanescu L, Stoica CI, Bohler N (2013) Outcome after total ankle arthroplasty-results and findings from worldwide arthroplasty registers. Int Orthop 37 (9): 1677–1682

Muir D, McEntee L (2009) A cautionary tale: the New Zealand experience of the scandinavian total ankle replacement. Presented at the 25th Annual Summer Meeting of the American Orthopaedic Foot and Ankle Society 2009, Vancouver

Naal FD, Impellizzeri FM, Loibl M, Huber M, Rippstein PF (2009) Habitual physical activity and sports participation after total ankle arthroplasty. Am J Sports Med 37 (1): 95–102

Nishikawa M, Tomita T, Fujii M, Watanabe T, Hashimoto J, Sugamoto K, Ochi T, Yoshikawa H (2004) Total ankle replacement in rheumatoid arthritis. Int Orthop 28 (2): 123–126

Piriou P, Mullins M, Cardon JN, Pozzi D, Judet T (2008) Ankle replacement versus arthrodesis: a comparative gait analysis study. Foot Ankle Int 29 (1): 3–9

Schuh R, Hofstaetter J, Krismer M, Bevoni R, Windhager R, Trnka HJ (2012) Total ankle arthroplasty versus ankle arthrodesis. Comparison of sports, recreational activities and functional outcome. Int Orthop 36 (6): 1207–1214

Stengel D, Bauwens K, Ekkernkamp A, Cramer J (2005) Efficacy of total ankle replacement with meniscal-bearing devices: a systematic review and meta-analysis. Arch Orthop Trauma Surg 125 (2): 109–119

Valderrabano V, Hintermann B, Nigg BM, Stefanyshyn D, Stergiou P (2003) Kinematic changes after fusion and total replacement of the ankle. Part 1: Range of motion. Foot Ankle Int 24 (12): 881–887

Valderrabano V, Hintermann B, Nigg BM, Stefanyshyn D, Stergiou P (2003) Kinematic changes after fusion and total replacement of the ankle. Part 2: Movement transfer. Foot Ankle Int 24 (12): 888–896

Valderrabano V, Hintermann B, Nigg BM, Stefanyshyn D, Stergiou P (2003) Kinematic changes after fusion and total replacement of the ankle. Part 3: Talar movement. Foot Ankle Int 24 (12): 897–900

Valderrabano V, Pagenstert G, Horisberger M, Knupp M, Hintermann B (2006) Sports and recreation activity of ankle arthritis patients before and after total ankle replacement. Am J Sports Med 34 (6): 993–999

Wood S (2003) Total ankle replacement. The results in 200 ankles. J Bone Joint Surg 85-B (3): 334–341

Literatur zu ▶ Abschn. 2.3

Ajis A, Tan KJ, Myerson MS (2013) Ankle arthrodesis vs TTC arthrodesis: patient outcomes, satisfaction, and return to activity. Foot Ankle Int 34 (5): 657–665

Alvarez RG, Barbour TM, Perkins TD (1994) Tibiocalcaneal arthrodesis for nonbraceable neuropathic ankle deformity. Foot Ankle Int 15 (7): 354–359

Chiodo CP, Acevedo JI, Sammarco VJ, Parks BG, Boucher HR, Myerson MS, Schon LC (2003) Intramedullary rod fixation compared with blade-plate-and-screw fixation for tibiotalocalcaneal arthrodesis: a biomechanical investigation. J Bone Joint Surg 85-A (12): 2425–2428

Chou LB, Mann RA, Yaszay B, Graves SC, McPeake WT, 3rd, Dreeben SM, Horton GA, Katcherian DA, Clanton TO, Miller RA, Van Manen JW (2000) Tibiotalocalcaneal arthrodesis. Foot Ankle Int 21 (10): 804–808

Cooper PS (2001) Complications of ankle and tibiotalocalcaneal arthrodesis. Clin Orthop Relat Res (391): 33–44

Raikin SM, Myerson MS (2000) A technique for harvesting bone graft for arthrodeses around the ankle. Foot Ankle Int 21 (9): 778–779

Rammelt S, Pyrc J, Agren PH, Hartsock LA, Cronier P, Friscia DA, Hansen ST, Schaser K, Ljungqvist J, Sands AK (2013) Tibiotalocalcaneal fusion using the hindfoot arthrodesis nail: a multicenter study. Foot Ankle Int 34 (9): 1245–55

Literatur zu ▶ Abschn. 2.4

Barg A, Pagenstert GI, Horisberger M, Paul J, Gloyer M, Henninger HB, Valderrabano V (2013) Supramalleolar osteotomies for degenerative joint disease of the ankle joint: indication, technique and results. Int Orthop 37 (9): 1683–95

Colin F, Gaudot F, Odri G, Judet T (2014) Supramalleolar osteotomy: techniques, indications and outcomes in a series of 83 cases. Orthop Traumatol Surg Res 4: 413–418

Gloyer M, Barg A, Horisberger M, Paul J, Pagenstert G, Valderrabano (2013) Sprunggelenksnahe Osteotomien bei Valgus- und Varusarthrose. Fuß & Sprunggelenk 11 (4): 186–195

Hintermann B, Barg A, Knupp M (2011) Corrective supramalleolar osteotomy for malunited pronation-external rotation fractures of the ankle. J Bone Joint Surg Br 93 (10): 1367–72

Kim YS, Park EH, Koh YG, Lee JW (2014) Supramalleolar osteotomy with bone morrow stimulation for varus ankle osteoarthritis. Clinical results and second-look arthroscopic evaluation. Am J Sports Med 42: 1558–1566

Knupp M, Pagenstert GI, Valderrabano V, Hintermann B (2009) Osteotomies for the correction of varus ankle. In: Pfeffer GB, Easley ME, Frey C, Hintermann B, Sands AK (eds) Operative techniques – foot and ankle surgery. Saunders, p 590–602

Lee WC, Moon JS, Lee HS, Lee K (2011) Alignment of ankle and hindfoot in early stage ankle osteoarthritis. Foot Ankle Int 32 (7): 693–9

Pagenstert GI, Knupp M, Valderrabano V, Hintermann B (2009) Realignment surgery for valgus ankle osteoarthritis. In: Pfeffer GB, Easley ME, Frey C, Hintermann B, Sands AK (eds) Operative techniques – foot and ankle surgery. Saunders, p 408–429

Walther M, Dorfer B, Ishak B, Dreyer F, Mayer B, Röser A (2011) Reconstruction of extended defects of the Achilles tendon using a flexor hallucis longus tendon transfer. Oper Orthop Traumatol [Epub ahead of print]

Literatur zu ▶ Abschn. 2.5

Barg A, Pagenstert G, Leumann A, Valderrabano V (2013) Knöchelosteotomie. Die Osteotomie als Zugang. Orthopäde 42 (5): 309–21

Walther M, Altenberger S, Kriegelstein S, Volkering C, Röser A (2014) Reconstruction of focal cartilage defects in the talus with miniarthrotomy and collagen matrix. Oper Orthop Traumatol 26 (6): 603–10

Granata JD, DeCarbo WT, Hyer CF, Granata AM, Berlet GC (2013) Exposure of the medial talar dome: bi-plane chevron medial malleolus osteotomy. Foot Ankle Spec 6 (1): 12–4

Preiss A, Heitmann M, Frosch KH (2012) Operative treatment of osteochondritis dissecans of the talus: medial malleolus osteotomy with curettage, cancellous bone graft, and refixation. Unfallchirurg 115 (12): 1111–5

Siegel SJ, Mount AC (2012) Step-cut medial malleolar osteotomy: literature review and case reports. J Foot Ankle Surg 51 (2): 226–33

van Bergen CJ, Tuijthof GJ, Sierevelt IN, van Dijk CN (2011) Direction of the oblique medial malleolar osteotomy for exposure of the talus. Arch Orthop Trauma Surg 131 (7): 893–901

Literatur zu ▶ Abschn. 2.6

Becher C, Zühlke D, Plaas C, Ewig M, Calliess T, Stukenborg-Colsman C, Thermann H (2014) T2-mapping at 3 T after microfracture in the treatment of osteochondral defects of the talus at an average follow-up of 8 years. Knee Surg Sports Traumatol Arthrosc [Epub ahead of print]

Domayer SE, Apprich S, Stelzeneder D, Hirschfeld C, Sokolowski M, Kronnerwetter C, Chiari C, Windhager R, Trattnig S (2012) Cartilage repair of the ankle: first results of T2 mapping at 7.0 T after microfracture and matrix associated autologous cartilage transplantation. Osteoarthritis Cartilage 20 (8): 829–36

Easley ME, Scranton PE Jr (2003) Osteochondral autologous transfer system. Foot Ankle Clin 8 (2): 275–90

Elias I, Zoga AC, Morrison WB, Besser MP, Schweitzer ME, Raikin SM (2007) Osteochondral lesions of the talus: localization and morphologic data from 424 patients using a novel anatomical grid scheme. Foot Ankle Int 28(2): 154–61

Giannini S, Vannini F (2004) Operative treatment of osteochondral lesions of the talar dome: current concepts review. Foot Ankle Int 25 (3): 168–75

Myerson MS, Neufeld SK, Uribe J (2005) Fresh-frozen structural allografts in the foot and ankle. J Bone Joint Surg Am 87 (1): 113–20

Scranton PE Jr, Frey CC, Feder KS (2006) Outcome of osteochondral autograft transplantation for type-V cystic osteochondral lesions of the talus. J Bone Joint Surg Br 88 (5): 614–9

van Dijk CN, Reilingh ML, Zengerink M, van Bergen CJ (2010) The natural history of osteochondral lesions in the ankle. Instr Course Lect 59: 375–86

van Dijk CN, Reilingh ML, Zengerink M, van Bergen CJ (2010) Osteochondral defects in the ankle: why painful? Knee Surg Sports Traumatol Arthrosc 18 (5): 570–80

Walther M, Becher Ch, Volkering Ch, Röser A, Süzer F, Thermann H (2012) Therapie chondraler und osteochondraler Defekte am

Talus durch Autologe Matrix induzierte Chondrogenese. Fuß und Sprungg 10 (2): 121–29

Wiewiorski M, Barg A, Valderrabano V (2013) Autologous matrix-induced chondrogenesis in osteochondral lesions of the talus. Foot Ankle Clin N Am 18: 151–158

Whittaker JP, Smith G, Makwana N, Roberts S, Harrison PE, Laing P, Richardson JB (2005) Early results of autologous chondrocyte implantation in the talus. J Bone Joint Surg Br 87 (2): 179–83

Zengerink M, Struijs PA, Tol JL, van Dijk CN (2010) Treatment of osteochondral lesions of the talus: a systematic review. Knee Surg Sports Traumatol Arthrosc 18 (2): 238–46

Zheng MH, Willers C, Kirilak L, Yates P, Xu J, Wood D, Shimmin A (2007) Matrix-induced autologous chondrocyte implantation (MACI): biological and histological assessment. Tissue Eng 13 (4): 737–46

Literatur zu ▶ Abschn. 2.7

Angus PD, Cowell HR. Triple arthrodesis. A critical long-term review. J Bone Joint Surg Br 1986; 68 (2): 260–265

Buckley R, Tough S, McCormack R, Pate G, Leighton R, Petrie D, Galpin R. Operative compared with nonoperative treatment of displaced intra-articular calcaneal fractures: a prospective, randomized, controlled multicenter trial. J Bone Joint Surg 2002; 84-A (10): 1733–1744

Diezi C, Favre P, Vienne P (2008) Primary isolated subtalar arthrodesis: outcome after 2 to 5 years followup. Foot Ankle Int 29 (12): 1195–1202

Easley ME, Trnka HJ, Schon LC, Myerson MS (2000) Isolated subtalar arthrodesis. J Bone Joint Surg Am 82 (5): 613–24

Figgie MP, O'Malley MJ, Ranawat C, Inglis AE, Sculco TP (1993) Triple arthrodesis in rheumatoid arthritis. Clin Orthop Relat Res 292: 250–254

Johnson KA, Strom DE (1989) Tibialis posterior tendon dysfunction. Clin Orthop Relat Res 239: 196–206

Radnay CS, Clare MP, Sanders RW (2009) Subtalar fusion after displaced intra-articular calcaneal fractures: does initial operative treatment matter? J Bone Joint Surg 91A (3): 541–546

Raikin SM, Myerson MS (2000) A technique for harvesting bone graft for arthrodeses around the ankle. Foot Ankle Int 21 (9): 778–779

Rammelt S, Grass R, Zawadski T, Biewener A, Zwipp H (2004) Foot function after subtalar distraction bone-block arthrodesis. A prospective study. J Bone Joint Surg Br 86 (5): 659–68

Suckel A, Muller O, Langenstein P, Herberts T, Reize P, Wulker N (2008) Chopart's joint load during gait. In vitro study of 10 cadaver specimen in a dynamic model. Gait Posture 27 (2): 216–222

Thelen S, Rutt J, Wild M, Logters T, Windolf J, Koebke J (2010) The influence of talonavicular versus double arthrodesis on load dependent motion of the midtarsal joint. Arch Orthop Trauma Surg 130 (1): 47–53

Trnka HJ, Easley ME, Lam PW, Anderson CD, Schon LC, Myerson MS (2001) Subtalar distraction bone block arthrodesis. J Bone Joint Surg Br 83 (6): 849–54

Zwipp H, Rammelt S (2006) Subtalar arthrodesis with calcaneal osteotomy. Orthopäde 35 (4): 387–98

Literatur zu ▶ Abschn. 2.8

Astion DJ, Deland JT, Otis JC, Kenneally S (1997) Motion of the hindfoot after simulated arthrodesis. J Bone Joint Surg 79A (2): 241–246

Chen CH, Huang PJ, Chen TB, Cheng YM, Lin SY, Chiang HC, Chen LC (2001) Isolated talonavicular arthrodesis for talonavicular arthritis. Foot Ankle Int 22 (8): 633–636

Chiodo CP, Martin T, Wilson MG (2000) A technique for isolated arthrodesis for inflammatory arthritis of the talonavicular joint. Foot Ankle Int 21 (4): 307–310

Elbar JE, Thomas WH, Weinfeld MS, Potter TA (1976) Talonavicular arthrodesis for rheumatoid arthritis of the hindfoot. Orthopedic Clin North Am 7 (4): 821–826

Fortin PT (2001) Posterior tibial tendon insufficiency. Isolated fusion of the talonavicular joint. Foot Ankle Clin 6 (1): 137–151

Gould N (1985) Technique tips: footings. Foot Ankle Int 5 (5): 264–266

Harper MC (1999) Talonavicular arthrodesis for the acquired flatfoot in the adult. Clin Orthop Relat Res 365: 65–68

Rammelt S, Marti RK, Zwipp H (2006) Arthrodesis of the talonavicular joint. Orthopäde 35 (4): 428–434

Suckel A, Muller O, Langenstein P, Herberts T, Reize P, Wulker N (2008) Chopart's joint load during gait. In vitro study of 10 cadaver specimen in a dynamic model. Gait & Posture 27 (2): 216–222

Literatur zu ▶ Abschn. 2.9

Astion DJ, Deland JT, Otis JC, Kenneally S (1997) Motion of the hindfoot after simulated arthrodesis. J Bone Joint Surg 79A (2): 241–246

Beischer AD, Brodsky JW, Pollo FE, Peereboom J (1999) Functional outcome and gait analysis after triple or double arthrodesis. Foot Ankle Int 20 (9): 545–553

Bluman EM, Title CI, Myerson MS (2007) Posterior tibial tendon rupture: a refined classification system. Foot Ankle Clin 12 (2): 233–249

Czurda T, Seidl A, Seiser A, Schuh R, Trnka HJ, Ritschl P (2009) Triple arthrodesis in the treatment of hindfoot deformities. Clinical, radiological and pedobarographic results. Z Orthop Unfall 147 (3): 356–361

Daglar B, Deveci A, Delialioglu OM, Kanatli U, Tasbas BA, Bayrakci K, Yetkin H, Gunel U (2008) Results of triple arthrodesis: effect of primary etiology. J Orthop Sci 13: 341–347

Knupp M, Stufkens SA, Hintermann B (2011) Triple arthrodesis. Foot Ankle Clin 16 (1): 61–67

Thomas RL, Wells BC, Garrison RL, Prada SA (2001) Preliminary results comparing two methods of lateral column lengthening. Foot Ankle Int 22 (2): 107–119

Literatur zu ▶ Abschn. 2.10

Literatur zu ▶ Abschn. 2.10.1

Angus PD, Cowell HR (1986) Triple arthrodesis. A critical long-term review. JBJS Br 68 (2): 260–265

Astion DJ, Deland JT, Otis JC, Kenneally S (1997) Motion of the hindfoot after simulated arthrodesis. J Bone Joint Surg Am 79 (2): 241–246

Beischer AD, Brodsky JW, Pollo FE, Peereboom J (1999) Functional outcome and gait analysis after triple or double arthrodesis. Foot Ankle Int 20 (9): 545–553

Bluman EM, Title CI, Myerson MS (2007) Posterior tibial tendon rupture: a refined classification system. Foot Ankle Clin 12 (2): 233–249

Czurda T, Seidl, A., Seiser, A., Schuh R, Trnka HJ., Ritschl P (2009) Triple arthrodesis in the treatment of hindfoot deformities. Clinical, radiological and pedobarographic results. Z Orthop Unfall 147 (3): 356–361

Daglar B, Deveci A, Delialioglu OM, Kanatli U, Tasbas BA, Bayrakci K, Yetkin H, Gunel U (2008) Results of triple arthrodesis: effect of primary etiology. J Orthop Sci 13: 341–347

Figgie MP, O'Malley MJ, Ranawat C, Inglis AE, Sculco TP (1993) Triple arthrodesis in rheumatoid arthritis. Clin Orthop Relat Res 292: 250–254

Graves SC, Mann RA, Graves KO (1993) Triple arthrodesis in older adults. Results after long-term follow-up. J Bone Joint Surg 75 A (3): 355–362

Knupp M, Skoog A, Tornkvist H, Ponzer S (2008) Triple arthrodesis in rheumatoid arthritis. Foot Ankle Int 29 (3): 293–297

Knupp M, Stufkens SA, Hintermann B (2011) Triple arthrodesis. Foot Ankle Clin 16 (1): 61–67

Pell RFt, Myerson MS, Schon LC (2000) Clinical outcome after primary triple arthrodesis. J Bone Joint Surg 82A (1): 47–57

Rammelt S, Zwipp H (2013) Corrective arthrodeses and osteotomies for post-traumatic hindfoot malalignment: indications, techniques, results. Int Orthop 37 (9): 1707–17

Saltzman CL, Fehrle MJ, Cooper RR, Spencer EC, Ponseti IV (1999) Triple arthrodesis: twenty- five and forty-four-year average follow-up of the same patients. J Bone Joint Surg 81A (10): 1391–1402

Suckel A, Muller O, Herberts T, Langenstein P, Reize P, Wulker N (2007) Talonavicular arthrodesis or triple arthrodesis: peak pressure in the adjacent joints measured in 8 cadaver specimens. Acta orthopaedica 78 (5): 592–597

Literatur zu ► Abschn. 2.10.2

Beischer AD, Brodsky JW, Pollo FE, Peereboom J (1999) Functional outcome and gait analysis after triple or double arthrodesis. Foot Ankle Int 20 (9): 545–553

Jeng CL, Tankson CJ, Myerson MS (2006) The single medial approach to triple arthrodesis: a cadaver study. Foot Ankle Int 27 (12): 1122–1125

Jeng CL, Vora AM, Myerson MS (2005) The medial approach to triple arthrodesis. Indications and technique for management of rigid valgus deformities in high-risk patients. Foot Ankle Clin 10 (3): 515–521

Kiesau CD, LaRose CR, Glisson RR, Easley ME, DeOrio JK (2011) Talonavicular joint fixation using augmenting naviculocalcaneal screw in modified double hindfoot arthrodesis. Foot Ankle Int 32: 244–249

Knupp M, Schuh R, Stufkens SA, Bolliger L, Hintermann B (2009) Subtalar and talonavicular arthrodesis through a single medial approach for the correction of severe planovalgus deformity. J Bone Joint Surg 91B (5): 612–615

Philippot R, Wegrzyn J, Besse JL (2010) Arthrodesis of the subtalar and talonavicular joints through a medial surgical approach: a series of 15 cases. Arch Orthop Trauma Surg 130 (5): 599–603

Savory KM, Wulker N, Stukenborg C, Alfke D (1998) Biomechanics of the hindfoot joints in response to degenerative hindfoot arthrodeses. Clin Biomech (Bristol, Avon) 13 (1): 62–70

Schuh R, Salzberger F, Wanivenhaus AH, Funovics PT, Windhager R, Trnka HJ (2013) Kinematic changes in patients with double arthrodesis of the hindfoot for realignment of planovalgus deformity. J Orthop Res 31 (4): 517–524

Suckel A, Muller O, Herberts T, Langenstein P, Reize P, Wulker N (2007) Talonavicular arthrodesis or triple arthrodesis: peak pressure in the adjacent joints measured in 8 cadaver specimens. Acta Orthop 78 (5): 592–597

Thelen S, Rutt J, Wild M, Logters T, Windolf J, Koebke J (2010) The influence of talonavicular versus double arthrodesis on load dependent motion of the midtarsal joint. Arch Orthop Trauma Surg 130 (1): 47–53

Literatur zu ► Abschn. 2.10.3

Bentzon PK, Agerholm-Christensen J (1949) Lambrinudi's operation for drop-foot. Acta Orthop Scand 19 (1): 112–116

Benyi P (1960) A modified Lambrinudi operation for drop foot. JBJS 42-B: 333–335

Bernau A (1977) Long-term results following Lambrinudi arthrodesis. JBJS 59A (4): 473–479

Dekelver L, Fabry G, Mulier JC (1980) Triple arthrodesis and Lambrinudi arthrodesis. Literature review and follow-up study. Arch Orthop Trauma Surg 96 (1): 23–30

Elsner A, Barg A, Stufkens S, Hintermann B (2010) Lambrinudi arthrodesis with posterior tibialis transfer in adult drop-foot. Foot Ankle Int 31(1): 30–37

Elsner A, Barg A, Stufkens S, Knupp M, Hintermann B (2011) Modified Lambrinudi arthrodesis with additional posterior tibial tendon transfer in adult drop foot. Oper Orthop Traumatol 23 (2): 121–130

Mackenzie IG (1959) Lambrinudi's arthrodesis. J Bone Joint Surg 41-B: 738–748

Meary MR (1951) Lambrinudi's operation in the treatment of paralytic talipes equinus. Revue de chirurgie orthopedique et reparatrice de l'appareil moteur 37 (1): 66–83

Schwetlick G, Syre F (2006) Severe foot deformities in adolescents and adults – techniques after Imhauser, Lelievre und Lambrinudi. Orthopäde 35 (4): 422–427

Tang SC, Leong JC, Hsu LC (1984) Lambrinudi triple arthrodesis for correction of severe rigid drop-foot. J Bone Joint Surg 66B (1): 66–70

Wenz W, Bruckner T, Akbar M (2008) Complete tendon transfer and inverse Lambrinudi arthrodesis: preliminary results of a new technique for the treatment of paralytic pes calcaneus. Foot Ankle Int 29 (7): 683–689

Literatur zu ► Abschn. 2.11

Literatur zu ► Abschn. 2.11.1

Brim SP, Hecker R (1994) The Evans calcaneal osteotomy: postoperative care and an evaluation on the metatarsus adductus angle. J Foot Ankle Surg 33 (1): 2–5

Bussewitz BW, DeVries JG, Hyer CF (2013) Evans osteotomy and risk to subtalar joint articular facets and sustentaculum tali: a cadaver study. J Foot Ankle Surg (5): 594–597

Dayton P, Prins DB, Smith DE, Feilmeier MJ (2013) Effectiveness of a locking plate in preserving midcalcaneal length and positional outcome after evans calcaneal osteotomy: a retrospective pilot study. J Foot Ankle Surg 52 (6): 710–3

Raines RA Jr, Brage ME (1998) Evans osteotomy in the adult foot: an anatomic study of structures at risk. Foot Ankle Int 19 (11): 743–747

Saxena A (2000) Evans calcaneal osteotomy. J Foot Ankle Surg 39 (2): 136–137

Shibuya N, Agarwal MR (2010) Evans calcaneal osteotomy using an anterior lumbar distractor-inserter. J Foot Ankle Surg 49 (4): 401–403

Tien TR, Parks BG, Guyton GP (2005) Plantar pressures in the forefoot after lateral column lengthening: a cadaver study comparing the Evans osteotomy and calcaneocuboid fusion. Foot Ankle Int 26 (7): 520–525

Trnka HJ, Easley ME, Myerson MS (1999) The role of calcaneal osteotomies for correction of adult flatfoot. Clin Orthop Relat Res (365): 50–64

Zwipp H, Rammelt S (2006) Modified Evans osteotomy for the operative treatment of acquired pes planovalgus. Operative Orthopädie und Traumatologie 18 (2): 182–197

Zwipp H, Rammelt S (2006) Subtalar arthrodesis with calcaneal osteotomy. Orthopäde 35 (4): 387–398, 400–384

Literatur zu ► Abschn. 2.11.2

Arangio GA, Chopra V, Voloshin A, Salathe EP (2007) A biomechanical analysis of the effect of lateral column lengthening calcaneal osteotomy on the flat foot. Clin Biomech (Bristol, Avon) 22 (4): 472–477

Barenfeld PA, Weseley MS, Munters M (1967) Dwyer calcaneal osteotomy. Clin Orthop Relat Res 53: 147–153

Boffeli TJ, Peterson MC (2012) The Keck and Kelly wedge calcaneal
osteotomy for Haglund's deformity: a technique for reproducible
results. J Foot Ankle Surg 51(3): 398–401

Boffeli TJ, Collier RC (2012) Surgical technique for combined Dwyer
calcaneal osteotomy and peroneal tendon repair for correction of
peroneal tendon pathology associated with cavus foot deformity.
J Foot Ankle Surg 51 (1): 135–140

Didomenico LA, Anain J, Wargo-Dorsey M (2011) Assessment of medial
and lateral neurovascular structures after percutaneous posterior
calcaneal displacement osteotomy: a cadaver study. J Foot Ankle
Surg 50 (6): 668–671

Green AH, Hass MI, Tubridy SP, Goldberg MM, Perry JB (1991) Calcaneal
osteotomy for retrocalcaneal exostosis. Clin Podiatr Med Surg 8:
659–665

Greene DL, Thompson MC, Gesink DS, Graves SC (2001) Anatomic
study of the medial neurovascular structures in relation to calcaneal osteotomy. Foot Ankle Int 22 (7): 569–571

Kim JR, Shin SJ, Wang SI, Kang SM (2013) Comparison of lateral opening wedge calcaneal osteotomy and medial calcaneal sliding-
opening wedge cuboid-closing wedge cuneiform osteotomy for
correction of planovalgus foot deformity in children. J Foot Ankle
Surg 52 (2): 162–166

Konan S, Meswania J, Blunn GW, Madhav RT, Oddy MJ (2012) Mechanical stability of a locked step-plate versus single compression
screw fixation for medial displacement calcaneal osteotomy. Foot
Ankle Int 33 (8): 669–674

Kumar PN, Laing PW, Klenerman L (1993) Medial calcaneal osteotomy for relapsed equinovarus deformity. Long-term study of the
results of Frederick Dwyer. J Bone Joint Surg 75-B (6): 967–971

Lamm BM, Gesheff MG, Salton HL, Dupuis TW, Zeni F (2012) Preoperative planning and intraoperative technique for accurate realignment of the Dwyer calcaneal osteotomy. J Foot Ankle Surg 51 (6):
743–748

Maynou C, Mestdagh H, Dubois HH, Petroff E, Elise S (1998) Is calcaneal
osteotomy justiïed in Haglund's disease? Rev Chir Orthop Reparatrice Appar Mot 84: 734–738

Miller AE, Vogel TA (1989) Haglund's deformity and the Keck and Kelly
osteotomy: a retrospective analysis. J Foot Surg 28: 23–29

Niki H, Hirano T, Okada H, Beppu M (2012) Outcome of medial displacement calcaneal osteotomy for correction of adult-acquired
flatfoot. Foot Ankle Int 33 (11): 940–946

Pauker M, Katz K, Yosipovitch Z (1992) Calcaneal ostectomy for Haglund disease. J Foot Surg 31 (6): 588–9

Perlman MD (1992) Enlargement of the entire posterior aspect of the
calcaneus: treatment with the Keck and Kelly calcaneal osteotomy. J Foot Surg 31: 424–433

Rammelt S, Zwipp H (2013) Corrective arthrodeses and osteotomies
for post-traumatic hindfoot malalignment: indications, techniques, results. Int Orthop 37(9): 1707–17

Rodriguez RP (2001) Medial displacement calcaneal tuberosity osteotomy in the treatment of posterior tibial insufficiency. Foot Ankle
Clin 6 (3): 545–567, viii

Schuh R, Gruber F, Wanivenhaus A, Hartig N, Windhager R, Trnka HJ
(2013) Flexor digitorum longus transfer and medial displacement
calcaneal osteotomy for the treatment of stage II posterior tibial
tendon dysfunction: kinematic and functional results of fifty one
feet. Intern Orthop 37 (9): 1815–1820

Trnka HJ, Easley ME, Myerson MS (1999) The role of calcaneal osteotomies for correction of adult flatfoot. Clin Orthop Relat Res (365):
50–64

Weinfeld SB (2001) Medial slide calcaneal osteotomy. Technique,
patient selection, and results. Foot Ankle Clin 6 (1): 89–94

Weseley MS, Barenfeld PA (1970) Mechanism of the Dwyer calcaneal
osteotomy. Clin Orthop Relat Res 70: 137–140

Literatur zu ▶ Abschn. 2.12

Chen CH, Huang PJ, Chen TB, Cheng YM, Lin SY, Chiang HC, Huang
CY, Huang CK (2001) Surgical treatment for Haglund's deformity.
Kaohsiung J Med Sci 17: 419–422

Grossman AB (1997) Grand rounds: Haglund's deformity and retrocalcaneal intra- tendinous spurring. J Foot Ankle Surg 36: 70

Jarde O, Quenot P, Trinquier-Lautard JL, Tran-Van F, Vives P (1997)
Haglund disease treated by simple resection of calcaneus tuberosity. An angular and therapeutic study. Apropos of 74 cases with
2 years follow-up. Rev Chir Orthop Reparatrice Appar Mot 83:
566–573

Jerosch J, Schunck J, Sokkar SH (2007) Endoscopic calcaneoplasty
(ECP) as a surgical treatment of Haglund's syndrome. Knee Surg
Sports Traumatol Arthrosc 15: 927– 934

Beitzel K, Mazzocca AD, Obopilwe E, Boyle JW, McWilliam J, Rincon L,
Dhar Y, Arciero RA, Amendola A (2013) Biomechanical properties
of double- and single-row suture anchor repair for surgical treatment of insertional Achilles tendinopathy. Am J Sports Med 41:
1642–1648

Fanter NJ, Davis EW, Baker CL Jr (2012) Fixation of the Achilles tendon
insertion using suture button technology. Am J Sports Med 40:
2085–2091

Irwin TA (2010) Current concepts review: insertional Achilles tendinopathy. Foot Ankle Int 31: 933–939

Kang S, Thordarson DB, Charlton TP (2012) Insertional Achilles tendinitis and Haglund's deformity. Foot Ankle Int 33 (6): 487–91

Leitze Z, Sella EJ, Aversa JM (2003) Endoscopic decompression of the
retrocalcaneal space. J Bone Joint Surg Am 85-A (8): 1488–96

Lohrer H, Nauck T, Dorn NV, Konerding MA (2006) Comparison of
endoscopic and open resection for Haglund tuberosity in a cadaver study. Foot Ankle Int 27 (6): 445–50

Lyman J, Weinhold PS, Almekinders LC (2004) Strain behavior of the
distal Achilles tendon: implications for insertional Achilles tendinopathy. Am J Sports Med 32: 457–461

Maffulli N, Testa V, Capasso G, Sullo A (2004) Calcific insertional Achilles
tendinopathy: reattachment with bone anchors. Am J Sports Med
32: 174–182

Nesse E, Finsen V (1994) Poor results after resection for Haglund's heel.
Analysis of 35 heels in 23 patients after 3 years. Acta Orthop Scand
65: 107–109

Pilson H, Brown P, Stitzel J, Scott A (2012) Single-row versus double-
row repair of the distal Achilles tendon: a biomechanical comparison. J Foot Ankle Surg 51: 762–766

Rigby RB, Cottom JM, Vora A (2013) Early weightbearing using Achilles
suture bridge technique for insertional Achilles tendinosis: a
review of 43 patients. J Foot Ankle Surg 52 (5): 575–9

Rutherford RL (1958) Surgical correction of retrocalcaneal bursitis
(Haglund's disease). J Am Podiatry Assoc 48: 538–539

Sammarco GJ, Taylor AL (1998) Operative management of Haglund's
deformity in the nonathlete: a retrospective study. Foot Ankle Int
19: 724–729

Sella EJ, Caminear DS, McLarney EA (1998) Haglund's syndrome. J Foot
Ankle Surg 37: 110–114, discussion 173

Smith LS, Tillo TH (1988) Haglund's deformity in long distance runners.
Nine surgical cases. J Am Podiatr Med Assoc 78: 419–422

Stephens MM (1994) Haglund's deformity and retrocalcaneal bursitis.
Orthop Clin North Am 25: 41–46

Thomas JL, Christensen JC, Kravitz SR, Mendicino RW, Schuberth JM, Vanore JV, Weil LS Sr, Zlotoff HJ, Bouché R, Baker J (2010) The diagnosis and treatment of heel pain: a clinical practice guideline – revision 2010. J Foot Ankle Surg 49: 1–19

van Dijk CN, van Sterkenburg MN, Wiegerinck JI, Karlsson J, Maffulli N (2011) Terminology for Achilles tendon related disorders. Knee Surg Sports Traumatol Arthrosc 19: 835–841

Watson AD, Anderson RB, Davis WH (2000) Comparison of results of retrocalcaneal decompression for retrocalcaneal bursitis and insertional Achilles tendinosis with calcific spur. Foot Ankle Int 21: 638–642

Wiegerinck JI, Kerkhoffs GM, van Sterkenburg MN, Sierevelt IN, van Dijk CN (2013) Treatment for insertional Achilles tendinopathy: a systematic review. Knee Surg Sports Traumatol Arthrosc 21: 1345–1355

Wiegerinck JI, Kok AC, van Dijk CN (2012) Surgical treatment of chronic retrocalcaneal bursitis. Arthroscopy 28 (2): 283–93

Literatur zu ▶ Abschn. 2.13

Fallat LM, Cox JT, Chahal R, Morrison P, Kish J (2013) A retrospective comparison of percutaneous plantar fasciotomy and open plantar fasciotomy with heel spur resection. J Foot Ankle Surg 52 (3): 288–90

Kinley S, Frascone S, Calderone D, Wertheimer SJ, Squire MA, Wiseman FA (1993) Endoscopic plantar fasciotomy versus traditional heel spur surgery: a prospective study. J Foot Ankle Surg 32: 595–603

Lane GD, London B (2004) Heel spur syndrome: a retrospective report on the percutaneous plantar transverse incisional approach. J Foot Ankle Surg 43: 389–394

Lee HS, Choi YR, Kim SW, Lee JY, Seo JH, Jeong JJ (2013) Risk factors affecting chronic rupture of the plantar fascia. Foot Ankle Int [Epub ahead of print]

Mook WR, Gay T, Parekh SG (2013) Extensile decompression of the proximal and distal tarsal tunnel combined with partial plantar fascia release in the treatment of chronic plantar heel pain. Foot Ankle Spec 6 (1): 27–35

Morton TN, Zimmerman JP, Lee M, Schaber JD (2013) A review of 105 consecutive uniport endoscopic plantar fascial release procedures for the treatment of chronic plantar fasciitis. J Foot Ankle Surg 52 (1): 48–52

Thomas JL, Christensen JC, Kravitz SR, Mendicino RW, Schuberth JM, Vanore JV, Weil LS Sr, Zlotoff HJ, Bouché R, Baker J (2010) The diagnosis and treatment of heel pain: a clinical practice guideline – revision 2010. J Foot Ankle Surg 49: 1–19

Tomczak RL, Haverstock BD (1995) A retrospective comparison of endoscopic plantar fasciotomy to open plantar fasciotomy with heel spur resection for chronic plantar fasciitis/heel spur syndrome. J Foot Ankle Surg 34: 305–311

Tountas AA, Fornasier VL (1996) Operative treatment of subcalcaneal pain. Clin Orthop Relat Res 332: 170–178

Vohra PK, Giorgini RJ, Sobel E, Japour CJ, Villalba MA, Rostkowski T (1999) Long-term follow- up of heel spur surgery. A 10-year retrospective study. J Am Podiatr Med Assoc 89: 81–88

Yamakado K (2013) Subcalcaneal bursitis with plantar fasciitis treated by arthroscopy. Arthrosc Tech 2 (2): e135–9

Literatur zu ▶ Abschn. 2.14

Black PR, Betts RP, Duckworth T, Smith TW (2000) The Viladot implant in flatfooted children. Foot Ankle Int 21 (6): 478–81

De Pellegrin M (2005) Die subtalare Schrauben-Arthrorise beim kindlichen Plattfuß. Orthopäde 34: 941–954

Evans AM, Rome K (2011) A Cochrane review of the evidence for nonsurgical interventions for flexible pediatric flat feet. Eur J Phys Rehabil Med 47: 69–89

Hamel J (2010) Die Calcaneostop-Arthrorise – eine retrospektive klinische Studie mit Komplikations-Analyse. Fuß & Sprunggelenk 8: 35–41

Koning PM, Heesterbeek PJ, de Visser E (2009) Subtalar arthroereisis for pediatric flexible pes planovalgus: fifteen years experience with the cone-shaped implant. J Am Podiatr Med Assoc 99 (5): 447–53

Pavone V, Costarella L, Testa G, Conte G, Riccioli M, Sessa G (2013) Calcaneo-stop procedure in the treatment of the juvenile symptomatic flatfoot. J Foot Ankle Surg 52 (4): 444–7

Roth S, Sestan B, Tudor A, Ostojic Z, Sasso A, Durbesic A (2007) Minimally invasive calcaneo-stop method for idiopathic, flexible pes planovalgus in children. Foot Ankle Int 28 (9): 991–5

Scher DM, Bansal M, Handler-Matasar S, Bohne WH, Green DW (2007) Extensive implant reaction in failed subtalar joint arthroereisis: report of two cases. HSS J 3 (2): 177–81

Schröder S, Ihme N, Kochs A, Niedhart C (2006) Subtalare Arthrorise mittels Kalix-Schraube beim Knick-Senkfuß. Fuß & Sprunggelenk 4 (4): 214–220

Scialpi L, Mori C, Mori F, Sperti M, Solarino G (2008) Arthroerisis with Giannini's endo-orthotic implant and Pisani's talocalcaneal arthroerisis. A comparison of surgical methods. Chir Organi Mov 92 (1): 61–5

Usuelli FG, Montrasio UA (2012) The calcaneo-stop procedure. Foot Ankle Clin 17 (2): 183–94

Literatur zu ▶ Abschn. 2.15

Brennan SA, Kiernan C, Maleki F, Bergin D, Kearns SR (2012) Talonavicular synostosis with lateral ankle instability. A case report and review of the literature. Foot Ankle Surg 18 (3): 34–6

Guignand D, Journeau P, Mainard-Simard L, Popkov D, Haumont T, Lascombes P (2011) Child calcaneonavicular coalitions: MRI diagnostic value in a 19-case series. Orthop Traumatol Surg Res 97 (1): 67–72

Hamel J (2009) Resection of talocalcaneal coalition in children and adolescents without and with osteotomy of the calcaneus. Oper Orthop Traumatol 21 (2): 180–92

Kernbach KJ (2010) Tarsal coalitions: etiology, diagnosis, imaging, and stigmata. Clin Podiatr Med Surg 27 (1): 105–17

Khoshbin A, Law PW, Caspi L, Wright JG (2013) Long-term functional outcomes of resected tarsal coalitions. Foot Ankle Int 34 (10): 1370–5

Knörr J, Accadbled F, Abid A, Darodes P, Torres A, Cahuzac JP, Sales de Gauzy J (2011) Arthroscopic treatment of calcaneonavicular coalition in children. Orthop Traumatol Surg Res 97 (5): 565–8

Okada M, Saito H (2013) Resection interposition arthroplasty of calcaneonavicular coalition using a lateral supramalleolar adipofascial flap: case report. J Pediatr Orthop B 22 (3): 252–4

Singh AK, Parsons SW (2012) Arthroscopic resection of calcaneonavicular coalition/malunion via a modified sinus tarsi approach: an early case series. Foot Ankle Surg 18 (4): 266–9

Upasani VV, Chambers RC, Mubarak SJ (2008) Analysis of calcaneonavicular coalitions using multi-planar three-dimensional computed tomography. J Child Orthop 2 (4): 301–7

Van Renterghem D, De Ridder K (2011) Resection of calcaneonavicular bar with interposition of extensor digitorum brevis. A questionnaire review. Acta Orthop Belg 77 (1): 83–7

Eingriffe an den Sehnen und Bändern

© Springer-Verlag GmbH Deutschland 2018
P. Engelhardt, R. Schuh, A. Wanivenhaus, *Orthopädische Fußchirurgie*,
https://doi.org/10.1007/978-3-642-44993-2_3

3.1 Flexor-digitorum-longus-Transfer

■ **Prinzip**

Augmentation oder Ersatz der Tibialis-posterior-Sehne bei Insuffizienz unterschiedlicher Ausprägung durch einen anderen Kraftspender (Sehne).

■ **Indikation**

Erworbener Plattfuß Grad I und II.

■ **Kommentar**

Die Wahl der Flexor-digitorum-longus-(FDL-)Sehne zur Augmentation der Tibialis-posterior-(TP-)Sehne basiert auf dem Querschnitt und der nahen Beziehung zueinander. Der alleinige Sehnentransfer ist für die Therapie des erworbenen Plattfußes jedoch unzureichend. Die Transferoperation wird immer mit einer Kalkaneusosteotomie kombiniert (▶ Abschn. 2.11.2).

3.1.1 OP-Technik

■ **Lagerung**

Der Patient befindet sich in Rückenlage bei vertikaler Stellung des Fußes, die Planta pedis am Ende des Operationstisches. Eine Oberschenkelblutsperre kann verwendet werden. Der Bildverstärker befindet sich auf der gegenüberliegenden Seite des zu operierenden Beins für die Kalkaneusosteotomie.

■ **Zugang**

Zur Durchführung des FDL-Transfers erfolgt ein Längsschnitt am medialen Fußrand, beginnend an der Spitze des Malleolus medialis und bis zum Tarsometatarsalgelenk I reichend (◘ Abb. 3.1). Die Sehnenscheide der Tibialis-posterior-Sehne wird dargestellt und eröffnet. Die arrodierte

Sehne muss in den meisten Fällen reseziert werden, lediglich ein Stumpf von 1 cm Länge sollte zur Erleichterung der späteren Rekonstruktion und zum Auffinden des originären Sehnenansatzes („footprint") intakt gelassen werden. Nun kann auch das Pfannenband inspiziert und ggf. rekonstruiert werden. Sollte es zu stark destruiert sein, wäre eine Talonavikulararthrodese zu diskutieren.

■ **Sehnenpräparation**

Nun wird die FDL-Sehnenscheide identifiziert und eröffnet. Diese verläuft unmittelbar retromalleolar, dem Sustentaculum tali anliegend. Die Sehne wird nach distal bis zum Kreuzungspunkt mit der Flexor-hallucis-longus-(FHL-)Sehne (Henry-Knoten) verfolgt und dort abgesetzt. Der distale Stumpf der FDL-Sehne kann optional durch eine Tenodese mit der FHL-Sehne anastomosiert werden.

> Durch Plantarflexion im OSG und maximalen Zug an der Sehne lässt sich ein möglichst langstreckiger Sehnenteil als Transplantat gewinnen.

■ **Sehnentransfer**

Nach Spalten des verbliebenen Sehnenrests auf Höhe des TP-Footprints ist der Eintrittspunkt für das 4–5 mm große Bohrloch am Os naviculare definiert. Diverse Nahttechniken werden zur Sehnenarmierung vorgeschlagen (vorzugsweise nicht resorbierbar, 2-0). Durchziehen der FDL-Sehne von plantar nach dorsal. Die Sehne wird in sich und an das Periost mit nicht resorbierbarem Nahtmaterial verankert. Der Bohrkanal kann mit autologem Knochen (lokal bzw. Kalkaneuskante bei Osteotomie) gefüllt werden (◘ Abb. 3.2).

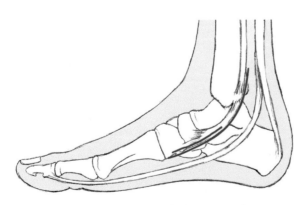

◘ **Abb. 3.1**   Zugang zum Ersatz der Tibialis-posterior-Sehnen. Langer Zugang mit transossärem Bohrkanal und Gewinnung der FDL-Sehne bis zum Henry-Knoten. Der deutlich kleinere Zugang mit Bio-Tenodese-Schraube und nur lokaler Sehnengewinnung

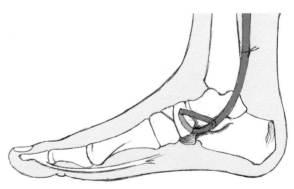

◘ **Abb. 3.2**   Verankerung der FDL-Sehne im Os naviculare und Sehnenfixation transossär mit Naht der Sehne in sich selbst. Der Ansatz der Tibialis-posterior-Sehne kann bei Resektion verbleiben, dies erleichtert es, die optimale Insertionsstelle aufzufinden. Abschließend kann der geteilte Ansatzstumpf über der transponierten Sehne vernäht werden. Die Tibialis-posterior-Sehne wird bei mehr als 50 %iger Destruktion reseziert

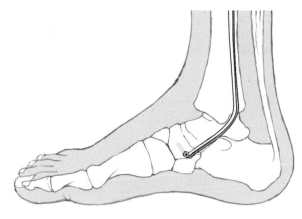

◘ Abb. 3.3 Fixation der proximal des Henry-Knotens gewonnenen FDL-Sehne mit Bio-Tenodese-Schraube bei kleinem Zugang

Während dieses Manövers ist der Fuß in Plantarflexion und dosierter Inversion zu halten.

Die traditionelle Technik wurde in letzter Zeit um das Verfahren der FDL-Tenodese unter Verwendung einer Interferenzschraube (Bio-Tenodese-Schraube, Fa. Arthrex) ergänzt, wodurch eine extensive Präparation am inneren Fußrand vermieden werden kann (◘ Abb. 3.3).

3.1.2 Nachbehandlung

Postoperativ wird ein Unterschenkelspaltgips in Inversion und 10° Plantarflexion bis zur Nahtentfernung angelegt. Nach Gipswechsel in Neutralposition weitere Mobilisation mit 15 kg Teilbelastung für 4 Wochen. Nach 6 Wochen kann für weitere 2–3 Wochen auf einen Walker-Stiefel umgestellt werden. Gangschulung im Rahmen der Physiotherapie ist für das Wiedererlangen eines physiologischen Gangbilds dringend zu empfehlen. Optional ist eine bettende Einlagenversorgung mit guter Ausformung der medialen Längswölbung in die Wege zu leiten.

3.2 Eingriffe an der Achillessehne

3.2.1 Chronische Achillessehnenruptur

- **Prinzip**

Bei der chronischen (degenerativen) Achillessehnenruptur besteht im Gegensatz zur akuten Ruptur ein Substanzdefekt. Die Rekonstruktion erfordert je nach Defektmuster ein spezifisches Vorgehen. Aufgrund der Hypovaskularität ist eine direkte Naht nicht möglich und das Débridement der nekrotischen Areale zwingend erforderlich. Die vorgeschlagenen Rekonstruktionsmöglichkeiten sind VY-Plastik, Abklappplastik und Flexor-hallucis-longus-Sehnen-Augmentation,

wobei Letztere auch additiv zu den vorgenannten Eingriffen erfolgen kann.

- **Indikation**

Bis zu einem Defektausmaß von 3 cm ist eine Muskel- und Sehnenmobilisation mit anschließender End-zu-End-Naht möglich. Bei einer Defektgröße ab 3–7 cm ist eine VY Plastik mit anschließender End-zu-End-Naht der gesunden Anteile geeignet. Dieses Verfahren ermöglicht im Anschluss an die Verschiebung des zentralen Faszienanteils nach distal eine bessere proximale Rekonstruktion als die vergleichbare „Griffelschachtelplastik". Beträgt die Defektlänge mehr als 7 cm, ist eine Achillessehnenabklappplastik das Verfahren der Wahl. Kontraindikationen bzw. Risiken sind allgemeine systemische und lokale Risikofaktoren.

- **Kommentar**

Die traditionelle Technik der Gewinnung der Flexor-hallucis-longus-Sehne beinhaltete die Präparation des Henry-Knotens und das Absetzen der Sehne auf dieser Höhe. Ferner wurde ein Knochenkanal im Kalkaneus angelegt und die Sehne durchgeschlungen. In den letzten Jahren haben sich weniger invasive Techniken mit Verwendung von Interferenzschrauben etabliert. Dadurch reduziert sich die erforderliche Sehnenlänge, und eine Präparation des Henry-Knotens ist nicht erforderlich.

OP-Technik

- **Lagerung**

Mit liegender Oberschenkelblutsperre wird der Patient auf dem Bauch gelagert. Auf eine Entlastung der Inguinalregion und des Armplexus muss geachtet werden.

> Bei langstreckigen Substanzdefekten kann zur korrekten Einstellung der Sehnenvorspannung der Vergleich mit der Gegenseite nützlich sein, weshalb die beidseitige sterile Abdeckung empfehlenswert ist.

- **Zugang**

Der longitudinale Hautschnitt wird medial paraachillär vom Kalkaneus bis proximal zum tendinomuskulären Übergang gesetzt. Bei der Präparation der Subkutis sollte wegen der Gefahr einer Hautnekrose eine Unterminierung der Haut vermieden werden. Nach Inzision des Paratenons wird dieses mit Haken oder Haltefäden weggehalten, um es für die spätere Sehnenbedeckung verwenden zu können.

Eine Markierung der Paratenonränder mit
Markierungsnähten erleichtert den Verschluss der sich
oft selbst „einrollenden" Sehnenscheidenblätter.

Lateral verläuft der N. suralis, der nicht versehentlich tangiert werden darf. Er verläuft in enger Lagebeziehung zur V. saphena parva, was die Identifikation erleichtert. Nach Exzision nekrotischen Gewebes wird die Defektzone in Neutralposition des Fußes ausgemessen.

■ **VY-Plastik**
Im sehnigen Anteil des myotendinösen Übergangs des Gastrocnemius-soleus-Komplexes wird eine spitzwinkelige, V-förmige Inzision der Sehne mit proximalem Apex angelegt. Die Schenkellänge sollte 1,5-mal so lang sein wie das gemessene Defektausmaß (◘ Abb. 3.4). Nun wird der proximale Stumpf in Krackow-Technik angeschlungen. Alternativ kann dies in Speed-Whip-Technik mittels FiberLoop (Fa. Arthrex) durchgeführt werden. Über die Naht wird Traktion appliziert, um die Faserzüge langsam zu dehnen. Dadurch wird die V-Inzision im Rahmen der Naht zunehmend zu einem Y konvertiert. Die Naht erfolgt mittels nicht resorbierbarem Fadenmaterial (z. B. Fiberwire der Fa. Arthrex,

Stärke 2, oder Ethibond der Fa. Ethicon Johnson & Johnson, Stärke 5). Die in Krackow- oder SpeedWhip-Technik vorgelegten Nähte werden nun verknüpft (◘ Abb. 3.5). Dabei

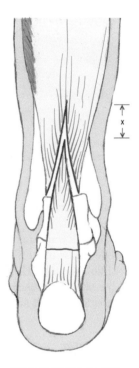

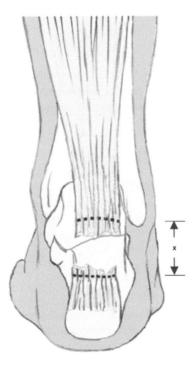

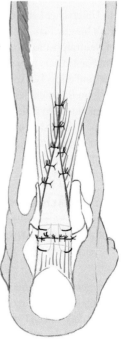

◘ **Abb. 3.4**   Situs vor Debridement. Die VY-Plastik eignet sich für 3-7cm große Defekte. Die Überbrückung der Defektlänge setzt für die Indikationsstellung zu dieser Methode zumindest eine intakte Sehnenplatte mit dem 1,5-Fachen der Defektlänge (X) voraus

◘ **Abb. 3.5a,b**   Rekonstruktion nach Defektüberbrückung durch VY-Verlängerung. Dabei sollte der muskuläre Anteil am Sehnenlappen verbleiben und nicht gelöst werden. Die erforderliche Verlängerungsstrecke ergibt sich aus der resezierten Defektstrecke (X)

ist eine Plantarflexion von 15° im OSG bei straffer Sehne anzustreben. Verschluss des Paratenons und der Wunde.

■ **Abklappplastik**

Hierbei wird ein zentraler, 10–15 mm breiter Streifen aus der Aponeurose präpariert. Der Sehnenstreifen wird mobilisiert, wobei darauf geachtet wird, eine distal verbleibende Sehnenbrücke von mindestens 2 cm Länge zu erhalten (◘ Abb. 3.6). Der Sehnenstreifen wird um 180° nach ventral invaginiert und dann nach distal dirigiert. Die Umschlagfalte wird mit Stoppnähten gesichert (z. B. Vicryl 1-0). An der kalkanearen Insertion wird nach Anfrischung mit dem Luer eine Fadenankerfixation des Streifens (z. B. Corkscrew, Fa. Arthrex) durchgeführt. Dabei ist eine Plantarflexion von 15° im OSG bei straffer Sehne anzustreben. Ein vorhandener distaler Sehnenstumpf wird zusätzlich in das Konstrukt einbezogen. Der operativ entstandene Defekt im Aponeurosenbereich wird Seit-zu-Seit vernäht (◘ Abb. 3.7).

■ **Flexor-hallucis-longus-Transfer**

Der M. flexor hallucis longus befindet sich im tiefen posterioren Kompartiment des Unterschenkels unmittelbar ventral der Achillessehne. Wenn die Achillessehne zur Seite gehalten wird, kommt die Faszie des tiefen

Flexorenkompartiments zur Darstellung. Diese wird inzidiert und der M. flexor hallucis longus stumpf mobilisiert.

> Zur leichteren Identifikation der FHL-Sehne wird die Großzehe ausgiebig bewegt. Der Muskelbauch des FHL reicht am weitesten nach distal (◘ Abb. 3.8).

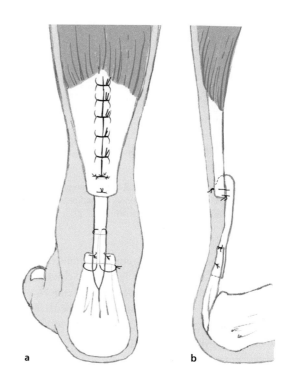

a   b

◘ **Abb. 3.7a,b**   Rekonstruktion nach Defektüberbrückung durch Abklappplastik. Das Invertieren des Sehnenstreifens verbessert das Gleitverhalten zur Subkutis und Haut

Die FHL-Sehne wird nach Identifikation aufgeladen und angeschlungen. Das mediale neurovaskuläre Bündel steht in unmittelbarer Lagebeziehung zum M. flexor hallucis longus und ist während der gesamten Prozedur zu respektieren. Der FHL wird bis in die Regio malleolaris weiterverfolgt und mobilisiert. Das OSG und die MTP-Gelenke werden in maximale Plantarflexion gebracht, und unter Zug wird die FHL-Sehne maximal distal abgesetzt. Nach Messung des Sehnendurchmessers wird ein korrespondierender Knochenkanal am Kalkaneus direkt ventral der Insertion der Achillessehne in dorsoplantarer Richtung angelegt. Die Anlage des Tunnels erfolgt nach Setzen eines Führungsdrahts mittels Überbohren.

Am freien Ende der FHL-Sehne wird eine Naht in Krackow- oder SpeedWhip-Technik angelegt. Die Sehne

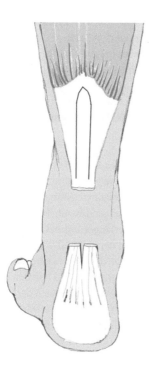

◘ **Abb. 3.6**   Form der Abklappplastik, die sich für Defekte von mehr als 7 cm Länge eignet. Beachte die Kerbung des distalen Sehnenstumpfes, die eine bessere Verankerung des Sehnenanteils ermöglichen soll. Dies gilt auch für eine transossäre Fixation

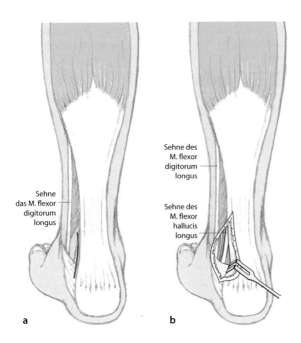

Sehne
das M. flexor
digitorum
longus

Sehne des
M. flexor
digitorum
longus

Sehne des
M. flexor
hallucis
longus

a   b

■ **Abb. 3.8a,b** · Augmentation mit Flexor-hallucis-longus-Sehne in Tenodesetechnik. Die Sehne wird am Wundgrund aufgesucht und in ausreichender (maximaler Länge) gewonnen

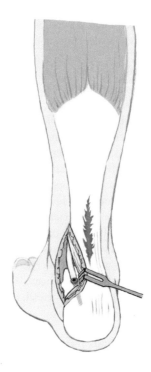

■ **Abb. 3.9** Fixation der FHL-Sehne mit Bio-Tenodese-Schraube im Kalkaneus für den großen Achillessehnendefekt bzw. bei fettiger Degeneration des M. gastrocnemius

wird in den Knochentunnel eingeführt und mittels Interferenzschraube fixiert (z. B. Bio-Tenodese-Schraube, Fa. Arthrex; ■ Abb. 3.9). Dabei ist eine Plantarflexion von 15° im OSG bei straffer Sehne anzustreben. Bei Bedarf kann die FHL-Sehne bis zum Henry-Knoten präpariert werden, wodurch zusätzliche Länge gewonnen wird.

Nachbehandlung

Die Mobilisation nach stattgehabter Rekonstruktion erfolgt im Unterschenkelspaltgips in 15° Plantarflexion für 2 Wochen. Weitere entlastende Mobilisation in Neutralstellung (sofern leicht erzielbar) für 4 Wochen. Im Anschluss Mobilisation im Walker-Stiefel mit Fersenkeil (Aircast). Physiotherapie sollte nach der 6. postoperativen Woche mit passiver Bewegungstherapie beginnen. Nach 3 Monaten Vollbelastung. Stop-and-go- und High-impact-Sportarten frühestens 6 Monate nach der Operation.

3.2.2 Achillessehnenverlängerung

■ **Prinzip**
Die Achillessehne stellt die gemeinsame Ansatzsehne des M. triceps surae mit dem Caput mediale und Caput laterale, des M. gastrocnemius sowie des M. soleus dar. Bei der Tenotomie dieser größten Sehne des menschlichen Körpers werden die 3 Teile des Gastrocnemius-Soleus-Komplexes

gleichzeitig adressiert. Die Achillessehnenverlängerung ist häufig Teilkomponente bei der Spitz-, Hohl- oder Plattfußkorrektur. Die supinatorische Komponente beim Spitzfuß wird durch diesen kräftigsten Supinator des Fußes dargestellt! Die Tenotomie der Sehne kann auf verschiedene Arten erfolgen: offen mit längerstreckiger Freilegung der Sehne, gedeckt mittels Stichinzisionen und endoskopisch.

■ **Indikation**
Die Notwendigkeit des Eingriffs orientiert sich am Grad der Behinderung: Diese wächst mit abnehmendem Bewegungsausmaß der Dorsalextension im OSG. Die Unfähigkeit, die Fußspitze genügend anzuheben, führt aufgrund der funktionellen Beinverlängerung zu Gangunsicherheit. Aus ätiologischer Sicht ist der Spitzfuß die Folge eines gestörten Muskelgleichgewichts, dessen Ursache häufiger neurogen als myogen ist. Abzugrenzen sind Formen des Spitzfußes aufgrund einer Kontraktur im Bereich der Sprunggelenke. In diesem Fall ist statt einer Achillessehnenverlängerung eine knöcherne Spitzfußkorrektur, z. B. in Form der Lambrinudi-Arthrodese, vorzunehmen (▶ Abschn. 2.10.3).

Die Verkürzung der Achillessehne bzw. des Gastrocnemius-Soleus-Komplexes im Rahmen verschiedenster Deformitäten stellt die Indikation zur alleinigen oder additiven Achillessehnenverlängerung dar. Neben neurogenen Ursachen sind Residuen nach Klumpfuß und der Plattfuß durch eine Achillessehnenverlängerung beeinflussbar. Im Bereich des diabetischen Fußsyndroms (Charcot-Fuß) gewinnt die alleinige Verlängerung zur Reduktion der Vorfußdruckbelastung als „first step" an Bedeutung. Die Achillessehnenverlängerung wird gelegentlich auch bei Status nach Vor- oder Mittelfußamputation (z. B. Chopart-Amputation) mit Stumpfspitzenproblemen eingesetzt.

■ Silfverskjöld-Test
Das Vorliegen eines Spitzfußes bei gestrecktem wie gebeugtem Kniegelenk weist auf eine Kontraktur des Gastrocnemius-Soleus-Komplexes hin. Dies ist eine typische Indikation zur Achillessehnenverlängerung (◘ Abb. 3.10).

❗ Besteht der Spitzfuß nur bei gestrecktem Kniegelenk und ist in Kniegelenkbeugung korrigierbar, liegt eine Verkürzung des M. gastrocnemius vor (◘ Abb. 3.11). In diesem Fall besteht keine Indikation zur Achillessehnenverlängerung, da eine Schwächung der Plantarflexion des Fußes die Folge wäre. Es besteht die Indikation zur aponeurotischen Verlängerung des M. gastrocnemius.

■ Kommentar
Obwohl eine technisch einfache Operation, ist die Achillessehnenverlängerung ein kritisch abzuwägender Eingriff. Bei neuromuskulären Erkrankungen kann die Behinderung durch den Eingriff deutlich vermindert werden. Eine überdosierte Verlängerung kann allerdings zu einem ungünstigen Gehverhalten führen, da die Wadenmuskulatur eine zweigelenkige Wirkung entfaltet, und die Funktion des Kniegelenks mit beeinflusst wird.

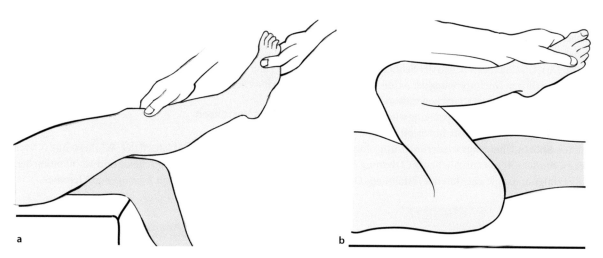

◘ **Abb. 3.10a,b** Silververskjöld-Test: Der Spitzfuß resultiert aus einer kombinierten Gastrocnemius-Soleus-Komplex Verkürzung. Bei gebeugtem Kniegelenk kommt es nicht zur besseren Dorsalextendierbarkeit im oberen Sprunggelenk

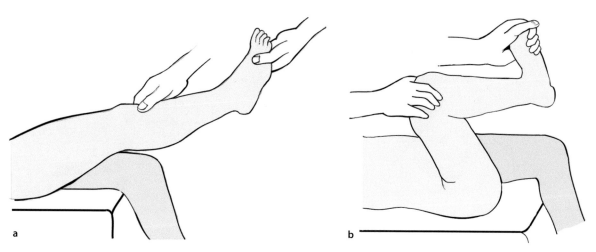

◘ **Abb. 3.11a,b** Der Spitzfuß wird durch Verkürzung des M. gastrocnemius verursacht, er besteht bei Kniestreckung (**a**); bei Kniegelenkbeugung (**b**) ist er korrigierbar. In diesem Fall besteht keine Indikation zur Achillessehnenverlängerung

■ **Lagerung**

Nach Anlage einer Oberschenkelblutsperre wird der Patient in Bauchlage gebracht. Für das perkutane Verfahren ist auch die Rückenlagerung praktikabel. Es sollten immer beide Beine steril bis oberhalb des Kniegelenks vorbereitet werden. Dies ermöglicht, die Spannungsverhältnisse mit der Gegenseite zu vergleichen und eine orientierende Kniebeugung vorzunehmen.

OP-Technik

Gedecktes (perkutanes) Verfahren

Beim gedeckten Verfahren nach Hoke werden vor Beginn der Operation der Verlauf und die Breite der Achillessehne markiert. In maximaler Dorsalextension wird die Achillessehne angespannt, die als Strang imponiert. Mit einer 15er-Klinge wird mittig in der Sehne ca 3-4 cm proximal der Kalkaneusinsertion in Verlaufsrichtung der Sehnenfasern eingegangen (◘ Abb. 3.12). Anschließend wird das Skalpell um 90° nach lateral gedreht, wobei die Sehne permanent angespannt bleibt. Das Auseinanderweichen der Sehnenfasern bei der dosierten hälftigen Durchtrennung der Achillessehne ist mit einem charakteristischen Knirschen verbunden.

Bei fortdauernder Sehnenspannung wird das Skalpell ca. 6–10 cm kranial der ersten Stichinzision in Nähe des muskulotendinösen Übergangs wiederum mittig eingedrückt. Der zweite Schnitt mit anschließender Drehung des Skalpells erfolgt in die gleiche (laterale) Richtung. Der dritte

Schnitt erfolgt in der Mitte zwischen den beiden lateralen Inszisionen: Die Drehung der Klinge ist aber nach medial gerichtet. Durch kräftige Dorsalextension des Fußes gibt das Sehnengewebe fühlbar nach (◘ Abb. 3.13). Die Sehnenschenkel gleiten subkutan aneinander vorbei (◘ Abb. 3.14). Der Fuß sollte in eine Dorsalextension von 5° bei gestrecktem Kniegelenk ohne pronatorische Komponente der Fußstellung geführt werden können.

> Bei erfolgloser Manipulation wird in den Inzisionen mit einer kleinen Klemme nachgetastet, ob alle Fasern durchtrennt wurden. Eventuell muss eine ergänzende Trennung von stehengebliebenen Sehnenfasern mit dem Skalpell vorgenommen werden, wobei ein tastender Finger den Erfolg der Resttenotomie kontrolliert.

Eine Hautnaht ist selten notwendig. Mit Steristrips wird die Wunde sicher verschlossen.

Offenes Verfahren

■ **Zugang**

Längsschnitt medial oder lateral der Achillessehne (Cave: N. suralis). Öffnen der Sehnenscheide und Mobilisation der Sehne durch Unterfahren mit 2 gebogenen Klemmen.

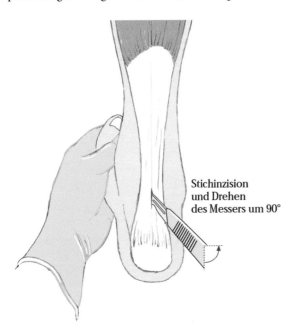

Stichinzision und Drehen des Messers um 90°

◘ **Abb. 3.12**   Die Klinge wird durch Stichinzision in der Mitte der Sehne und in Verlaufsrichtung der Sehnenfasern eingebracht. Erst dann wird sie um 90° gedreht und die Sehne unter maximaler Dorsalextension des Fußes hälftig durchtrennt

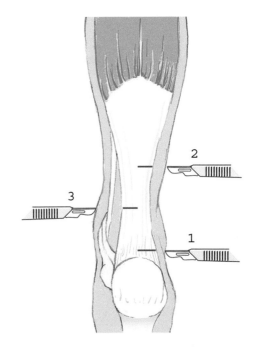

◘ **Abb. 3.13**   Die Reihenfolge der Zugänge ermöglicht ein fühlbares Nachgeben der Sehnenstruktur

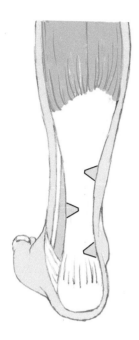

■ **Abb. 3.14** Die Sehnenanteile gleiten subkutan aneinander vorbei, und die Kontinuität bleibt ohne Nahtnotwendigkeit erhalten

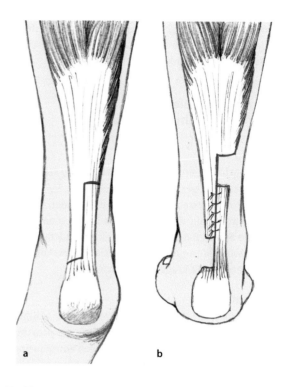

a   b

■ **Abb. 3.15a,b** Markierung der geplanten Z-förmigen Verlängerung (**a**) und Seit-zu-Seit-Naht mit dosiertem Anziehen (**b**)

■ **Verlängerung**

Markierung der geplanten Z-förmigen Schnittführung (■ Abb. 3.15). Diese sollte im distalen Schenkel am Kalkaneus so verlaufen, dass eventuell erforderliche Deformitätskorrekturen bei Varus- oder Valgusfehlstellung möglich sind.

> Bei Korrektur eines bestehenden Rückfußvarus sollte der laterale Achillessehnenanteil am Kalkaneus verbleiben, bei Korrektur eines Valgusrückfußes der mediale Anteil.

Senkrechtes und nur hälftiges Durchtrennen der Sehne distal und proximal in gegenläufiger Richtung, der Abstand der beiden Hemiinzisionen beträgt 4–5 cm. Zuerst Versuch der Stellungskorrektur ohne scharfe Längsspaltung der Sehne zwischen den beiden Inzisionen. Nur wenn eine Korrektur nicht erzielt werden kann, erfolgt die komplette Dissektion auch in Längsrichtung. Einstellung des Fußes in plantigrader bzw. geringer Dorsalflexion von 5° bei gestrecktem Kniegelenk und Seit-zu-Seit-Naht mit dosiertem Anziehen. Auf die komplette Durchflechtung der gesamten Sehne

sollte verzichtet werden, da dadurch leicht Knäuel von Sehnenfasern entstehen.

Bei Zusatzeingriffen am Fuß (Kapseldurchtrennung am OSG, Osteotomie am Rückfuß) wird die Sehne erst am Ende des Kombinationseingriffs mit PDS 2-0 Seit-zu-Seit vernäht.

> Sollte der Spitzfuß durch die Achillessehnendurchtrennung noch nicht korrigierbar sein, muss nach hemmenden Strukturen gefahndet werden. Das können die Sprunggelenkkapsel oder auch kontrakte lange Zehenbeuger sein.

Nachbehandlung

Diese bezieht sich in erster Linie auf den Haupteingriff, da die Achillessehnenverlängerung oft nur ein additives Verfahren darstellt. Es sollte bei einer Gipsversorgung eine Dorsalextensionsstellung von 5–10° im oberen Sprunggelenk angestrebt werden, um den gewonnenen Freiheitsgrad nicht wieder zu verlieren. Nahtentfernung und Gipswechsel vom Liegegips auf einen geschlossenen Unterschenkelgehgips in Neutralstellung nach 2 Wochen. Dieser ist für weitere 4 Wochen erforderlich. Ab diesem Zeitpunkt kann eine aktive und passive OSG-Gelenkmobilisation erfolgen.

3.2.3 Achillodynie und Achillessehnennekrose

■ **Prinzip**

Entfernung degenerativer Nekroseareale aus der Sehne und Resektion schwartiger Narben des Paratenons. Verschmälerung der Achillessehne, Anregung der lokalen Durchblutung und Heilung durch mehrfache longitudinale Inzisionen der Sehne. Bei ausgeprägtem Substanzdefekt nach Nekrosektomie kann eine Flexor-hallucis-longus-Augmentation (▶ Abschn. 3.2.1) angeschlossen werden.

■ **Indikation**

Therapieresistente Schmerzen im Bereich einer Achillessehnenverdickung, typischerweise 3 Querfinger proximal der Achillessehneninsertion, nach Versagen konsequenter konservativer Therapiemaßnahmen über 6 Monate. Schonung und Abstinenz von sportlichen Aktivitäten müssen für den gleichen Zeitraum eingehalten werden. Der Ausschluss von Fußfehlstellungen und insuffizient geheilten Bandläsionen mit Instabilität des oberen oder unteren Sprunggelenks geht voraus. Ein MRT ermöglicht die Evaluation erkrankten Sehnengewebes und dessen Ausmaßes.

■ **Kommentar**

Achillessehnenbeschwerden gehören zun den typischen Überlastungsbeschwerden speziell beim Laufsport („over use syndrome"). Sie werden im deutschen Sprachraum als Achillodynie bezeichnet; in der englischsprachigen Literatur wird der Begriff „achilles tendinitis" gewählt, obwohl Entzündungszellen nicht nachgewiesen werden können. Der Begriff der Mid-portion-Tendinose bezeichnet die typische Lokalisation des Sehnenschadens. Die Physiologie der Achillessehne ist komplex und erschöpft sich nicht in der Funktion eines Zugseils. Intratendinös sind Verschiebeschichten vorhanden, durch deren Störung Schmerzen und entzündliche Reaktionen ausgelöst werden können. Der Art des Sportschuhs wird gelegentlich ein auslösendes Moment zugeschrieben.

OP-Technik

■ **Lagerung**

Bauchlage mit Blutsperre im Oberschenkelbereich. Rolle unter dem Rist, um den Fuß in Extensions- oder Flexionsstellung bringen zu können.

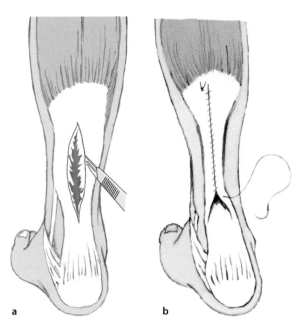

■ **Abb. 3.16a,b** Ausschneiden der Nekroseanteile (**a**) und Tubulieren der Sehne durch Naht der Ränder (**b**)

■ **Zugang**

Es erfolgt ein paratendinöser longitudinaler Hautschnitt auf der Medialseite des Sehnenstrangs. Bei schwartiger Konsistenz des Paratenons wird das verdickte neovaskulär durchsetzte Gewebe exzidiert. Die Achillessehne wird in der Mitte der Verdickung longitudinal inzidiert und aufgespreizt.

■ **Nekrosektomie**

Die Exzision des nekrotischen Areals hinterlässt einen mehr oder weniger großen spindelförmigen Defekt (■ Abb. 3.16), der Seit-zu-Seit mit einem 3-0er Monocrylfaden adaptiert werden kann. Subkutannaht mit resorbierbarem Nahtmaterial und Hautverschluss.

Nachbehandlung

Die postoperative Rehabilitation ist abhängig vom Ausmaß der Sehnenschwächung durch die Teilexzision des erkrankten Gewebes. Anlage eines Kompressionsverbands und darüber einer dorsalen Unterschenkelgipslongette. 2 Wochen postoperativ können ein Walker-Stiefel und passive Bewegungstherapie verordnet werden. Nach Maßgabe des Exzisionsausmaßes Teilbelastung für 4–6 Wochen oder Vollbelastung. Besonders auf die sehr langsame Heilung der Achillessehne mit langdauernder Rehabilitation von vielen Monaten ist hinzuweisen. Eine uneingeschränkte Sportfähigkeit ist oft erst nach einem Jahr möglich.

Nur bei Kontinuitätsunterbrechung der Achillessehne ist in der Nachbehandlung eine moderate Spitzfußstellung von 10–15° erforderlich. Bei Erhalt der Längskontinuität sollte der Fuß postoperativ in plantigrader Stellung ruhiggestellt werden.

3.3 Peronealsehnenpathologien

3.3.1 Chronische Peronealsehnen(sub) luxation

■ **Prinzip**

Alle operativen Methoden zielen auf eine Stabilisierung der langen Peronealsehne ab, um ein Luxieren über die dorsolaterale Kante der Fibula zu verhindern. Die Eingriffe können in 3 Gruppen gegliedert werden:
— Weichteileingriffe
— ossäre Eingriffe zur Optimierung der knöchernen retromalleolaren Führungsrinne (Fossa malleolaris lateralis)
— Verlagerung des Peronealsehnenverlaufs

Empfehlenswert ist die Kombination aus einem Weichteilverfahren mit einer knöchernen Vertiefung der Führungsrinne.

■ **Indikationen**

Die akute Luxation wird heute übereinstimmend als operationspflichtig angesehen, zumindest beim aktiven Sportler. Eine Heilung ist konservativ nicht zu erwarten. Allerdings wird die initiale Sehnenluxation oftmals als OSG-Distorsion mit Bandverletzung fehlinterpretiert. So gelangen die meisten Fälle erst im chronischen Stadium zur operativen Behandlung. Eine CT-Untersuchung ist hilfreich, um einen evtl. abgesprengten Knochenanteil der hinteren Fibulakante zu identifizieren. Die Größe und Tiefe des retromalleolaren Sulkus kann im CT gut beurteilt werden. Bei sehr flachem oder gar konvexem Sulkus empfiehlt sich eine Kombination von Weichteil und knöchernem Eingriff.

■ **Kommentar**

Ein Goldstandard existiert nicht – die Verfahrenswahl ist individuell. Alle Methoden haben sowohl Vor- als auch Nachteile. Ortsständige Strukturen, die zur Retinakulumverstärkung herangezogen werden, schwächen andere Bereiche, und knöcherne Operationen können störende Schuhkonflikte verursachen. Eine überschießende

Einengung des retromallolaren Kanals für die Peronealsehnen kann zu einem unerwünschten Tenodeseeffekt führen.

OP-Technik

■ **Lagerung**

Seitenlagerung und Oberschenkelblutsperre. Nach Einleiten der Anästhesie können die luxierenden Sehnen durch kräftiges Pro- und Supinieren bei gleichzeitiger Dorsalextension im OSG gut visualisiert werden, die OP-Indikation wird damit bestätigt.

■ **Zugang**

Kurzer lateraler Zugang im Verlauf der Peronealsehnen an der Fibulaspitze, gering nach ventral umlenkend. Der N. suralis sollte das OP-Feld nicht kreuzen. Die aus dem osteofibrösen Tunnel der retromalleolaren Grube herausspringende Sehne stellt sich bereits nach subkutaner Präparation dar, und die Pathologie kann identifiziert werden. Das superiore peroneale Retinakulum kann gerissen oder an seiner fibularen Insertion abgelöst sein (■ Abb. 3.17).

■ **Retinakulumplastik**

Nach Darstellung der Peronealsehnenscheide wird das Retinakulum inspiziert. Inzision der Peronealsehnenscheide und Inspektion der Sehnenqualität. Bei Längsrissen in der Peroneus-brevis-Sehne wird innerhalb des Risses débridiert (▶ Abschn. 3.3.2). Die Sehnen werden mit einem Lidhaken aus ihrem Bett gehoben und nach ventral verzogen, also in die Luxationslage gebracht. Das vereinfacht die Inspektion des Situs. Das Retinakulum wird nun mit transossären, nicht resorbierbaren Nähten wieder an die distale Fibula angeheftet, wozu 2 oder 3 transossäre Bohrlöcher in sagittaler Richtung angelegt werden (■ Abb. 3.18).

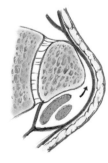

■ **Abb. 3.17** Bei Schädigung des Knorpelrands, bei Retinakulumerweiterung oder -riss kommt es zur Instabilität der Peronealsehnen bis hin zur Luxation in Pfeilrichtung

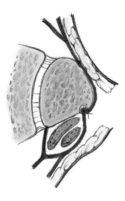

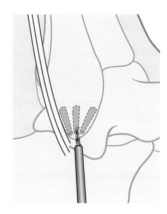

Abb. 3.18 Retinakulumrekonstruktion durch transossäre Nähte, optional mit Vertiefung des Sulkus

Abb. 3.20 Durch Ausbohren des spongiösen Inhalts, von der Malleolarspitze kommend, kann unter Erhalt der knorpeligen Umlenkzone die Fossavertiefung erreicht werden

Zur Verstärkung des Retinakulums wird auch ein periostaler Lappen empfohlen, der seitlich an der Fibula mit der Ausdehung 3×1 cm gewonnen wird (■ Abb. 3.19). Alternativ kann eine Augmentation durch eine Sehnenschlinge von Anteilen der Achillessehne (nach Kelly), der Peroneus-brevis- oder Peroneus-tertius-Sehne (sofern vorhanden) erfolgen.

■ **Vertiefung der Führungsrinne**

Bei flacher Konfiguration der Fossa malleolaris lateralis kann diese vertieft werden. Eine Möglichkeit stellt die Schwächung der posterioren Kortikalis mittels oszillierender Säge dar. Auch ist eine Art Deckelung möglich, unter welcher der spongiöse Knochen impaktiert und anschließend der kortikale Deckel zum Erhalt eines gutes Sehnengleitlagers replatziert wird. Mit einer Kugelfräse ist eine graduelle Vertiefung des retromalleolaren Sulkus möglich (■ Abb. 3.20).

Bei anatomisch sehr flacher Knochenrinne wird durch sagittale Osteotomie der Fibula eine knöcherne Scheibe geschaffen, die fersenwärts geschwenkt wird, um so die knöcherne Rinne um einige Millimeter zu vertiefen. Die Fixation erfolgt mit 2 Kleinfragmentschrauben (■ Abb. 3.21). Dadurch wird ein prominenter ossärer Rand geschaffen, der die neuerliche Luxation unterbinden soll. In der Modifikation nach DuVries bleibt das Lig. talofibulare anterius intakt und das Gleitlager weitgehend unberührt (■ Abb. 3.22). Schichtweiser Wundverschluss nach sorgfältiger Retinakulumrefixation mit oder ohne Periostlappen und transossäre Nähte.

Unabhängig von der OP-Technik wird am Ende der Operation durch kräftige supinatorische bzw. pronatorische Bewegungen des Fußes bei gleichzeitiger Dorsalflexion im OSG die Festigkeit des Sehnentunnels gegen ein erneutes Herausgleiten getestet. Die Gleitamplitude der Peronealsehnen darf nicht beeinträchtigt sein. Bei knöchernem Eingriff ist palpatorisch die distale Fibula auf knöcherne Prominenzen abzutasten, und diese sind ggf. einzuebnen.

Nachbehandlung

Die postoperative Mobilisation erfolgt entlastend für 6 Wochen. In den ersten 4 Wochen wird ein Unterschenkelgips angelegt, anschließend Walker-Stiefel. Zu diesem Zeitpunkt kann mit passiver Bewegungstherapie begonnen werden. Nach 6 Wochen erfolgt ein schrittweiser Belastungsaufbau verbunden mit aktiven Kräftigungsübungen. Sportverbot besteht für einen Zeitraum von 3 Monaten.

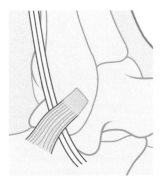

Abb. 3.19 Zur Verstärkung des Retinakulums kann ein periostaler Lappen gewonnen und auf das Retinakulum gedoppelt werden

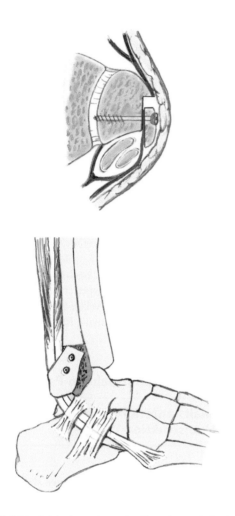

Abb. 3.21 Bei der Operation nach Kelly wird eine Fibulascheibe geschwenkt und fixiert. Sie ermöglicht eine Retinakulumfixation und Sulkus-Vertiefung

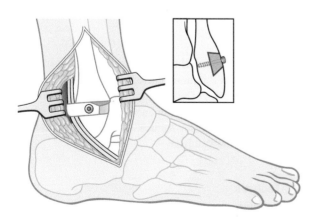

Abb. 3.22 Variation nach DuVries unter Erhalt der knorpeligen Gleitschichte

3.3.2 Peronealsehnenruptur

■ **Prinzip**

Die Peronealsehnen werden um die distale Fibula in einem retromalleolaren Sulkus umgelenkt. Auf Höhe dieses Hypomochlions kann es zur Schädigung der Sehnen kommen, meist ist die Peroneus-brevis-Sehne betroffen. Der häufigste Rupturmechanismus ist die repetitive Traumatisierung bei chronischer Peronealsehnenluxation. Das Rekonstruktionsverfahren hängt vom Ausmaß der Schädigung ab, dabei werden nach Krause und Brodsky 3 Typen differenziert:

— Typ I: Weniger als 50 % der Peroneus-brevis-Sehne sind betroffen, und die Längskontinuität der Sehne ist intakt.

— Typ II: Es verbleiben nach Nekrosektomie der Peroneus-brevis-Sehne weniger als 50 % vitalen Sehnengewebes.

— Typ III: Es verbleiben nach Nekrosektomie weniger als 50 % vitalen Gewebes an beiden Peronealsehnen. Das Vorkommen ist selten.

■ **Indikation**

Zunächst ist nach Ursachen zu suchen, die eine Verletzung der Peronealsehnen begünstigen, das kann neben Sehnenluxation z. B. eine Rückfußfehlstellung sein, oft ist es eine chronische laterale OSG-Instabilität. Auch ein Os peroneum kann Läsionen der Peronealsehnen begünstigen. Akute Rupturen stellen eher die Ausnahme dar und finden sich v. a. im Rahmen gelenknaher Frakturen am oberen Sprunggelenk bzw. nach Supinationstraumata.

■ **Kommentar**

Bei erheblichem Strukturverlust der kurzen Peronealsehne mit mehr als 50 % Substanzschädigung ist die Seit-zu-Seit-Naht mit der langen Peronealsehne vorzuziehen. Geringere Schädigungen sind durch lokales Débridement zu behandeln.

OP-Technik

■ **Lagerung**

Der Patient wird in Rückenlage gebracht. Ein Polster wird unter die gleichseitige Hüfte platziert, um die Innendrehung des Beins zu begünstigen. Eine Oberschenkelblutsperre wird angelegt und der Fuß auf einer Rolle positioniert.

■ **Zugang**

Im Verlauf der Peronealsehnen wird ein flachbogiger, 6–10 cm langer Hautschnitt angelegt. Öffnung der Peronealsehnenscheiden und Inspektion des Situs. Nach

Visualisierung der Sehne wird das Ausmaß der Ruptur oder Degeneration geschätzt. Es erfolgen eine Tenosynovektomie sowie die Exzision degenerativer Sehnenanteile.

▪▪ Typ I

Wenn 50 % oder mehr vitale Sehne nach Débridement verbleiben, sind keine weiteren Maßnahmen notwendig. Es erfolgt eine Wendelnaht der débridierten Sehne (z. B. Vicryl 3-0) unter Tubulierung derselben, was diese verjüngt (◻ Abb. 3.23). Gegebenenfalls Naht der Sehnenscheide mittels Fäden der Stärke 2-0.

▪▪ Typ II

Wenn nach Débridement weniger als 50 % vitalen Gewebes einer der beiden Sehnen verbleibt, ist eine Tenodese zur jeweils intakten Sehne angezeigt. Diese erfolgt mittels Seit-zu-Seit-Naht mit Fiberwire 1.0 (◻ Abb. 3.24). Ergänzend sollte die Trochlea peronealis reseziert werden, um der veränderten Anatomie der Sehnen gerecht zu werden. Die Sehnenscheide wird nicht verschlossen, nur Subkutis und Haut werden vernäht.

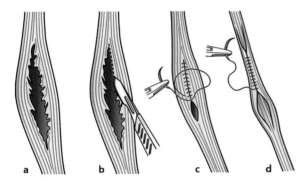

◻ **Abb. 3.23a–d**   Peronealsehnenruptur Typ I: Nekrosektomie (**a, b**) und Naht (**c**) bzw. Tubulierung (**d**) bei durchgehender Nekrose. Voraussetzung für diese Versorgung ist der Erhalt von mindestens 50 % der Sehnensubstanz

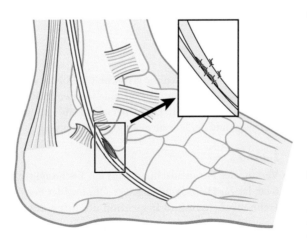

◻ **Abb. 3.24**   Peronealsehnenruptur Typ II: Tenodese zur Nachbarsehne durch Seit-zu-Seit-Naht

▪▪ Typ III

Besteht an beiden Peronealsehnen ein Schaden von jeweils mehr als 50 %, so ist der Zustand der zugehörigen Muskulatur für das weitere Vorgehen entscheidend. Findet sich in der MRT eine fettige Degeneration beider Muskelbäuche, so ist eine Rekonstruktion der Sehne nicht zweckmäßig. Als Ersatz kann die Sehne des M. flexor hallucis longus an die Basis des Metatarsale V verlagert werden. Bei vitalem Muskel bietet sich die Interposition eines Sehnengrafts an.

Nachbehandlung

Die Mobilisation erfolgt im Unterschenkelspaltgips für 2 Wochen mit Bodenkontakt. Ab der 3. postoperativen Woche Mobilisation im Unterschenkelgips. Nach 6 Wochen können aktive und passive Bewegungsübungen erfolgen. Die Mobilisation kann in dieser Phase im Walker-Stiefel stattfinden. Die Rückkehr zu sportlicher Aktivität ist nach 3 Monaten postoperativ erlaubt.

3.4   Tibialis-anterior-Sehnen-Pathologie

3.4.1   Tibialis-anterior-Sehnen-Rekonstruktion

▪ Prinzip

Rupturen der Tibialis-anterior-Sehne können akut traumatisch oder auf Basis einer Degeneration auftreten. Die Diagnose wird oftmals verspätet gestellt. Bei kompletten Sehnenrupturen resultiert ein Steppergang. Zu empfehlen ist eine operative Rekonstruktion für aktive Patienten und ein konservatives Management für Patienten mit geringem Aktivitätsniveau. Eine Fußheberschiene kann dann die fehlende Funktion des Tibialis-anterior-Muskels ersetzen.

▪ Kommentar

Die direkte Naht ist ausschließlich bei zeitnah diagnostizierter traumatischer Ruptur möglich. Bei verspäteter Diagnosestellung ohne fettige Degeneration des Muskels kann eine Verschiebeplastik vorgenommen werden. Bei chronischer Ruptur stellt der Extensor-hallucis-longus-(EHL-)Transfer das Verfahren der Wahl dar.

OP-Technik

▪ Lagerung

Rückenlage. Eine Beinrolle empfiehlt sich, um das Knie in leichter Flexion zu halten; damit wird die Wirkung des Wadenmuskels kompensiert und der Fuß plantigrad positionierbar.

■ **Zugang**

Es erfolgt ein anteriorer Zugang direkt über dem Verlauf der Sehne des M. tibialis anterior. Nun werden das superiore und inferiore Extensorenretinakulum sowie die Sehnenscheide des M. tibialis anterior gespalten und die Sehnenstümpfe inspiziert (◘ Abb. 3.25). In Abhängigkeit von der Stumpfbeschaffenheit wird die Naht, die Verschiebeplastik oder der EHL-Transfer ausgeführt.

> Bei länger bestehender Ruptur mit konsekutiver Spitzfußstellung ist eine Achillessehnenverlängerung erforderlich (► Abschn. 3.2.2), damit der Fuß plantigrad eingestellt werden kann.

3.4.2 Extensor-hallucis-longus-Transfer

Ist eine direkte Vereinigung der Sehnenstümpfe nach ausreichendem Débridement nicht möglich, stellt der Transfer der Extensor-hallucis-longus-Sehne auf das Os cuneiforme I oder das Metatarsale I als Kraftspender für die Fußhebung das Verfahren der Wahl dar.

OP-Technik

■ **Zugang und Sehnenpräparation**

Hierfür wird die EHL-Sehne über den gleichen Zugang dargestellt. Die Sehnenscheide wird nach distal verfolgt, und es kann über einen erweiterten oder einen zweiten, separaten, 3–5 cm langen Hautschnitt unmittelbar proximal des Großzehengrundgelenks der Sehnenansatz dargestellt werden. Die EHL-Sehne wird auf dieser Höhe abgesetzt und mit nicht resorbierbaren Fäden der Stärke 2-0 armiert (z. B. Fiberwire, Fa. Arthrex, SpeedWhip-Technik). Der verbleibende distale EHL-Stumpf sollte von ausreichender Länge sein, um mit der Sehne des M. extensor hallucis brevis vernäht zu werden. Dabei sollten 10–15° Dorsalextension im Großzehengrundgelenk eingestellt werden, um eine „floppy toe" zu vermeiden.

■ **Sehnentransfer**

Das armierte Sehnenende wird unter der Hautbrücke und der Tibialis-anterior-Sehnenscheide durchgeführt. Mit einem 2,5-mm-Bohrer wird ein vertikaler Bohrkanal im Os cuneiforme mediale (oder Metatarsale I) angelegt, und das Bohrloch wird bis auf ca. 4,5 mm erweitert. Das obere Sprunggelenk wird in mindestens 10° Dorsalextension gebracht und die EHL-Sehne durch den Bohrkanal geführt. Die Sehne kann unter Spannung in sich vernäht oder aber mit einer Interferenzschraube (z. B.

Bio-Tenodese-Schraube, Fa. Arthrex) fixiert werden. Überstehendes Sehnengewebe im Ansatzbereich der Tibialis-anterior-Sehne wird sandwichartig eingeflochten. Ohne ausgeprägte fettige Degeneration des M. tibialis anterior kann dessen proximaler Sehnenstumpf an die Extensor-hallucis-longus-Sehne genäht werden (◘ Abb. 3.26). Adaptation der Tibialis-anterior-Sehnenscheide und des Extensorenretinakulums und Wundverschluss.

Nachbehandlung

Unterschenkelspaltgips in geringer Dorsalextensionsstellung des OSG von 5° und entlastende Mobilisation bis zur Nahtentfernung. Im Anschluss bis 6 Wochen postoperativ teilbelastende Mobilisation im Unterschenkelgips. Weitere 6 Wochen Verwendung eines Walker-Stiefels.

> Die Gipssohle soll bis über die Zehenkuppen ragen, damit die Großzehe nicht in Plantarflexion gerät.

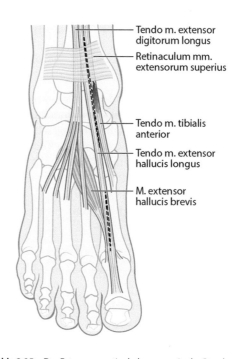

◘ **Abb. 3.25**   Das Extensorenretinakulum muss in der Regel durchtrennt werden, um den proximalen Stumpf der Tibialis-anterior-Sehne aufsuchen zu können. Auch das distale Ende wird aufgesucht, um eine Naht oder Reinsertion eines Sehnentransplantats zu ermöglichen

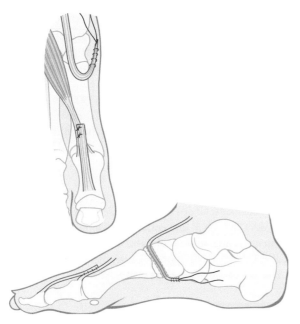

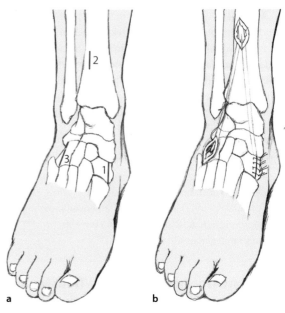

◘ **Abb. 3.26**   Die EHL-Sehne wird knapp vor dem MTP-Gelenk I abgetrennt und der Stumpf mit der Extensor-hallucis-brevis-Sehne vernäht. Das proximale Sehnenende wird durch einen Faden in SpeedWhip-Technik armiert und im Os cuneiforme mediale mit einem Bohrkanal fixiert. Der beschriebene optional additive quere Zugang über dem Großzehengrundgelenk ist hier nicht dargestellt

◘ **Abb. 3.27**   **a** Zugänge für die Teilverlagerung der Tibialis-anterior-Sehne, **b** subkutane Verlagerung des Tibialis-anterior-Sehnen-Anteils bis zum Kuboid

3.5   Teilverlagerung der Tibialis-anterior-Sehne

▪ **Prinzip**

Mit dem Versetzen eines Teiles der Tibialis-anterior-Sehne nach lateral kann die vorwiegend supinatorische Funktion dieses Fußhebers auch pronatorisch eingesetzt werden, ohne dass er dadurch seine extendierende Kraft einbüßt. Es resultiert eine steigbügelartige Wirkung.

▪ **Indikation**

Nicht kontrakter neurogener Klumpfuß.

3.5.1   OP-Technik

▪ **Lagerung**

Rückenlage mit Oberschenkelblutsperre. Lagerungskeil im Bereich der gleichseitigen Hüfte.

▪ **Zugang**

Dieser erfolgt über 3 Hautschnitte (◘ Abb. 3.27):
– dorsal über dem medialen Os cuneiforme mit Aufsuchen des Tibialis-anterior-Ansatzes (1)

– im Bereich der distalen Tibia (oberhalb des Retinaculum extensorum), wo die Tibialis-anterior-Sehne tastbar ist (2)
– am lateralen Fußrand über dem Kuboid (3)

▪ **Sehnentransfer**

Die abgespaltene laterale Hälfte der Tibialis-anterior-Sehne wird möglichst knochennah abgelöst und subkutan einige Zentimeter nach proximal mit der Schere mobilisiert. Das Sehnenende wird mit einem nicht resorbierbaren kräftigen Faden der Stärke 1–2 (z. B. Fiberwire, Fa. Arthrex, SpeedWhip Technik) angeschlungen. Ein Fadenfänger, der vom ersten Zugang am medialen Os cuneiforme entlang der Tibialis-anterior-Sehne vorgeschoben wird, nimmt den Faden mit dem Sehnenanteil auf und führt ihn nach proximal zur oberen Inzision. Dieser Sehnenanteil kann nun erneut mittels Fadenfänger vom oberen Zugang her nach distal zum dritten Hautschnitt geholt werden, wobei der Sehnenteil subkutan und dabei ventral des Extensorenretinakulums zu liegen kommt. Verankerung im Os cuboideum in einem Bohrloch von 4,0 mm Größe, je nach Sehnenvolumen (◘ Abb. 3.28). Die Sehne wird von dorsal nach plantar durchgeführt und in sich selbst vernäht. Bei unzureichender Länge kann eine Tenodeseschraube (z. B. Bio-Tenodese-Schraube, Fa. Arthrex) Anwendung finden. Auch eine Sehnenanastomose an die Peroneus-brevis-Sehne ist möglich.

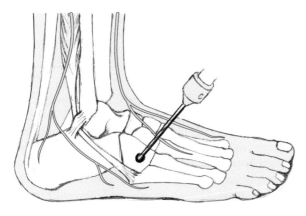

◘ Abb. 3.28 Der Sehnenanteil der Tibialis-posterior-Sehne wird mit einer Interferenzschraube in einem Bohrkanal im Kuboid fixiert

3.5.2 Nachbehandlung

Die postoperative Mobilisation erfolgt im Unterschenkelspaltgips, eher leicht pronatorisch eingestellt. Im Anschluss an die Nahtentfernung bis 6 Wochen postoperativ teilbelastende Mobilisation im Unterschenkelgips. Danach kann für weitere 4–6 Wochen zu einen Walker-Stiefel konvertiert werden.

3.6 Transfer der Extensor-hallucis-longus-Sehne auf das Metatarsale I

■ **Prinzip**
Die Muskelkraft des langen Großzehenhebers (M. extensor hallucis longus, EHL) wird nicht mehr an der Großzehe als Zehenheber wirksam, stattdessen hebt der Muskel durch eine Neuinsertion am Metatarsale I den gesamten Fuß an.

■ **Indikation**
Traditionell ist der Eingriff als Jones-Suspension vor allem in der Fußchirurgie bei Poliomyelitis bekannt. Bei Schwäche des M. tibialis anterior und funktionierendem M. extensor hallucis longus kann durch den Sehnentransfer die Fußhebung deutlich verbessert werden. Bei Cock-up-Deformitäten der Großzehe wird damit auch dem vermehrten Köpfchendruck des Metatarsale I nach plantar entgegengewirkt. Die gleichzeitige Arthrodese im Interphalangeal-(IP-)Gelenk ist obligat (▶ Abschn. 5.7).

■ **Kommentar**
Die Jones-Suspensionsplastik ist ein relativ kleiner Eingriff mit gutem Therapieeffekt. Eine Modifikation des Verfahrens durch Verwendung nur eines Zweidrittelanteils der FHL-Sehne ist auch ohne Arthrodese des IP-Gelenks wirksam und wird für Erkrankungen mit Klauenzehenbildung der Großzehe und den Ballenhohlfuß beschrieben.

3.6.1 OP-Technik

Rückenlage, evtl. Beinrolle, Blutsperre.

■ **Zugang**
Durch einen dorsalen Längsschnitt über dem Großzehengrundgelenk bis etwa zur Mitte des Metatarsale I, medial des Verlaufs der Extensor-hallucis-longus-Sehne, werden die Sehne und Sehnenscheide dargestellt.

■ **Sehnenpräparation**
Die Sehnenscheide wird über die gesamte einsehbare Strecke längs eröffnet und die Sehne unter Schonung der kurzen Extensorensehne möglichst distal abgetrennt (◘ Abb. 3.29). Eventuell kann die Ablösung am Zehenendglied auch über eine Querinzision auf Höhe des IP-Gelenks erfolgen, das am Ende der Operation fusioniert wird. Das lange Transplantat wird nach proximal aus der Wunde mobilisiert. Das Sehnenende wird nun mit einem nicht resorbierbaren Faden armiert. Je nach Sehnenstärke wird ein deutlich retrokapital liegendes Bohrloch von dorsal nach plantar (optional auch von medial nach lateral) am Metatarsale I gesetzt, der Haltefaden wird mit einer geraden Nadel durch das Loch geführt, unmittelbar plantar mit einer um das Metatarsale geführten gebogenen Gefäßklemme gefangen und am Knochen nach dorsal ausgezogen (◘ Abb. 3.30). Dadurch kann die Sehne entsprechend der gewünschten Spannung in maximaler Fußhebung mit sich selbst vernäht werden. Die sichere Verankerung der Sehne sollte in deutlicher Dorsalextension des Fußes erfolgen, da sich eine Art plastische Dehnung der Muskel-Sehnen-Einheit einstellt, die die Korrektur zunichte machen könnte.

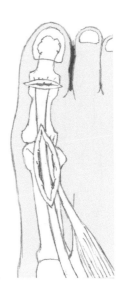

◘ Abb. 3.29 Abtrennung der Sehne distal über dem IP-Gelenk durch den queren Zugang für die IP-Arthrodese

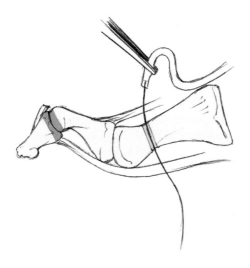

Abb. 3.30   Retrokapitales Bohrloch und Durchführen der zuvor auf Höhe des IP-Gelenks abgetrennten und angeschlungenen EHL-Sehne

Anschließend IP-Arthrodese (auch vor der Sehnenverlagerung möglich) wie in ▶ Abschn. 5.7 beschrieben (◘ Abb. 3.31).

3.6.2 Nachbehandlung

Postoperativ muss die erzielte Fußhebung durch eine Gipsruhigstellung geschützt werden. Diese sollte in maximaler Korrekturstellung (leichte Dorsalextension im OSG) im Spaltgips für 2 Wochen und nachfolgend im Gehgips in Neutralstellung für weitere 4 Wochen erfolgen. Durch die Phasengleichheit im Gangzyklus mit dem M. tibialis anterior wird der Großzehenheber rasch in seiner neuen Funktion aktiv.

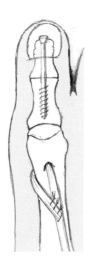

Abb. 3.31   Situs nach Jones-Suspensionsplastik mit Arthrodese des IP-Gelenks

3.7   Rekonstruktionen des lateralen Bandapparats des oberen Sprunggelenks

■ **Prinzip**

Anatomische bzw. nicht anatomische Rekonstruktion von Anteilen des aus Lig. talofibulare anterius (AFTL), Lig. calcaneofibulare (CFL) und Lig. talofibulare posterius bestehenden Außenbandapparats des OSG bei chronischer lateraler Instabilität. Dies kann durch Raffung von Bandresten, Augmentation mittels lokalem Gewebe (Periostlappen, Extensorenretinakulum), Tenodesetechniken oder freien Sehnentransplantaten erfolgen. Prinzipiell ist eine anatomische Rekonstruktion zu bevorzugen, die die Kinematik des OSG mit funktionell besseren Resultaten wiederherstellt. Neben der physiologischen Anspannung der rekonstruierten Bänder spielt deren Insertion an der korrekten anatomischen Stelle eine wichtige Rolle.

Das Lig. talofibulare anterius entspringt 10 mm proximal der Fibulaspitze. Die Anheftungsstelle ist 8 mm breit. Die Insertion am Talushals liegt unmittelbar hinter der Gelenkfläche und durchschnittlich 18 mm oberhalb der unteren Sprunggelenklinie. Das Lig. calcaneofibulare entspringt ebenfalls von der Vorderfläche der Fibula, 8,5 mm proximal der Fibulaspitze. Der Insertionsbereich ist 8 mm breit. Von dort läuft es unter der Peronealsehnenscheide bis zur lateralen Kalkaneuswand und inseriert 13 mm unterhalb der unteren Sprunggelenklinie (◘ Abb. 3.32). Der hintere Teil des USG wird von diesem Band rechtwinklig überkreuzt. Die beiden Bänder bilden einen nach ventral offenen Winkel von über 130°. Die Stärke der Bänder variiert erheblich.

■ **Indikation**

Chronische laterale Instabilität im Bereich des OSG bei Versagen konservativer Therapiemaßnahmen und nach primär operativer Therapie (Bandnaht) mit ungenügender

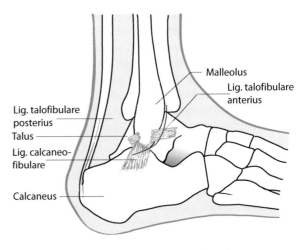

Abb. 3.32   Bänder im Bereich des Malleolus lateralis

Stabilität. Bandplastiken werden nicht als primäres therapeutisches Verfahren bei Außenbandläsionen eingesetzt. Eine chronische Bandinstabilität am OSG ist nicht selten mit einem auffallenden Rückfußvarus vergesellschaftet. Bei diesem ist aufgrund der invertierten Position des Fußes eine laterale Bandproblematik vorprogrammiert. Die alleinige OSG-Bandplastik ist von vornherein zum Scheitern verurteilt, wenn nicht auch der Rückfußvarus z. B. durch eine gegenläufige Kalkaneusosteotomie korrigiert wird. Es muss bei dieser Konstellation also ein kombinierter Eingriff erfolgen.

∎ Kommentar

Nach einem Supinationstrauma klagen 30 % der Patienten im Anschluss an konservative Therapiemaßnahmen über Restbeschwerden. Diese sind auf intraartikuläre Pathologien und/oder persistierende Instabilität zurückzuführen. Begleitpathologien (z. B. Synovitis mit anteriorem Weichteilimpingement, osteocheondrale Läsionen) machen die Kombination aus Bandplastik und vorausgehender Arthroskopie des OSG empfehlenswert. Das Lig. talofibulare posterius wird kaum je in die Rekonstrukion mit einbezogen. Von der allgemeinen Perfektonierung der Bandfixation mit Interferenzschrauben und Fadenanker hat auch das OSG profitiert. Das heikle transossäre Durchziehen von Sehnen an Fibula, Talushals und Kalkaneus kann beim Einsatz von Interferenzschrauben entfallen. Die hohen Materialkosten sollten allerdings nicht verschwiegen werden.

🛑 Bandplastische Eingriffe am OSG sind keine Anfängeroperation. Patienten, die eine Bandplastik wünschen, sind in der Regel sportlich aktiv, und Komplikationen stellen die sportliche Karriere infrage. Die primäre Wundheilung ist ein entscheidender Faktor, um langdauernde Wundinfektionen mit Auflösung des Transplantats sowie störende Narben zu vermeiden. Postoperativ ist eine Schwellungsprophylaxe einzuplanen, die einige Tage in Anspruch nehmen kann. Die Rückkehr zum Leistungssport ist nicht vor 6, gelegentlich nicht vor 12 Monaten möglich!

3.7.1 OP-Technik

∎ Lagerung

Der Patient befindet sich in seitlich angehobener Rückenlage mit der Planta pedis am Ende des Operationstisches. Ein Lagerungskissen hilft, die Extremität innenrotiert zu halten. Vorteilhaft ist eine leichte Flexionsstellung im Kniegelenk zur Entspannung der Wadenmuskulatur bzw. Achillessehne, wodurch die Überprüfung der Bandspannung im Verlauf der Operation erleichtert wird. Eine Oberschenkelblutsperre kann verwendet werden.

∎ Zugang

Das genaue Schadensausmaß an den Sprunggelenkbändern ist oftmals präoperativ nicht genau zu bestimmen und hängt von den intraoperativ gefundenen Bandresten ab. Entsprechend ist ein ausreichend großer Zugang für intraoperative Flexibilität vorzusehen.

∎ ATFL isoliert

Wird nur das Lig. talofibulare anterius (ATFL) adressiert, erfolgt eine 5 cm lange, nach proximal geschwungene Hautinzision an der ventralen Begrenzung des lateralen Malleolus. Im proximalen Bereich des Zugangs ist auf den lateralen Ast des N. peroneus superficialis zu achten. Das Retinaculum musculorum extensorum inferius wird identifiziert und mittels Präparierschere so mobilisiert, dass es später in Richtung Fibulaspitze verzogen werden kann. Das ATFL und die laterale Gelenkkapsel werden inspiziert. Erfahrungsgemäß sind die Reste des Lig. talofibulare anterius schlecht zu identifizieren.

∎ ATFL und CFL kombiniert

Ist begleitend zur Rekonstruktion des ATFL auch eine Rekonstruktion des Lig. calcaneofibulare (CFL) notwendig, so wird ein 8–10 cm langer, nach ventral geschwungener Zugang an der Fibulaspitze gewählt. Die Hautinzision zieht an der dorsalen Begrenzung der Fibula bis zur Fibulaspitze, wo sie nach ventral, etwas oberhalb zur Basis des Os metatarsale V zielend, abgewinkelt wird. Präparation der Subkutis und Verödung subkutaner Venenäste mit der bipolaren Pinzette. Der N. suralis liegt dorsal des Zugangs und sollte nicht ins Blickfeld kommen. Darstellung und Mobilisation des Retinaculum musculorum extensorum inferius und Identifikation der Gelenkkapsel. Zur Befundung des Lig. calcaneofibulare ist in der Regel eine Eröffnung der Peronealsehnenscheide notwendig, an deren Boden das Band zu erwarten ist. Meistens ist das Band an der Fibula abgerissen. Nicht selten ergeben sich überraschend zusätzliche pathologische Befunde an den Peronealsehnen (▶ Abschn. 3.3).

∎ Rekonstruktion

Je nach Qualität der Residuen des lateralen Bandapparats werden verschiedene Rekonstruktionsverfahren empfohlen. Bei einfacher Bandelongation und guter Gewebequalität ist eine Raffnaht ausreichend (Broström-Technik). Eine ossäre Avulsion wird mit einer knöchernen Reinsertion behandelt. Additiv wird eine Augmentation durch Insertion eines Teils des mobilisierten Retinaculum musculorum extensorum inferius an die Fibulaspitze durchgeführt (Gould-Variante).

Bei fehlendem oder zu stark vernarbtem „Bandmaterial" und bei Revisionseingriffen sind aufwendige Rekonstruktionen notwendig, dazu zählen die Periostlappenplastik und die autologe Sehnentransplantation. Schließlich stehen nicht anatomische Tenodesetechniken für spezielle Indikationen zur Verfügung, die allesamt Abwandlungen des ursprünglichen Verfahrens von Watson-Jones sind.

▪▪ Broström-Verfahren

Das elongierte Lig. talofibulare anterius bzw. Lig. calcaneofibulare wird mittels abgebogener Klemme unterfahren und in der Mitte quergespalten. Die Raffung wird durch Entnahme eines Streifens von 3–5 mm Breite aus dem Band realisiert. Nicht resorbierbare Fäden der Stärke 0 (z. B. Fiberwire, Fa. Arthrex, oder Orthocord, Fa. Depuy) werden in der Technik nach Krackow an beiden Sehnenenden vorgelegt (◩ Abb. 3.33). Der Rückfuß wird in Überkorrektur geführt (leichte Dorsalextension, 15° Eversion), und die vorgelegten Nähte werden verknüpft.

▪▪ Augmentation nach Gould

Additiv erfolgt die von Gould beschriebene Augmentation mit dem mobilisierten Extensorenretinakulum. Dazu wird das Retinaculum musculorum extensorum inferius weit nach medial stumpf auspräpariert und soweit mobilisiert, dass es die fibuläre Insertion des Lig. talofibulare anterius erreicht und dort fixiert werden kann (◩ Abb. 3.34).

▪▪ Intraossäre Reinsertion

Nach anterolateraler Arthrotomie ist eine Inspektion der lateralen Gelenkanteile möglich, und eventuelle Pathologien können adressiert werden. Die Arthrotomie und Ablösung des fibulären Ansatzes der Ligamente erfolgt 1–2 mm distal des anatomischen Ursprungs, der dadurch als „footprint" erhalten bleibt. Nun wird dieser „footprint" an der Fibula an anatomisch korrekter Stelle mit dem Luer angefrischt, und 2–3 feine Bohrkanäle werden für die transossäre Verankerung angelegt. Die transossäre Fixation erfolgt mit nicht resorbierbaren Faden der Stärke 0. Der Rückfuß wird in Überkorrektur geführt (leichte Dorsalextension, 15°

Eversion), und die Fäden werden geknüpft. Alternativ kann die Reinsertion mit Fadenankern erfolgen (z. B. SutureTak Mini, Fa. Arthrex; ◩ Abb. 3.35).

▪▪ Periostlappenplastik

Der anterolaterale Bereich der Fibula wird von der Fibulaspitze bis 8–10 cm kranialwärts dargestellt, zunächst unter Schonung des Periosts. Mit dem Skalpell wird der Lappenumriss im Periost markiert und schließlich der distal gestielte, ca. 15 mm breite Periostlappen daraus entwickelt. Dieser wird an der originären talaren Insertion des ATFL fixiert. Eine Interferenzschraube oder ein Fadenanker sichert eine stabile Anheftung des Lappens.

▪ Bandplastik mit der Plantarissehne

Wenn das ortsständige Gewebe zur Bandplastik bzw. zur Bandaugmentation qualitativ ungenügend ist, sind freie Sehnengrafts (Semitendinosus- oder Plantarissehne) vorzuziehen, die an den anatomischen Bandansätzen inseriert werden (◩ Abb. 3.36).

▪▪ Entnahme der Plantarissehne

Ein kleiner Hautschnitt an der medialen Seite der Achillessehne knapp oberhalb des Tuber calcanei legt die distale Entnahmestelle für die filiforme Plantarissehne frei. Mit einem Sehnenstripper kann sie weit proximal ausgelöst werden. Die proximale Absetzungsstelle ist zwischen dem medialen Gastrocnemiusbauch und dem M. soleus zu finden. Das Transplantat ist zwischen 15 und 20 cm lang.

▪▪ Verankerung

Die 2 Durchzugslöcher an der Fibula werden mit einem 3,2-mm-Bohrer gebohrt. Sie liegen 7 bzw. 13 mm entfernt von der Fibulaspitze in anterior-posteriorer Richtung. Am Talushals werden 2 Löcher gebohrt, die zueinander konvergieren. Soll das Lig. calcaneofibulare mit ersetzt werden,

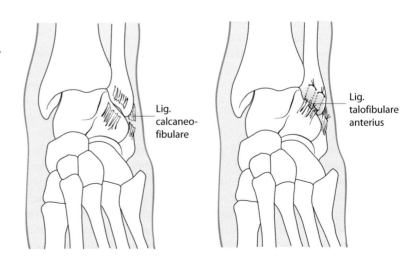

◩ **Abb. 3.33** Klassische Operation nach Broström mit Naht des Bandes unter knöcherner Refixation bzw. Raffung an der spongiös angefrischten Fibula

Lig. calcaneo-fibulare

Lig. talofibulare anterius

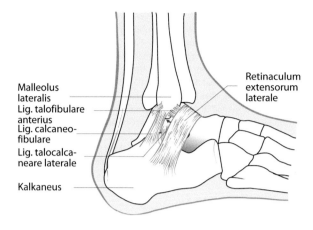

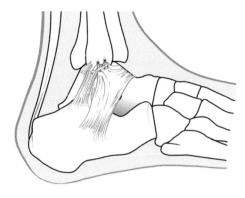

Abb. 3.35 Durch die Verwendung von Fadenankern an der Fibulaspitze kann eine technisch einfache Bandrefixation erfolgen. Dieses Konstrukt kann zusätzlich mit der Technik nach Gould (◘ Abb. 3.34) kombiniert und gesichert werden

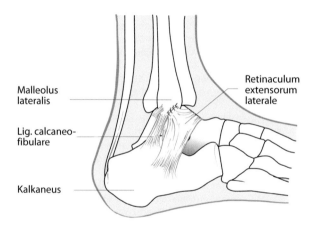

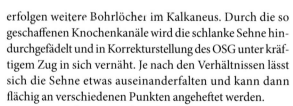

Abb. 3.34 Augmentation nach Gould mit mobilisiertem und an der Fibula fixiertem Extensorenretinakulum

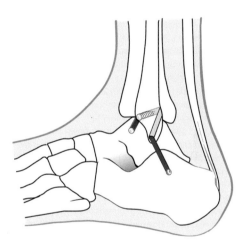

Abb. 3.36 Nach Bohrung eines Verankerungsloches im Bereich des Ansatzes des ATFL wird ein anteroposteriorer Bohrkanal in die Fibula gesetzt. Die Peronealsehnen werden dabei geschützt. Ein weiterer Kanal wird von dorsal zur Malleolarspitze (Ursprung des fibulokalkanearen Ligemants) gebohrt. Auch am Kalkaneus wird ein Verankerungsloch entsprechend dem Ansatz des FCL vorgebohrt. Beginnend mit der Talusverankerung wird das Sehnengraft durch die Fibula bis zum Kalkaneus geführt und dort in Korrekturstellung des Fußes mit einer weiteren Bio-Tenodese-Schraube (Fa. Arthrex) fixiert

erfolgen weitere Bohrlöcher im Kalkaneus. Durch die so geschaffenen Knochenkanäle wird die schlanke Sehne hindurchgefädelt und in Korrekturstellung des OSG unter kräftigem Zug in sich vernäht. Je nach den Verhältnissen lässt sich die Sehne etwas auseinanderfalten und kann dann flächig an verschiedenen Punkten angeheftet werden.

Da ein zu festes Anziehen des Bandersatzes vermieden werden muss, ist vor Weichteilverschluss das Testen des freien Bewegungsumfanges des OSG besonders in Form der Dorsalextension obligat. Der Einsatz von Interferenzschraube und Fadenankern vereinfacht die Fixation des Bandersatzes an den diversen Insertionen (◘ Abb. 3.36).

3.7.2 Nachbehandlung

Gespaltener Unterschenkelgips für 2 Wochen mit Entlastung und Hochlagerung. Ab der 3. postoperativen Woche Walker-Stiefel mit 15 kg Teilbelastung. Passiv geführte

Bewegungsübungen mit Dorsalextension/Plantarflexion (keine Plantarflexion >20°). Supinationsbewegungen sind strikt zu vermeiden. Ab der 7. postoperativen Woche schrittweiser Belastungsaufbau bis zur sportlichen Belastbarkeit 3 Monate postoperativ.

> **❶** Übertriebene und forcierte Physiotherapie kann zu einem Ausheilen des Bandersatzes mit erneuter Elongation und Instabilität führen. Auch mangelnde Compliance mit einem ehrgeizigen, zu frühen Sportbeginn zieht Misserfolge nach sich.

Literatur

Literatur zu ▶ Abschn. 3.1

DiPaola M, Raikin SM (2007) Tendon transfers and realignment osteotomies for treatment of stage II posterior tibial tendon dysfunction. Foot Ankle Clin 12 (2): 273–285

Giza E, Cush G, Schon LC (2007) The flexible flatfoot in the adult. Foot Ankle Clin 12 (2): 251–271

Guyton GP, Jeng C, Krieger LE, Mann RA (2001) Flexor digitorum longus transfer and medial displacement calcaneal osteotomy for posterior tibial tendon dysfunction: a middle-term clinical follow-up. Foot Ankle Int 22 (8): 627–632

Johnson KA, Strom DE (1989) Tibialis posterior tendon dysfunction. Clin Orthop Relat Res (239): 196–206

Marks RM, Long JT, Ness ME, Khazzam M, Harris GF (2009) Surgical reconstruction of posterior tibial tendon dysfunction: prospective comparison of flexor digitorum longus substitution combined with lateral column lengthening or medial displacement calcaneal osteotomy. Gait Posture 29 (1): 17–22

Myerson MS, Badekas A, Schon LC (2004) Treatment of stage II posterior tibial tendon deficiency with flexor digitorum longus tendon transfer and calcaneal osteotomy. Foot Ankle Int 25 (7): 445–450

Myerson MS, Corrigan J, Thompson F, Schon LC (1995) Tendon transfer combined with calcaneal osteotomy for treatment of posterior tibial tendon insufficiency: a radiological investigation. Foot Ankle Int 16 (11): 712–718

Niki H, Hirano T, Okada H, Beppu M (2012) Outcome of medial displacement calcaneal osteotomy for correction of adult-acquired flatfoot. Foot Ankle Int 33 (11): 940–946

Rosenfeld PF, Dick J, Saxby TS (2005) The response of the flexor digitorum longus and posterior tibial muscles to tendon transfer and calcaneal osteotomy for stage II posterior tibial tendon dysfunction. Foot Ankle Int 26 (9): 671–674

Schuh R, Gruber F, Wanivenhaus A, Hartig N, Windhager R, Trnka HJ (2013) Flexor digitorum longus transfer and medial displacement calcaneal osteotomy for the treatment of stage II posterior tibial tendon dysfunction: kinematic and functional results of fifty one feet. Int Orthopaedics 37 (9): 1815–1820

Trnka HJ (2004) Dysfunction of the tendon of tibialis posterior. J Bone Joint Surg Br 86 (7): 939–46

Wacker JT, Hennessy MS, Saxby TS (2002) Calcaneal osteotomy and transfer of the tendon of flexor digitorum longus for stage-II dysfunction of tibialis posterior. Three- to five-year results. J Bone Joint Surg 84-B (1): 54–58

Literatur zu ▶ Abschn. 3.2

Literatur zu ▶ Abschn. 3.2.1

Elias I, Besser M, Nazarian LN, Raikin SM (2007) Reconstruction for missed or neglected Achilles tendon rupture with V-Y lengthening and flexor hallucis longus tendon transfer through one incision. Foot Ankle Int 28: 1238–1248

Maffulli N, Ajis A (2008) Management of chronic ruptures of the Achilles tendon. J Bone Joint Surg 90-A: 1348–1360

Mandelbaum BR, Myerson MS, Forster R (1995) Achilles tendon ruptures. A new method of repair, early range of motion, and functional rehabilitation. Am J Sports Med 23: 392–395

Rahm S, Spross C, Gerber F, Farshad M, Buck FM, Espinosa N (2013) Operative treatment of chronic irreparable Achilles tendon ruptures with large flexor hallucis longus tendon transfers. Foot Ankle Int 34: 1100–1110

Schon LC, Shores JL, Faro FD, Vora AM, Camire LM, Guyton GP (2013) Flexor hallucis longus tendon transfer in treatment of Achilles tendinosis. J Bone Joint Surg 95-A: 54–60

van Dijk CN, van Sterkenburg MN, Wiegerinck JI, Karlsson J, Maffulli N (2011) Terminology for Achilles tendon related disorders. Knee Surg Sports Traumatol Arthrosc 19: 835–841

Walther M, Dorfer B, Ishak B, Dreyer F, Mayer B, Röser A (2011) Reconstruction of extended defects of the Achilles tendon using a flexor hallucis longus tendon transfer. Oper Orthop Traumatol 18 [Epub ahead of print]

Wapner KL, Pavlock GS, Hecht PJ, Naselli F, Walther R (1993) Repair of chronic Achilles tendon rupture with flexor hallucis longus tendon transfer. Foot Ankle Int 14: 443–449

Literatur zu ▶ Abschn. 3.2.2

Baumann JU, HG Koch (1989) Ventrale aponeurotische Verlängerung des M. gastrocnemius. Operat Orthop Traumatol 1: 254–258

Boffeli TJ, Tabatt JA (2014) Minimally invasive early operative treatment of progressive foot and ankle deformity associated with Charcot-Marie-Tooth disease. J Foot Ankle Surg 14: 1067–2516

Borowski A, Synder M, Sibinski M (2004) Subcutaneous Achilles tendon lengthening in the treatment of spastic equinus contracture. Ortop Traumatol Rehabil 6 (6): 784–788

Chen L, Greisberg J (2009) Achilles lengthening procedures. Foot and ankle Clin 14 (4): 627–637

Colen LB, Kim CJ, Grant WP, Yeh JT, Hind B (2013) Achilles tendon lengthening: friend or foe in the diabetic foot? Plast Reconstr Surg 131 (1): 37e–43e

Döderlein L (1995) Die perkutane Achillessehnenverlängerung nach Hoke. Med-orthop Techn 115: 98–102

Lewis J, Lipp A (2013) Pressure-relieving interventions for treating diabetic foot ulcers. Cochrane Database Syst Rev 31 (1): CD002302

Moraleda L, Salcedo M, Bastrom TP, Wenger DR, Albiñana J, Mubarak SJ (2012) Comparison of the calcaneo-cuboid-cuneiform osteotomies and the calcaneal lengthening osteotomy in the surgical treatment of symptomatic flexible flatfoot. J Pediatr Orthop 32 (8): 821–9

Nishimoto GS, Attinger CE, Cooper PS (2003) Lengthening the Achilles tendon for the treatment of diabetic plantar forefoot ulceration. Surg Clin N Am 83: 707–726

Literatur zu ▶ Abschn. 3.2.3

Kader D, Saxena A, Movin T, Maffulli N (2002) Achilles tendinopathy: some aspects of basic science and clinical management. Br J Sports Med 36: 239–249

Lohrer H (1996) Die Achillodynie – Eine Übersicht. Sportorthopädie Sporttraumatologie 12: 36–42

Maffulli N, Oliva F, Testa V, Capasso G, Del Buono A (2013) Multiple percutaneous longitudinal tenotomies for chronic achilles tendinopathy in runners: a long-term study. Am J Sports Med 41 (9): 2151–7

Maffulli N (2007) Etiologic factors associated with symptomatic Achilles tendinopathy. Foot Ankle Int 28: 660; author reply 660–661

Maffulli N, Testa V, Capasso G, et al (2006) Surgery for chronic Achilles tendinopathy yields worse results in nonathletic patients. Clin J Sport Med 16: 123–128

Rompe JD (2006) Shock wave therapy for chronic Achilles tendon pain: a randomized placebo- controlled trial. Clin Orthop Relat Res 445: 276–277; author reply 277

Schon LC, Shores JL, Faro FD, et al (2013) Flexor hallucis longus tendon transfer in treatment of Achilles tendinosis. JBJS 95-A: 54–60

Segesser B, Brüggemann P, Weisskopf L (2006) Die Achillessehne im Sport. Therapiewoche 7/8: 144–150

van Dijk CN, van Sterkenburg MN, Wiegerinck JI, Karlsson J, Maffulli N (2007) Terminology for Achilles tendon related disorders. Knee Surg Sports Traumatol Arthrosc 19: 835–841

Literatur zu ▶ **Abschn. 3.3**

Literatur zu ▶ **Abschn. 3.3.1**

Adachi N, Fukuhara K, Kobayashi T, Nakasa T, Ochi M (2009) Morphologic variations of the fibular malleolar groove with recurrent dislocation of the peroneal tendons. Foot & Ankle 30: 540–544

Beyerlein J, Imhoff AB (2003) Peronealsehnenluxation. Fuss Sprungg 1: 225–231

Ferran NA, Oliva F, Maffulli N (2006) Recurrent subluxation of the peroneal tendons. Sports Med 36: 839–846

Ferroudji M, Spaas F, Martens M (2003) Rerouting operation for recurrent dislocation of the peroneal tendons by the Pöll and Duijfjes procedeure. Fott and Ankle Surgery 9: 103–108

Gaulke R, Hildebrand F, Panzica M, Hufner T, Krettek C (2010) Modified rerouting procedure for failed peroneal tendon dislocation surgery. Clin Orthop Relat Res 468: 1018–1024

Karlsson J, Eriksson BI, Sward L (1996) Recurrent dislocation of the peroneal tendons. Scand J Med Sci Sports 6: 242–246

Lin SS, Virak T, Okereke E (2003) Subluxating Peroneal Tendon: Repair of Superior Peroneal Retinaculum Using a Retrofibular Periosteal Flap. Techniques Foot Ankle Surgery 2 (4): 262–267

Philbin TM, Landis GS, Smith B (2009) Peroneal tendon injuries. J Am Acad Orthop Surg 17: 306–317

Sarmiento A, Wolf M (1975) Subluxation of peroneal tendons. Case treated by rerouting tendons under calcaneofibular ligament. J Bone Joint Surg Am 57: 115–116

Tan V, Lin SS, Okereke E (2003) Superior peroneal retinaculoplasty: a surgical technique for peroneal subluxation. Clin Orthop Relat Res 410: 320–325

Wirth CJ (1990) Peronealsehnenfesselung nach Viernstein/Kelly. Operat Orthop Traumatol 2: 9–15

Zichner L (1989) Die operative Behandlung der Peronealsehnenluxation Operat Orthop Traumatol 1: 75–79

Literatur zu ▶ **Abschn. 3.3.2**

Arbab D, Tingart M, Frank D, Abbara-Czardybon M, Waizy H, Wingenfeld C (2014) Treatment of isolated peroneus longus tears and a review of the literature. Foot Ankle Spec 7 (2): 113–8

Bassett FH 3rd, Speer KP (1993) Longitudinal rupture of the peroneal tendons. Am J Sports Med 21: 354–357

Bonnin M, Tavernier T, Bouysset M (1997) Split lesions of the peroneus brevis tendon in chronic ankle laxity. Am J Sports Med 25: 699–703

Clarke HD, Kitaoka HB, Ehman RL (1998) Peroneal tendon injuries. Foot Ankle Int 19: 280–288

Geppert MJ, Sobel M, Bohne WHO (1993) Lateral ankle instability as a cause of superior peroneal retinacular laxity: an anatomic and biomechanical study of cadaveric feet. Foot Ankle Int 14 (6): 330–334

Krause JO, Brodsky JW (1998) Peroneus brevis tendon tears: pathophysiology, surgical reconstruction, and clinical results. Foot Ankle Int 19 (5): 271–279

Redfern D, Myerson M (2004) The management of concomitant tears of the peroneus longus and brevis tendons. Foot Ankle INt 25: 695–707

Selmani E, Gjata V, Gjika E (2006) Current concepts review: peroneal tendon disorders. Foot Ankle Int 27: 221–228

Walther M, Morrison R, Mayer B (2009) Retromalleolar groove impaction for the treatment of unstable peroneal tendons. Am J Sports Med 37 (1): 191–194

Literatur zu ▶ **Abschn. 3.4**

Michels F, Van Der Bauwhede J, Oosterlinck D, Thomas S, Guillo S (2013) Minimally invasive repair of the tibialis anterior tendon using a semitendinosus autograft. Foot Ankle Int [Epub ahead of print]

Negrine JP (2007) Tibialis anterior rupture: acute and chronic. Foot Ankle Clin 12: 569–572

Pagenstert G, Leumann A, Frigg A, Valderrabano V (2010) Achilles tendon ruptures and tibialis anterior tendon ruptures. Orthopäde 39: 1135–1147

Palmanovich E, Brin YS, Laver L, Ben David D, Massrawe S, Nyska M, Hetsroni I (2013) Chronic tibialis anterior tendon tear treated with an achilles tendon allograft technique. Orthopedics 36: 850–853

Sammarco VJ, Sammarco GJ, Henning C, Chaim S (2009) Surgical repair of acute and chronic tibialis anterior tendon ruptures. JBJS 91 (A): 325–332

Waizy H, Goede F, Plaass C, Stukenborg-Colsman C (2011) Tendinopathy of the tibialis anterior tendon : surgical management. Orthopäde 40 (7): 630–2

Yasui Y, Takao M, Miyamoto W, Matsushita T (2013) Reconstruction using an autograft with near complete preservation of the extensor retinaculum for chronic tibialis anterior tendon disruption. Arch Orthop Trauma Surg 133: 1669–16

Literatur zu ▶ **Abschn. 3.5**

Canale S, Beaty J (1995) Operative pediatric orthopedics. Mosby, St. Louis

Carda S, Molteni F, Bertoni M, Zerbinati P, Invernizzi M, Cisari C (2010) Extensor hallucis longus transfer as an alternative to split transfer of the tibialis anterior tendon to correct equinovarus foot in hemiplegic patients without overactivity of tibialis anterior. J Bone Joint Surg Br 92 (9): 1262–6

Döderlein S, Wenz W (1998) Die Verpflanzung der Sehne des M. tibialis anterior beim Lähmungsklumpfuss. Operat Orthop Traumatol 10: 291–302

Gasse N, Luth T, Loisel F, Serre A, Obert L, Parratte B, Lepage D (2012) Fixation of split anterior tibialis tendon transfer by anchorage to the base of the 5th metatarsal bone. Orthop Traumatol Surg Res 98 (7): 829–33

Gray K, Burns J, Little D, Bellemore M, Gibbons P (2014) Is tibialis anterior tendon transfer effective for recurrent clubfoot? Clin Orthop Relat Res 472 (2): 750–8

Park SS, Kim SW, Jung BS, Lee HS, Kim JS (2009) Selective soft-tissue release for recurrent or residual deformity after conservative treatment of idiopathic clubfoot. J Bone Joint Surg Br 91 (11): 1526–30

Thompson GH, Hoyen HA, Barthel T (2009) Tibialis anterior tendon transfer after clubfoot surgery. Clin Orthop Relat Res 467 (5): 1306–13

Literatur zu ▶ **Abschn. 3.6**

Elias FN, Yuen TJ, Olson SL, Sangeorzan BJ, Ledoux WR (2007) Correction of clawed hallux deformity: comparison of the Jones procedure and FHL transfer in a cadaver model. Foot Ankle Int 28 (3): 369–76

Lutter L, Mizel M, Pfeffer G(1994) Orthopaedic knowledge update. Foot and ankle. American Academy of Orthopaedic Surgeons, Rosemont/Ill.

Kadel NJ, Donaldson-Fletcher EA, Hansen ST Jr, Sangeorzan BJ (2005) Alternative to the modified Jones procedure: outcomes of the flexor hallucis longus (FHL) tendon transfer procedure for correction of clawed hallux. Foot Ankle Int 26 (12): 1021–1026

Steensma MR, Jabara M, Anderson JG, Bohay DR (2006) Flexor hallucis longus tendon transfer for hallux claw toe deformity and vertical instability of the metatarsophalangeal joint. Foot Ankle Int 27 (9): 689–92

Literatur zu ▶ Abschn. 3.7

Ajis A, Younger AS, Maffulli N (2006) Anatomic repair for chronic lateral ankle instability. Foot Ankle Clin 11 (3): 539–45

Brown CA, et al (2014) Biomechanical comparison of an all-soft suture anchor with a modified Brostrom-Gould suture repair for lateral ligament reconstruction. Am J Sports Med 42 (2): 417–22

Buchhorn T, Sabeti-Aschraf M, Dlaska CE, Wenzel F, Graf A, Ziai P (2011) Combined medial and lateral anatomic ligament reconstruction for chronic rotational instability of the ankle. Foot Ankle Int 32 (12): 1122–6

Caprio A, et al (2006) Reconstruction of the lateral ankle ligaments with allograft in patients with chronic ankle instability. Foot Ankle Clin 11 (3): 597–605

Giza E, et al (2012) Strength of bone tunnel versus suture anchor and push-lock construct in Brostrom repair. Am J Sports Med 40 (6): 1419–23

Gould N, Seligson D, Gassman J (1980) Early and late repair of lateral ligament of the ankle. Foot Ankle 1 (2): 84–9

Karlsson J, et al (1999) Early mobilization versus immobilization after ankle ligament stabilization. Scand J Med Sci Sports 9 (5): 299–303

Karlsson J, et al (1995) Early range of motion training after ligament reconstruction of the ankle joint. Knee Surg Sports Traumatol Arthrosc 3(3): 173–7

Kennedy, J.G., et al (2012) Anatomic lateral ligament reconstruction in the ankle: a hybrid technique in the athletic population. Am J Sports Med, 40 (10): 2309–17

Lee KT, et al (2011) Long-term results after modified Brostrom procedure without calcaneofibular ligament reconstruction. Foot Ankle Int 32 (2): 153–7

Maffulli N, Ferran NA (2008) Management of acute and chronic ankle instability. J Am Acad Orthop Surg 16 (10): 608–15

Valderrabano V, et al (2006) Ligamentous posttraumatic ankle osteoarthritis. Am J Sports Med 34 (4): 612–20

Viens NA, Wijdicks CA, Campbell KJ, Laprade RF, Clanton TO (2014) Anterior talofibular ligament ruptures, part 1: biomechanical comparison of augmented Broström repair techniques with the intact anterior talofibular ligament. Am J Sports Med 42 (2): 405–11

Waldrop NE 3rd, et al (2012) Anatomic suture anchor versus the Brostrom technique for anterior talofibular ligament repair: a biomechanical comparison. Am J Sports Med 40 (11): 2590–6

Ziai P, Benca E, Skrbensky GV, Wenzel F, Auffarth A, Krpo S, Windhager R, Buchhorn T (2013) The role of the medial ligaments in lateral stabilization of the ankle joint: an in vitro study. Knee Surg Sports Traumatol Arthrosc [Epub ahead of print]

Ziai P, Sabeti-Aschraf M, Fehske K, Dlaska CE, Funovics P, Wenzel F, Graf A, Buchhorn T (2011) Treatment of peroneal tendon dislocation and coexisting medial and lateral ligamentous laxity in the ankle joint. Knee Surg Sports Traumatol Arthrosc 19 (6): 1004–8

Eingriffe an der Fußwurzel und an den Metatarsalia II–V

© Springer-Verlag GmbH Deutschland 2018
P. Engelhardt, R. Schuh, A. Wanivenhaus, *Orthopädische Fußchirurgie*,
https://doi.org/10.1007/978-3-642-44993-2_4

4.1 Arthrodese des Tarsometatarsalgelenks I

■ **Prinzip**

Versteifung eines wenig beweglichen Gelenks, das bedeutend für die Stabilität der medialen Fußlängswölbung ist. Durch die Arthrodese des Tarsometatarsal-(TMT-)Gelenks I ist es möglich, den Intermetatarsalwinkel zu beeinflussen und damit die Stellung des ersten Strahls.

■ **Indikationen**

Die TMT-I-Arthrose und die Hypermobilität des ersten Strahls stellen die häufigsten Indikationen zur Arthrodese dar. Dabei muss zwischen horizontaler und vertikaler Instabilität differenziert werden. Die horizontale Instabilität kann wirksam durch Weichteiltechniken und distale Osteotomien beeinflusst werden. Die vertikale Instabilität oder die Kombination aus beiden Instabilitäten erfordert hingegen die Stabilisierung des TMT-Gelenks I.

Bei fehlender Korrektur einer TMT-I-Instabilität beim Hallux-valgus-Eingriff resultiert ein Hallux-valgus- bzw. Metatarsus-primus-varus-Rezidiv. Auch die progrediente Entwicklung eines Plattfußes ist vorgegeben. Bei Wegdriften des Metatarsale I nach dorsal aufgrund einer Instabilität wird das rigide zwischen dem Os cuneiforme und Metatarsale I eingepasste Metatarsale II überlastet mit der Folge von Metatarsalgien oder sogar Stressfrakturen des Strahls. Erfolgt die TMT-I-Arthrodese zur Korrektur des Metatarsus primus varus, so steht der Eingriff am Großzehengrundgelenk an erster Stelle.

■ **Kommentar**

Nachdem Lapidus bereits 1934 diesen Eingriff publizierte, erlebt er derzeit in der Hallux-valgus-Chirurgie aufgrund verbesserter Osteosynthesetechniken eine Renaissance. Methoden der Stabilitätsbeurteilung werden kontrovers bewertet, wobei hinsichtlich deren Objektivierbarkeit noch kein Konsens erzielt wurde. In jedem Fall muss der gesamte Fuß in die Beurteilung einbezogen werden. So weist besonders eine Knick-Platt-Fuß-Komponente auf Instabilität der medialen Kolumne hin.

Eine sparsame Gelenkflächenresektion minimiert eine ungünstige Verkürzung des ersten Strahls. Der Ausgleich der Verkürzung des MT I durch betonte Plantarflexion erhält zwar den Bodenkontakt des ersten Strahls, führt aber zu einer Veränderung des Metatarsalindex mit der Wahrscheinlichkeit von Metatarsalgien. Entknorpelung und sparsame Resektion der subchondralen Sklerose limitieren den unerwünschten Verkürzungseffekt.

Die im Original von Lapidus beschriebene Technik umfasst die Fusion des Metatarsocuneiforme- und auch die des Intercuneiformegelenks. In modifizierter Form kann die geringe intercuneiforme Mobilität durch begrenzte

Arthrodese nur des Metatarsocuneiformegelenks erhalten bleiben; in diesem Fall ist eine querstabilisierende Osteosynthese von MT I zu MT II nicht indiziert.

4.1.1 OP-Technik

■ **Zugang**

Vom eventuellen Großzeheneingriff separater Hautschnitt dorsomedial längsverlaufend über dem TMT-Gelenk I, medial der Extensor-hallucis-longus-Sehne (❏ Abb. 4.1). Das Gelenk ist in diesem Bereich problemlos darstellbar. Eine vorherige Markierung mit einer Kanüle und Verifizierung des Gelenks im Bildverstärker gibt mehr Sicherheit.

❸ **Bei allen Maßnahmen, die das Interspatium der Metatarsale I/II tangieren, sollte auf den hier verlaufenden Ast der A. dorsalis pedis geachtet werden.**

■ **Gelenkpräparation**

Entknorpelung der Gelenkflächen durch Verwendung eines Meißels, der subchondral angesetzt die Gelenkknorpelanteile schuppenartig abhebt. Geeignet ist auch ein scharfer Löffel und bei extremer Sklerosierung eine Hochfrequenzfräse bzw. ein 1,5-mm-Bohrer zum Setzen mehrerer Bohrungen bis in den spongiösen Bereich. Eine keilförmige

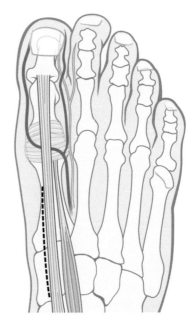

❏ **Abb. 4.1** Vom Großzeheneingriff separater Hautschnitt dorsomedial längsverlaufend über dem TMT-Gelenk I, medial der Extensor-hallucis-longus-Sehne. Zu beachten ist der Verlauf des intermetatarsalen Gefäßes

Resektion der lateralen Gelenkhälfte des Os cuneiforme mediale ist bei massiven Fehlstellungen erforderlich. Durch zur MT-I-Basis parallele Osteotomie am Os cuneiforme werden planparallele Arthrodeseflächen hergestellt (◘ Abb. 4.2).

Wesentlich ist, dass auch die plantaren Gelenkanteile dargestellt werden, wozu ein die Arthrodeseflächen nicht beschädigender Gelenkspreizer (Hintermann) durch 2 Bohrdrähte etwa 1 cm proximal und distal des TMT-Gelenks verankert wird. Mit diesem kann das TMT-Gelenk I übersichtlicher als mit einem Knochenspreizer distrahiert, plantar eingesehen und bearbeitet werden.

In Korrekturposition werden die Arthrodeseflächen aufeinandergestellt und temporär mit einem Kirschner-Draht transfixiert. In einen eventuell verbleibenden Defekt kann autologer Knochen interponiert werden. Dazu kann intraoperativ gewonnener Knochen aus der Pseudoexostose am Metatarsalköpfchen I oder Knochenmaterial aus dem Kalkaneus oder Tibiakopf verwendet werden (Patientenaufklärung wichtig!).

■ Fixation

Der erste Bohrdraht für die Verwendung einer kanülierten Schraube (Kleinfragment oder 4 mm) wird von dorsaldistal im Bereich der Metaphyse des Metatarsale I in das Os cuneiforme eingebracht. Kontrolle der K-Draht-Lage im Bildwandler. Bei korrekter Positionierung, die auch die Tiefenausdehnung des Os cuneiforme nach plantar

berücksichtigt (die Form imponiert wie eine auf die Spitze gestellte Bohne), kanüliertes Bohren und Setzen der ersten Kompressionsschraube.

Über den Bohrdraht wird die erste Schraube unter Kompression gebracht. Danach wird ein Bohrdraht von proximal kommend durch das Os cuneiforme in das Metatarsale I eingebohrt und nach Bildwandlerkontrolle die Schraubenosteosynthese durchgeführt. Wesentlich ist dabei, dass die beiden Schrauben sich gegenseitig nicht stören, sondern mehr oder weniger parallel zueinander in der d-p Sicht zu liegen kommen. Bei Applikationsproblemen der Schraube von proximal nach distal kann durch eine Stichinzision ein Bohrdraht von distal-plantar nach proximal-dorsal vorgelegt und nach Bildwandlerkontrolle mit der

Beim Einbringen der Schraube ist zu beachten, dass der Schraubenkopf nicht zum Ausbrechen der dorsalen Knochenbrücke führt. Dazu ist es hilfreich, bereits vor Einbringen des Bohrdrahts im gewünschten Abstand zur Arthrodesefläche eine Kerbe in die in der dorsalen Kortikalis anzulegen, die in ihrer Ausdehnung etwa einem Schraubenkopf entspricht (▶ Abschn. 4.2 und ◘ Abb. 4.3b).

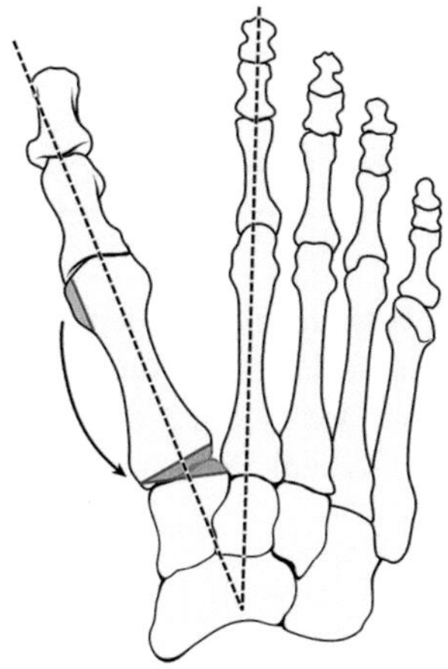

Schraubenosteosynthese versorgt werden. Zur weiteren Stabilisierung kann eine dritte Schraube am Metatarsale I quer von medial nach lateral zum Metatarsale II gesetzt werden (◘ Abb. 4.3), sie überbrückt das Spatium intermetatarseum

◘ **Abb. 4.2** Resektionen bei ausgeprägter Fehlstellung am TMT-Gelenk I. Zuerst Entknorpeln mit minimalem Längenverlust. Dann Resektion am Os cuneiforme mediale nur im lateralen Bereich. Eine Inkongruenz kann durch autologe Spongiosa aufgefüllt werden

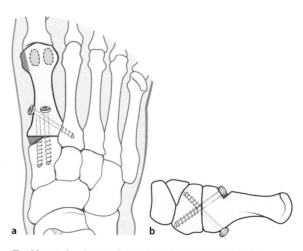

◘ **Abb. 4.3a,b** Ostosynthese mit 2 gekreuzten Zugschrauben, jeweils von distal-plantar und distal-dorsal nach proximal verschraubt, und einer das intermetatarsale Spatium verschmälernden Schraube (**a**). Beachte die Kerbe, die ein Ausbrechen der Schraube dorsal verhindern soll (**b**)

4

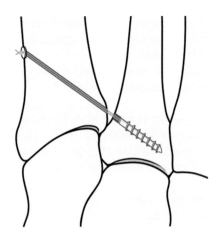

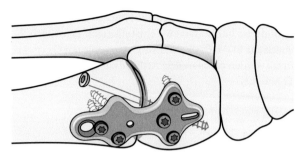

■ **Abb. 4.5**   Positionierung der dorsomedialen Platte nach Kompressionszugschraube

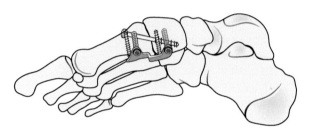

■ **Abb. 4.4**   Als mögliche Ergänzung der TMT-Arthrodese ohne Fixation zum Metatarsale II Sicherung der Korrektur mit Fiberwire (Mini-TightRope, Fa. Athrex) von medial-distal im ersten Metatarsale nach distal-lateral zum zweiten Metatarsale

I/II und stabilisiert die Korrektur des Intermetatarsalwinkels. Alternativ Verwendung einer queren Zuggurtung mit TightRope (■ Abb. 4.4).

■ **Alternative Fixationsmethoden**
Nach Einbringen nur der ersten Kompressionsschraube kann mit einer TMT-Arthrodeseplatte eine winkelstabile Osteosynthese realisiert werden (■ Abb. 4.5). Alternativ kann auch eine Platte von der an sich biomechanisch vorzuziehenden Plantarseite her angebracht werden. Der Hautschnitt ist in diesem Fall medial seitlich anzubringen. In der Regel ist eine Kerbung bzw. Teilablösung des Tibialis-anterior-Ansatzes erforderlich mit anschließender Rekonstruktion. Die immer erforderliche Kompressionsschraube wird bei diesem Zugang perkutan von distal-dorsal nach proximal-plantar über das TMT-Gelenk gesetzt (■ Abb. 4.6).

> Mitunter ist das intraoperative Erhalten der erzielten Korrektur des Intermetatarsalwinkels kritisch. Hilfreich ist ein temporär sichernder K-Draht, der von medial her in das Metatarsale I eingebracht und bis ins Metatarsale II vorgeschoben wird.

Die erzielte Intermetatarsalwinkelkorrektur kann durch ein Mini-TightRope gesichert werden. Die Implantatausrichtung erfolgt von medial-distal nach proximal-lateral ins Metatarsale II, wodurch eine zusätzliche Kompression auf die Osteotomieflächen ausgeübt wird (■ Abb. 4.4).

■ **Abb. 4.6**   Position und anatomische Besonderheiten der von plantar angelegten TMT-Platte. Zu beachten ist die auch in diesem Fall erforderliche Kompressionsschraube von dorsal, die aufgrund des medialen Zugangs perkutan eingebracht wird

4.1.2 Nachbehandlung

Unterschenkelspaltgips bis zur Nahtentfernung, dann geschlossener Unterschenkelgips. Die Mobilisation erfolgt im 3-Punktegang mit Bodenkontakt für 8 Wochen. Die verlängerte Nachbehandlungszeit gegenüber anderen Arthrodesen im Vorfußbereich resultiert aus der beträchtlichen Hebelwirkung des ersten Metatarsale auf den Fusionsbereich.

4.2 Arthrodese des Lisfranc-Gelenks

■ **Prinzip**
Versteifung der Tarsometatarsalgelenke I–IV (TMT-Arthrodesen), ggf. mit Stellungskorrektur. Eine Fixation des Os cuboideum mit dem Metatarsale V wird dabei nicht durchgeführt. Das TMT-Gelenk IV ist nur im Destruktionsfall zu fusionieren.

■ **Indikation**
Posttraumatische Arthrosen bzw. Fehlstellungen des Lisfranc-Gelenks (Luxationstypen I–III), schmerzhafte Arthrosen anderer Genese, rheumatische Arthritis und neuropathische Arthropathie (Charcot-Fuß) bei Diabetes mellitus.

■ **Kommentar**

Die klinischen Resultate von Eingriffen im Bereich des Lisfranc-Gelenks enttäuschen nicht selten die Erwartungen von Arzt und Patient. Eine Dystrophie und/oder ein CRPS I in der Anamnese sind ungünstige Voraussetzungen. Auch das Vorliegen von Komorbiditäten im Fuß- und Zehenbereich beeinflusst das Ergebnis. Postoperativ ist meistens eine orthopädische Schuhzurichtung mit Abrollwiege und Sohlenversteifung erforderlich.

Bei diabetischer Neuroarthropathie kann die Schaukelfußkonfiguration („rocker bottom") durch Keilresektion und aufrichtende Arthrodese korrigiert werden. Plantare Ulzera werden dadurch in der Regel wirksam entlastet, sodass eine spontane Abheilung möglich ist. Bei Rockerbottom-Deformität ist eine additive Achillessehnenverlängerung oftmals eine entscheidende Maßnahme.

Für die Osteosynthese bieten sich Schrauben und spezielle Plattensysteme an. Der Fixateur externe wird praktisch nicht mehr angewandt. Lediglich bei komplexen Fehlformen wie unbehandelten Klumpfüßen erscheint ein Ringfixateur (Ilisarov oder Taylor Spatial Frame) vorteilhaft.

4.2.1 OP-Technik

■ **Lagerung**

Unter Verwendung eines Lagerungskeils unter dem Kniegelenk kann der Fuß plan zum OP-Tisch positioniert werden, was die intraoperative Übersicht und Bildwandlerkontrollen erleichtert.

■ **Zugang**

Zugang über 2 längsverlaufende Hautschnitte: über dem TMT-Gelenk I und zwischen Metatarsale II und III. Wenn auch das TMT-Gelenk IV blockiert werden soll, über dem dritten Metatarsale. Über den Doppelzugang gelingt es, den Bereich der TMT-Gelenke I–IV darzustellen. Alte Narben sind zu respektieren und ggf. zu verwenden. Bei isoliertem Vorgehen an den TMT-Gelenken I und II kann der Hautschnitt auch lateral der EHL-Sehne S-förmig ausgeführt werden, wodurch der Zugang erleichtert und ein weiterer lateraler Zugang vermieden werden kann.

❗ Quere Inzisionen führen beim Erwachsenen häufig zu Wundrandnekrosen und sind daher zu vermeiden.

Vom medialen Schnitt sind die unterschiedlichen Niveaus der TMT-Gelenke I und II gut erreichbar. Auf den Ramus profundus der A. dorsalis pedis im Spatium intermetatarseum I/II ist zu achten. Bis auf eine verstärkte sind allerdings keine Konsequenzen aus einer Verletzung der Arterie zu erwarten.

■ **Reposition und Knochenabtragung**

Erst nach kompletter Entknorpelung und Entfernung von Kallus und Osteophyten sind die Gelenke ausreichend mobilisierbar. Zur erleichterten Mobilisation und plantaren Exposition empfiehlt sich eine Distraktion über einen extraartikulär mit Bohrdraht verankerten Spreizer (Typ Hintermann). Der beachtliche sagittale Höhendurchmesser sowohl der Basis der Metatarsalia als auch der Ossa cuneiformia ist zu berücksichtigen; er ist immer ausgedehnter als erwartet! Die Instabilität bzw. (Sub-)Luxation der Metatarsalia ist meist nach dorsal gerichtet. Knöcherne Prominenzen (Osteophyten, Kallus) werden im Sinne einer Cheilektomie abgetragen. Dies erleichtert die Reposition, und der gewonnene Knochen kann zur Defektauffüllung der Arthrodese herangezogen werden.

■ **Fixation**

Die Osteosynthese erfolgt mit Zugschrauben, die fallspezifisch platziert werden. Eine von medial eingebrachte Schraube an der Basis des Metatarsale I überbrückt das Spatium intermetatarseum I/II und ermöglicht eine Reduktion des intermetatarsalen Winkels (◘ Abb. 4.2). Weitere Schrauben werden an der Basis der Metatarsalia durch eine vorher angelegte Kerbe von distal-dorsal nach plantar-proximal in die Ossa cuneiformia eingebracht(◘ Abb. 4.7). Es ist immer daran zu denken, dass die Form der Ossa cuneiformia eine ausgeprägte Tiefenausdehnung aufweist, sodass eine Neigung der Schrauben von etwa 45° ausreicht. Spezielle Platten stehen für die TMT-Gelenke I–III zur Verfügung, die eine winkelstabile Fixation ermöglichen (◘ Abb. 4.8).

> Die Arthrodese führt zu einer Neuorientierung der Metatarsalköpfchen und ist daher mehrfach vor der definitiven Fixation manuell zu überprüfen. Ziel ist ein physiologisches Quergewölbe. Intraoperative Röntgenkontrollen sind obligat. Sie ermöglichen die Beurteilung der Schraubenlage und des Metatarsalindex (◘ Abb. 4.9), aber leider nicht des Quergewölbes. Ein digitales Abtasten der Metatarsalköpfchenreihe gibt Aufschluss über deren Position.

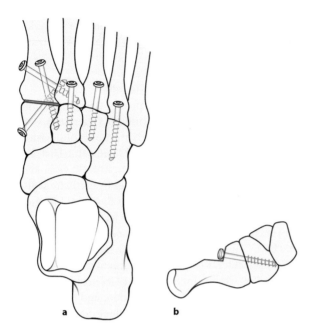

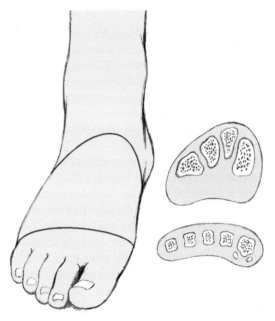

■ **Abb. 4.7**   **a** Bei der Schraubenlage ist die Reduktion des intermetatarsalen Winkels mit der von medial durch das MT I in die Basis des MT II eingebrachten Zugschraube vorrangig. **b** Die Platzierung der Schrauben im Bereich der Metatarsalia wird durch eine Kerbung der Kortikalis deutlich erleichtert

■ **Abb. 4.9**   Quergewölbe in 2 Schnittebenen auf Höhe der Ossa cuneiforma und der Metatarsalregion

Vor Hautverschluss Eröffnung der Blutsperre und Hämostase.

4.2.2   Nachbehandlung

Unterschenkelspaltgips bis zur Nahtentfernung, dann geschlossener Unterschenkelgips für weitere 6 Wochen. Die Mobilisation erfolgt im 3-Punktgang mit Bodenkontakt bis zur 6. Woche, dann nach Röntgenkontrolle Teilbelastung für weitere 2–4 Wochen. Bei unsicherer radiologischer Beurteilbarkeit der Konsolidationsfortschritte empfiehlt sich ein CT.

4.3   Osteotomien der Metatarsalia II–IV

■ **Prinzip**

Osteotomien der Metatarsalia II–V dienen einer Strahlkürzung, der Hebung eines oder mehrerer Köpfchen oder am Metatarsale V auch der Verschmälerung des Vorfußes. Diese subkapital im Schaft- oder Basisbereich durchgeführten Osteotomien ermöglichen eine Anhebung der Metatarsalköpfchen oder eine Angleichung des Metatarsalindex zur Herstellung normaler Belastungsverhältnisse im Vorfußbereich.

■ **Indikationen**

Osteotomien der Metatarsalia werden bei Überlastungsbeschwerden im Bereich des Vorfußes bzw. der Metatarsalköpfchen durchgeführt. Ist das Quergewölbe des Fußes auf

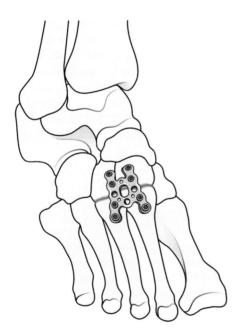

■ **Abb. 4.8**   Für die Lisfranc-Gelenk-Reihe stehen verschiedene Plattensysteme zur Verfügung, die die anatomischen Besonderheiten gut abbilden und in Kombination mit einer Kompressionsschraube stabile Verhältnisse herstellen

Höhe der MTP-Gelenke abgeflacht, so springen die Metatarsalköpfchen nach plantar vor und führen zu schmerzhaften Hyperkeratosen am Vorfußballen („durchgetretener Spreizfuß"). Beim Spreizfuß kann entweder durch Reorientierung des Metatarsale I und evtl. des Metatarsale V oder durch Anheben bzw. Verkürzen der mittleren Metatarsalia, evtl. auch durch Kombination, eine wirksame Entlastung der mittleren Ballenpartie erzielt werden.

Bei Subluxation oder Luxation der MTP-Gelenke mit konsekutiver Zehendeformität ist die Metatarsaleosteotomie entscheidend für die Wiederherstellung der Kongruenz und Biomechanik und hilft, die Zehenfehlstellung zu korrigieren. Posttraumatische Veränderungen am Lisfranc-Gelenk mit plantarer Prominenz einzelner Metatarsalköpfchen können wirksam durch eine isolierte Metatarsaleosteotomie behandelt werden. Beim Hohlfuß stehen die Metatarsalia steil nach plantar, und zusammen mit den Krallenzehenfehlstellungen werden die Metatarsalköpfchen schmerzhaft zum Boden gedrückt, wodurch das plantare Fettpolster atrophiert.

Der gut korrigierbare Spreizfuß bzw. die Spreizfußbildung aufgrund einer Hypermobilität des ersten Strahls zählt nicht zu den Indikationen dieses Eingriffs. Auch sind Metatarsaleosteotomien bei Fußkomplikationen im Rahmen eines Diabetes mellitus kontraindiziert. Vor Durchführung einer Osteotomie ist die Indikation zu überdenken, und Alternativen wie die Rekonstruktion der plantaren Platte bzw. die Wiederherstellung der Muskelbalance zwischen intrinsischer und extrinsischer Muskulatur durch Sehnenverlagerung bzw. Arthrodese des PIP-Gelenks sind zu diskutieren. Seltener kann durch einfaches Remodellieren des deformierten Köpfchens (Köhler II) oder mit einer Kondylektomie (DuVries) bei bereits zerstörten Metatarsalköpfchen das Problem gelöst werden.

■ Kommentar

Die Metatarsalgie stellt eine der häufigsten Beschwerden in der orthopädischen Praxis dar. Im Prinzip könnte jeder Fuß mit diesem Beschwerdebild durch eine orthopädietechnische Maßnahme (Schuh, Einlage etc.) schmerzfrei werden – vorausgesetzt, es besteht eine hohe Patientencompliance für einen permanenten Gebrauch. Aufgrund der Häufigkeit von Vorfußproblemen und ihren komplexen Wechselwirkungen wird eine detaillierte Darstellung vorangestellt:

– Die meist kombinierten Deformitäten erfordern grundsätzlich eine Mitbeurteilung des ersten Strahls. Eine vertikale Instabilität am TMT-Gelenk I muss vorrangig behandelt werden.
– Nach operativer Reorientierung am ersten Strahl ist oftmals kein weiterer Eingriff an den Metatarsalia II–IV erforderlich.

– Nach Ruptur der plantaren Platte im Bereich der MTP-Gelenke II–IV resultiert eine Zehendeformität aufgrund zunehmender (Sub-)Luxation des Zehengrundgelenks, zuerst am zweiten und folgend an weiteren Strahlen.
– Überlängen einzelner Metatarsalia sollten isoliert osteotomiert werden. Oftmals sind Osteotomien aller Metatarsalia II–IV erforderlich, um das Vorfußalignement zu normalisieren und das Auftreten von Transfermetatarsalgien zu vermeiden.
– Der Metatarsalindex wird als korrekt angesehen, wenn Metatarsale I und II die gleiche Länge aufweisen (Index plus/minus) und die Strahlen III–V absteigend um 3 mm kürzer werden (◘ Abb. 4.10).
– Das fünfte Metatarsale ist deutlich kürzer und beweglicher. Eine Metatarsalgie ist praktisch unbekannt. Osteotomien können vor allem im distalen Bereich gut dosiert werden.
– Zu beachten ist, dass das Korrekturausmaß umso ausgeprägter ausfällt, je weiter proximal die Osteotomie bei gleicher Abwinkelung durchgeführt wird. Damit wird natürlich auch das Fehlerpotenzial vergrößert.
– Moderne stabile Minimalosteosynthesen ermöglichen eine frühfunktionelle Nachbehandlung.

> Nach einer Osteotomie, die das Höhenverhalten des Metatarsalköpfchens verändert, kann durch Palpation von plantar gut seine Position im Vergleich zu den Nachbarmetatarsalia beurteilt werden.

4.3.1 Helal-Osteotomie

■ Indikation

Zentrale Metatarsalgie und Überlänge der Metatarsalia II–IV. Diese Osteotomie wird auch „selbst justierend" genannt. Sie ist in ihrem Korrekturausmaß schwierig zu dosieren. Da sie nicht fixiert wird, weist sie eine hohe Pseudarthrosenrate auf. Das verlassen geglaubte Verfahren erlebt derzeit eine fragwürdige Renaissance. Der Vollständigkeit halber wird kurz auf dieses Verfahren eingegangen.

OP-Technik

■ Lagerung

Optional kann ein Beinhalter verwendet werden, damit die Lage- und Längenbeziehung klinisch wie radiologisch leichter beurteilt werden können.

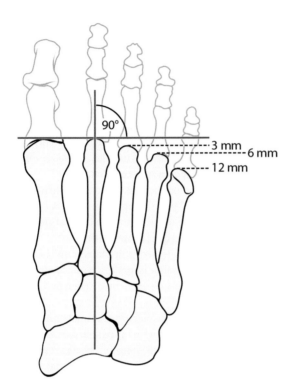

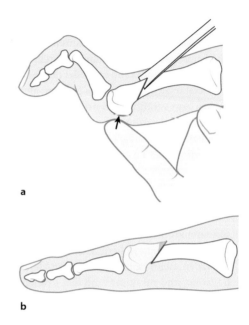

Abb. 4.12a,b   Durch Druck von plantar und Verwendung eines Meißels in der Osteotomie kann diese gut „entwickelt" werden (**a**). Der dorsale Überstand wird abgetragen (**b**)

Abb. 4.10   Metatarsalindex und Zehenalignement: In der Fußebene wird senkrecht auf die Längsachse des Metatarsale II eine Gerade auf Höhe der Metatarsalköpfchens (Gelenkfläche) gezogen. Trifft diese das Metatarsale I, liegt ein Index plus vor. Trifft diese Senkrechte das MT-I nicht, so besteht ein Index minus. Liegen die Gelenkflächen des ersten und zweiten MTK –wie dargestellt – auf der gleichen Höhe, so besteht ein Index plus/minus. Bei den Metatarsalia II–IV gilt eine jeweils um 3 mm absteigende Länge als anatomisch normal. Das fünfte MT springt in der Reihe deutlich mehr zurück

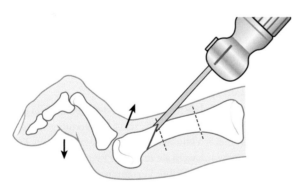

Abb. 4.11   Metatarsaleosteotomie nach Helal mit Schnittführung von dorsal-proximal nach distal-plantar. Die Osteotomie beginnt im Übergang vom mittleren zum distalen Drittel; damit ist sichergestellt, dass das Metatarsalköpfchen nicht tangiert wird

■ **Zugang**

Bei Korrektur der drei mittleren Metatarsalia werden ein Hautschnitt längs zwischen drittem und viertem und ein Hautschnitt direkt über dem zweiten Metatarsale in Längsrichtung ausgeführt. Bei Korrektur nur eines Strahls jeweils direkt über diesem und bei 2 Osteotomien zwischen den

beiden. Die Lage des Hautschnitts orientiert sich an der Lokalisation der Osteotomie, wobei die schräge Richtung der Osteotomie einkalkuliert werden muss (■ Abb. 4.11).

Nach dem Hautschnitt wird unter Schonung der längsverlaufenden Gefäße und der Nn. digitales communes auf die Strecksehnen eingegangen. Subperiostales Umfahren des Metatarsale und weitere Exposition plantar mit zartem Raspatorium oder Dissektor und folgendem Einsetzen zweier Hohmann-Retraktoren. Nun kann entsprechend der Planung bzw. der gewählten Osteotomie mit einer oszillierenden Säge (Sägeblattbreite sollte etwa dem Durchmesser des Metatarsale entsprechen) der Schnitt ausgeführt werden.

■ **Osteotomie**

Die Schnittführung der Schrägosteotomie nach Helal verläuft von proximal-dorsal nach distal-plantar und wird am Übergang vom mittleren zum distalen Drittel begonnen (■ Abb. 4.11). Nach Osteotomie ist durch Einführen eines Meißels die Osteotomie zu mobilisieren, um den gewünschten Gleiteffekt des distalen Fragments nach proximal-dorsal einzuleiten. Dies wird zusätzlich durch Druck von plantar unterstützt (■ Abb. 4.12).

4.3.2 Basale Osteotomie

■ **Indikation**

Osteotomien der Metatarsalia ohne gleichzeitigen Eingriff an den MTP-Gelenken bei Vorliegen einer Metatarsalgie (z. B. Hohlfuß).

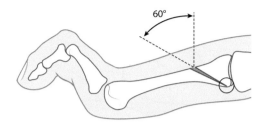

Abb. 4.13 Basale MT-Osteotomie mit subtotalem Schnitt im proximalen MT-Bereich

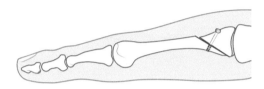

Abb. 4.14 Einstauchen der Osteotomie und Fixieren mit einer Schraube

OP Technik

- **Lagerung und Zugang**

Wie in ▶ Abschn. 4.3.1 beschrieben (⊡ Abb. 4.11).

- **Osteotomie**

Ein von proximal dorsal nach distal plantar gerichteter subtotaler Sägeschnitt mit einem dicken Sägeblatt (1–1,5 mm) ermöglicht bereits durch Einstauchen der unvollständigen Osteotomie eine beträchtliche anhebende Korrektur. Bei größerem Korrekturbedarf ist eine subtotale Knochenkeilentnahme vorzunehmen (⊡ Abb. 4.13). Zu beachten ist die beträchtliche Höhe der Metatarsalia an ihrer jeweiligen Basis (entsprechend seinem cuneiformen Gelenkpartner), wodurch das plantare Umfahren mit Hohmann-Retraktoren erschwert sein kann.

- **Fixation**

Nach Einstauchung der Osteotomieflächen wird eine Kleinfragment- oder Spin-off-Schraube zur Fixation möglichst senkrecht zur Osteotomieebene eingebracht (⊡ Abb. 4.14).

4.3.3 Verkürzung und Verlängerung

- **Indikation**

Eine isolierte Verkürzung oder Verlängerung eines Metatarsale ist bei posttraumatischen Veränderungen oder Brachymetatarsie indiziert.

OP Technik

- **Lagerung und Zugang**

Wie in ▶ Abschn. 4.3.1 beschrieben (⊡ Abb. 4.11).

- **Osteotomie**

Bei der (angeborenen) unproportionierten Länge eines Metatarsale (Brachymetatarsie) kann das Alignement dadurch hergestellt werden, dass ein benachbartes Metatarsale etwas zylindrisch verkürzt und das Segment unter Verlängerungseffekt in das zu kurze benachbarte Metatarsale interponiert wird. Die Fixation erfolgt mit Minifragmentplatte oder Kirschner-Draht-Fixation, letzteres mit dem Nachteil einer transartikulären Positionierung.

4.3.4 Weil-Osteotomie

- **Indikation**

Eine Indikation besteht für die Metatarsalgie sowie für die Überlänge einzelner Metatarsalia. Diese intraartikuläre Osteotomieform stellt die heute favorisierte Technik an den Metatarsalia II–IV dar. Durch die Lage der Osteotomie wird das distale Segment bei Fußbelastung fixiert. Das Vefahren nach Weil erlaubt daher eine gute minimalosteosynthetische Stabilisation. Die erforderliche Gelenkeröffnung ist bei ohnehin begleitendem Weichteileingriff wegen (Sub-)Luxation des Zehengrundgelenks ideal.

OP Technik

- **Lagerung und Zugang**

Wie in ▶ Abschn. 4.3.1 beschrieben (⊡ Abb. 4.11). Bei Kontraktur wird die Strecksehne initial Z-förmig verlängert, ansonsten wird sie zur Seite gehalten.

- **Gelenkpräparation**

Die Gelenkkapsel wird längs eröffnet und das MT-Köpfchen bei maximaler Plantarflexion der Zehe exponiert. Bei luxiertem Zehengrundgelenk wird eine primäre Seitenbanddurchtrennung neben der z-förmigen Verlängerung der Strecksehne erforderlich – dies um gut exponieren und effektiv reponieren zu können. Unmittelbar subkapital werden 2 Hohmannretraktoren gesetzt, und das Metatarsale wird plantar umfahren.

- **Osteotomie**

Die Osteotomie wird von distal-dorsal nach plantar-proximal so ausgeführt, dass gerade noch im knorpeltragenden Bereich begonnen wird (⊡ Abb. 4.15). Die Osteotomieebene sollte dabei möglichst parallel zur Bodenbelastungsebene gesetzt werden. Dies führt (vor allem am III. und IV. Metatarsale, die stärker plantarwärts gerichtet sind) zu mitunter langen Osteotomiestrecken von 2–2,5 cm.

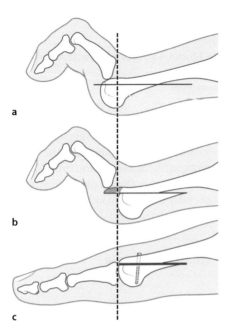

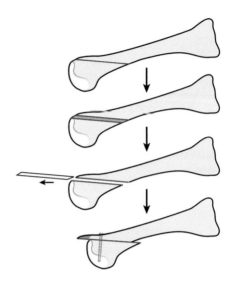

☐ Abb. 4.15a–c   Die MT-Osteotomie nach Weil ist ein intraartikuläres Verfahren. Der Osteotomieschnitt beginnt im knorpeligen Anteil des dorsalen Köpfchens und wird möglichst parallel zur gedachten Auftrittsfläche bis in das distale Schaftdrittel vollendet (**a**). Nach Verschiebung des Köpfchenfragments nach proximal verbleibt ein Überstand (**b**). Dieser wird nach Fixation der Osteotomie mit einer Twist-off-Schraube (**c**) mit einem zarten Luer abgetragen

☐ Abb. 4.16   Durch einen parallelen Schnitt 1–2 mm von der Osteotomie entfernt kann eine Knochenscheibe entnommen und damit eine deutliche Hebung des Metatarsalköpfchens bewirkt werden. Dabei ist jeweils zusätzlich die Stärke des Sägeblatts zu berücksichtigen

Nach der Osteotomie kommt es zu einer spontanen Verschiebung des Kondylus nach proximal. Falls das nicht der Fall ist, muss mit einem Meißel proximal ein Verhaken der Osteotomie gelöst werden. Das Ausmaß der Verschiebung lässt sich am Überstand des dorsalen Metatarsaleteils gut ablesen. Im Zweifel kann eine intraoperative Bildgebung erfolgen. Eine Orientierung betreffend adäquater Verkürzung gibt der Vergleich mit der ursprünglich verkürzten Länge der Zehe infolge einer evtl. Luxation im MP-Gelenk der betreffenden Zehe.

■ **Fixation**
Zur Fixation der Weil-Osteotomie wird eine Spin- oder Snap-off-Schraube verwendet, die wie ein K-Draht ohne Vorbohren und ohne Gewindeschneiden angewendet werden kann.

> Die Überprüfung einer möglichen Schraubenüberlänge kann visuell oder durch Verwendung eines Dissektors im Gelenk tastend erfolgen. Eine Schraubenprominenz ist zu vermeiden. Durch die flächige Belastung der „horizontalen" Osteotomie ist eine Verschiebung der Osteotomieflächen bei dieser Art von Minimalosteosynthese nicht zu erwarten.

> Der erste Schnitt sollte nur subtotal ausgeführt werden, um ein vorzeitiges spontanes Verschieben des Köpfchens zu unterbinden. Erst nach dem vollendeten zweiten Schnitt wird der erste Schnitt komplettiert.

4.3.5   Varianten der Weil-Osteotomie

Durch die nicht immer realisierbare Osteotomie parallel zur Auftrittsfläche kommt es zwar regelhaft zu einer Verkürzung, nur selten aber zu einer realen Hebung des Metatarsalköpfchens. In diesen Fällen wird eine Variante der Weil-Osteotomie vorgeschlagen.

■ **Scheibenentnahme**
Für eine wirksame Anhebung des Metatarsalköpfchens wird bei der Osteotomie ein paralleler weiterer Schnitt ausgeführt, um eine Scheibe von 1,5–2 mm Stärke zu bilden. Daraus resultiert eine kalkulierbare Hebung des Metatarsalköpfchens (☐ Abb. 4.16).

■ **Keilentnahme**
Im Rahmen der aseptischen Metatarsalköpfchennekrose (Freiberg-Köhler) kann auch eine Keilentnahme mit dorsaler Basis erfolgen (☐ Abb. 4.17). Bei gewünschter

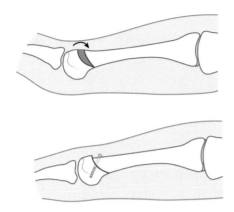

Abb. 4.17 Bei Entnahme eines dorsalen Keils oder Trapezes werden intakte Knorpelareale in die Artikulationszone transferierte

Verkürzung muss ein trapezförmiger Anteil entfernt werden, da die Osteotomieflächen nicht verschoben werden. Die herumgeschwenkte Knorpelzone ist der neue Kondylenbereich und schafft wieder eine weitgehend kongruente Artikulation.

■ Triple-Weil-Metatarsaleosteotomie

Hierbei wird der Effekt der kontrollierten Verkürzung und Hebung genutzt. Es wird in einem 45°-Winkel osteotomiert. Im Ausmaß der gewünschten Verkürzung wird ein senkrecht auf die Belastungsebene angelegter Schnitt proximal der Osteotomie ausgeführt. Dieser erreicht etwa im oberen bis mittleren Drittel den Osteotomiespalt, und der gewonnene Keil kann entnommen werden. Anschließend wird an der Ansatzstelle des zweiten Schnittes unter guter Sicht parallel zum ersten Schnitt osteotomiert. Die Kompression der Osteotomieflächen wird durch Spin-off-Schraube erreicht (■ Abb. 4.18).

> Die etwas steilere Osteotomieebene verlangt eine flachere Positionierung der Kompressionsschraube. Durch die unter Belastung auftretende interfragmentäre Kompression ist keine Instabilität der Osteosynthese zu erwarten, und eine sofortige Belastbarkeit ist gegeben. Am deutlich proximal im Schaftbereich liegenden Eintrittspunkt der Schraube empfiehlt es sich, mit einem 1,2-mm-K-Draht vorzubohren und erst dann die Spin-off-Schraube einzubringen.

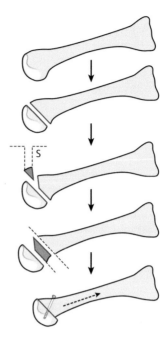

Abb. 4.18 Bei der Triple-Weil-Osteotomie verläuft die Osteotomierichtung im 45°-Winkel zur MT-Achse. Der zweite Schnitt ist ein Hilfsschnitt und definiert das Ausmaß der gewünschten Verkürzung (S), die mit dem dritten Schnitt unter Sicht hergestellt wird. Dann kann die Osteotomie geschlossen und mit einer Spin-off-Schraube gesichert werden. Aufgrund der mehr proximalen Schraubenposition sollte die Kortikalis vorher mit einem K-Draht angebohrt werden

4.3.6 Nachbehandlung

Aktive und passive Bewegungsübungen unmittelbar postoperativ. Der Bodenkontakt der Zehen ist anzustreben. In den ersten 4 Wochen ist ein Hallux-valgus-Nachbehandlungsschuh (versteifte Sohle) zu empfehlen, bei persistierender Schwellung auf 6 Wochen prolongiert. Eine häufige Komplikation nach Weil-Osteotomie stellt der „floating toe" dar, der nur durch frühe und konsequente Plantarflexion vermieden werden kann. Varianten der OP-Technik reduzieren dieses Risiko deutlich und sind bei Weil-Osteotomien zur Hebung/Verkürzung praktisch nicht mehr anzutreffen.

> Ein redressierender Pflasterzügelverband kann konsequent angewandt die dorsal gerichtete Kontrakturneigung reduzieren (■ Abb. 4.19).

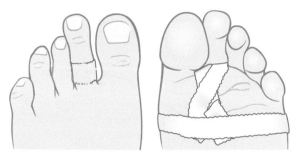

◘ **Abb. 4.19** Redressierende Pflasterzügelung zur Vermeidung des Auftretens eines „floating toe". Dabei wird ein Leukoplaststreifen mittig auf etwa einem Drittel seiner Länge mit einem weiteren Leukoplaststreifen beklebt. Dieser Streifen kann nun gut an der operierten Zehe positioniert, im Bedarfsfall verschoben bzw. korrigiert werden. Dann wird er mit seinem klebenden Anteil an der Fußsohle fixiert und mit einem queren Pflasterstreifen gesichert

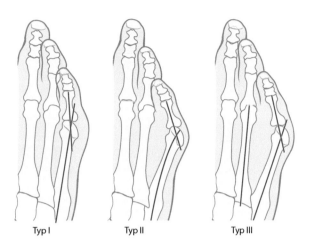

◘ **Abb. 4.20** Die 3 Formen der Kleinzehendeformitäten. Mit Pseudoexostose und Zehenfehlstellung (Typ I), MT-V-Varus im distalen MT-Bereich (Typ II) und mit vermehrtem intermetatarsalem Winkel IV/V (Typ III)

4.4 Osteotomie des Metatarsale V

■ **Prinzip**

Vorfußverschmälerung im Bereich des Metatarsale V bzw. in dessen Zehengrundgelenksbereich durch eine nach medial gerichtete Translation. Die gewählte Art und Höhe der Osteotomie richten sich nach der Form der Deformität.

■ **Indikation**

Spreizfuß mit Schuhkonflikt über dem Metatarsalköpfchen V. Vor allem modische Schuhe lassen der Kleinzehe wenig Raum, und es besteht die Gefahr eines „tailor bunion". Zur Therapieplanung muss zwischen 3 Formen der Kleinzehendeformität unterschieden werden (◘ Abb. 4.20):

— Typ I: vergrößertes und prominentes Metatarsalköpfchen mit Bursitis
— Typ II: laterale Abweichung des Metatarsale im distalen Bereich
— Typ III: vergrößerter Intermetatarsalewinkel IV/V über 8–10° (Digitus quintus varus)

Bei Druckulzerationen am lateralen Fußrand, z. B. infolge Diabetes, sind andere Maßnahmen angezeigt (▶ Abschn. 9.2.2)

■ **Kommentar**

Die Osteotomie am fünften Strahl stellt ein effizientes Verfahren zur Schmerzbehebung auf Höhe des prominenten Köpfchens dar, wovon besonders auch junge Patienten profitieren können. Bei Vorliegen eines Weichteildefekts im Köpfchenbereich und Ulzerationen bei diabetischem Fußsyndrom sollte das Metatarsalköpfchen großzügig reseziert werden. Selbst der diaphysäre Bereich kann einbezogen

werden, da eine Überlastung durch den flächigen Bodenkontakt des restlichen Metatarsale V nicht zu erwarten ist.

4.4.1 OP-Technik

■ **Zugang**

Dorsolateraler Hautschnitt, um eine spätere Narbenirritation zu vermeiden, etwa 4 cm lang, das MTP-Gelenk nach distal nur knapp überschreitend. Inzision des Periosts und der Gelenkkapsel und Abschieben mit einem zarten Raspartorium. Umfahren mit 2 Hohmann-Retraktoren.

■ **Osteotomie und Fixation**

■ ■ **Typ-I-Deformität**

Bei nur prominentem Metatarsalköpfchen V wird die Pseudoexostose subtotal mit der oszillierenden Säge entfernt (◘ Abb. 4.21). Dies belässt genügend Knochensubstanz, um optional im Anschluss eine subkapitale Verschiebeosteotomie durchführen zu können (Typ Chevron, Bösch etc.).

Bösch-Osteotomie Nach subkapitaler Osteotomie mit medialer Verschiebung des Köpfchens wird dieses mit einem distal am Köpfchen paraossär lateral eingebrachten K-Draht fixiert, der proximal intramedullär in das Metatarsale vorgetrieben wird. Der Drahtüberstand wird gekürzt.

Chevron-Osteotomie Nach Abtragen der unterschiedlich ausgeprägten Pseudoexostose wird am Übergang vom oberen zum mittleren Drittel des Köpfchens ein K-Draht (Stärke 1,0) quer von lateral nach medial eingebracht. Die Osteotomieebene orientiert sich an der Fußlängsachse und

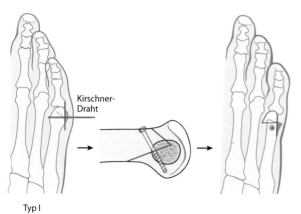

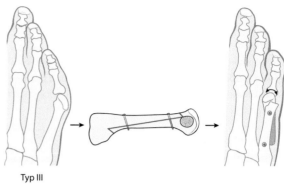

Typ I

Typ III

◻ **Abb. 4.21** Chevron-Osteotomie für Typ-I-Fehlstellung: Die subtotale Abtragung der Pseudoexostose ermöglicht theoretisch auch ein größeres Korrekturpotenzial durch Erhalt der maximalen MTK-Breite

◻ **Abb. 4.23** Lange Schrägosteotomie zur Korrektur einer Typ-III-Fehlstellung: Eine Scarf-Osteotomie schafft stabile Verhältnisse. Bei großem Korrekturbedarf sollte eine Segmentresektion erfolgen – dies erleichtert die Verschiebung und ermöglicht eine zusätzliche Drehung

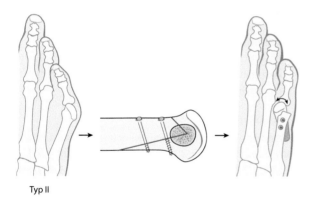

Typ II

◻ **Abb. 4.22** Typ-II-Fehlstellung: Vorgehen wie in ◻ Abb. 4.21, nur mit längerem plantaren Schenkel, wodurch zusätzlich in der Osteotomie gedreht werden kann. Dies ermöglicht, Typ-II-Fehlstellungen mit größerem Varus zu korrigieren

■ ■ **Typ-II-Deformität**

Das Vorgehen gleicht dem bei Typ I. Ein längerer plantarer Schenkel erweitert das Korrekturpotenzial durch kombinierte Translation und Schwenkung (◻ Abb. 4.22).

■ ■ **Typ-III-Deformität**

Besteht ein ausgeprägter Digitus quintus varus ist eine langstreckige Schrägosteotomie für den Korrekturschwenk ideal. Hinsichtlich der Stabilität ist eine Scarf-Osteotomie vorzuziehen (◻ Abb. 4.23).

■ ■ **Schwenkosteotomie**

Die Osteotomie erfolgt von distal-dorsal nach plantar-proximal und erlaubt eine großzügige Korrektur aufgrund der großflächigen Osteotomie. Die Fixation erfolgt mit 2 Minifragment- oder Spin-off-Schrauben. Bei allen Formen der Korrektur erfolgt eine Raffnaht der Kapsel, optional mit Abduktorraffung (◻ Abb. 4.23).

4.4.2 Nachbehandlung

Hallux-valgus-Nachbehandlungsschuh (steife Sohle) für 6 Wochen. Bei K-Draht-Fixation Entfernung der Drähte nach 4 Wochen.

nicht an der Metatarsale-V-Richtung. Dieser dient als Führungsdraht für den Sägeschnitt der V-förmigen Osteotomie. (◻ Abb. 4.21) Die Osteotomie weist 2 unterschiedlich lange Schenkel auf. Die Dosierung der Translation des Köpfchens nach medial erfolgt entsprechend der gewünschten Korrektur. Die Fixation mit Spin-off-Schraube oder K-Draht von proximal nach distal sichert das Resultat.

4.5   Tarsusosteotomie

■ Prinzip

Das durch komplexe Fehlstellungen von Gelenken und Fuß-
knochen überhöhte Fußlängsgewölbe wird durch Korrekturmaßnahmen an einer oder mehreren Lokalisationen der
Norm angenähert.

■ Indikationen

Beim Hohlfuß handelt es sich um ein erworbenes Leiden,
das meist durch neurologische Leiden verursacht wird.
Typisch ist die Progredienz, die bei der Therapieplanung
berücksichtigt werden sollte. Die Komplexität des neuropathischen Cavovarus-Fuß erfordert eine differenzierte
Vorgehensweise. Die verschiedenen Operationsarten und
Begleiteingriffe richten sich nach der Art der Deformität
und werden an anderer Stelle beschrieben. Die nachfolgenden Ausführungen stellen Möglichkeiten des Vorgehens dar.

■ Weichteiltechniken

Beim noch flexiblen Hohlfuß bieten sich Weichteiltechniken an:

— Zur Herstellung des muskulären Gleichgewichts kann
eine Plantarfasziektomie und ein Transfer der langen
Peronealsehne auf die kurze durchgeführt werden.
— Für begleitende Zehendeformitäten bietet sich der
„flexor to extensor transfer" (Girdlestone-Taylor,
▶ Abschn. 6.6) an.
— Auch die Achillessehnenverlängerung kann Teil der
komplexen Korrektur eines Hohlfußes sein und wird
gelegentlich im Verlauf der Operation bedarfsgerecht
eingesetzt (▶ Abschn. 3.2.2).
— Die Kombination mit einer Verlagerung der Extensor-
hallucis-longus-Sehne auf das Metatarsalköpfchen
I mit IP-I-Arthrodese hilft vor allem, die Mallet-
Bildung an der Großzehe zu vermeiden (Jones-
Suspension, ▶ Abschn. 3.6).
— Beim Ballenhohlfuß ist eine an der Basis des
Metatarsale I anhebend wirkende Osteotomie
gelegentlich ausreichend (▶ Abb. 4.13 und
▶ Abb. 4.14). Die begrenzte Indikation dazu wird
durch den nachfolgenden Test gestellt.

■ Coleman-Brettchentest

Durch Unterlegen der Metatarsalköpfchen II–V mit einem
Brettchen wird der erste Strahl druckentlastet, die supinatorische Aufbiegung des Vorfußes geht zurück, der gesamte
Fuß stellt sich unter Korrektur des Fersenvarus physiolo-
gisch ein (▶ Abb. 4.24). Der Test zeigt, dass der Rückfußvarus durch die fixierte Steilstellung des ersten Strahls erzwun-
gen wird. Die Indikation zur elevierenden Strahl-I-Osteo-
tomie ist damit bestätigt. Verbleibt der Rückfuß im Varus,
ist ein isolierter Eingriff am ersten Strahl nicht ausreichend
und ein knöcherner Eingriff am Rückfuß notwendig.

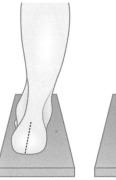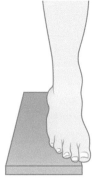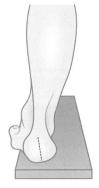

■ Abb. 4.24   Coleman-Test: Der Fersenvarus
ist nach Entlastung des ersten Strahls korrigiert

■ Knöcherne Eingriffe am Tarsus

— Valgisierende Osteotomie des Kalkaneus zur
Behebung des Rückfußvarus, dies in Kombination mit
einer elevierenden Osteotomie des ersten Strahls
— keilförmige oder sphärische Osteotomien der
Fußwurzelknochen (Cole, Japas)
— korrigierende Triple-Arthrodese nach Lambrinudi
(▶ Abschn. 2.10.3)

■ Kommentar

Es handelt sich um große Eingriffe mit langer Rehabilita-
tionsdauer. Prinzipiell wird immer zuerst der Fuß mit der
stärkeren Deformität operiert. Ein simultanes beidseitiges
Vorgehen ist nicht empfehlenswert.

4.5.1   OP-Technik

Keilosteotomie aus dem Tarsus.

■ Zugang

Ein 7 cm langer zentraler Hautschnitt am Dorsum pedis
ermöglicht eine übersichtliche Exposition (▶ Abb. 4.25).
Ergänzend kann präliminär eine Durchtrennung der Plantarfaszie erfolgen (▶ Abb. 4.26). Dazu wird im unbelasteten
mittleren Sohlenbereich direkt über der kontrakten Plantarfaszie eingegangen und unter Sicht nur die Faszie quer bis
zu ihrer fühlbaren Entspannung disziiert.

■ Osteotomie

Nach Freilegen des Os cuboideum lateral, der Ossa cuneiformia und des Os naviculare auf dem Fußrücken wird
zunächst die Osteotomie mit einem Lambott-Meißel senkrecht zum Fuß markiert. Unter Bildwandlerkontrolle
werden 2 K-Drähte eingebohrt, die den geplanten Resek-
tionskeil einschließen. Enlang dieser Führungsdrähte wird
innen die keilförmige Resektion von Teilen des Os naviculare und der Ossa cuneiformia mit der oszillierenden Säge

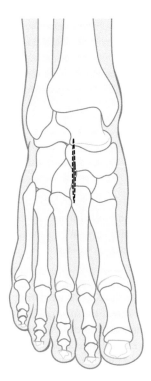

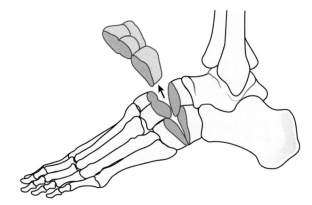

☐ **Abb. 4.27**   Keil- bis trapezförmige Knochenentnahme aus dem Tarsus

begonnen und subtotal ausgeführt. Die Osteotomie wird mit Meißelschlägen vervollständigt. Knochenfragmente bzw. Teile der Fußwurzelgelenke werden entfernt (☐ Abb. 4.27). Besteht neben dem Hohlfuß noch ein Vorfußadduktus/-varus, muss lateral mehr Knochen reseziert werden.

> Ist die Korrektur der Fehlstellung nach Knochenkeil-resektion aufgrund rigider Weichteile trotz Plantarfas-zienresektion nicht ausreichend möglich, hilft eine erweiterte trapezförmige Nachresektion.

☐ **Abb. 4.25**   Zentraler Zugang am Fußrücken

■ Osteosynthese

In der gewünschten Korrekturposition werden nun die Osteotomieflächen aufeinandergedrückt und mit Knochenklammern, Schrauben oder Platte fixiert (☐ Abb. 4.28). Bei ausgeprägter Hohlfußbildung führt eine derart resezierende Osteotomie aus dem Tarsus zu einer massiven Verkürzung des Fußes. Das Verfahren nach Japas, bei welchem die Tarsusosteotomie v-förmig nach distal offen ausgeführt und der distale Anteil nach dorsal verschoben wird, führt zu einer weniger ausgeprägten Verkürzung.

4.5.2 Nachbehandlung

Postoperativ bis zur Nahtentfernung Spaltgipsversorgung und anschließend für 4–6 Wochen Mobilisation im geschlossenen Unterschenkelgips ohne Belastung. Danach findet ein Walker-Stiefel Anwendung.

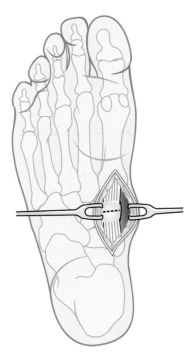

☐ **Abb. 4.26**   Plantarfasziendurchtrennung gedeckt oder offen

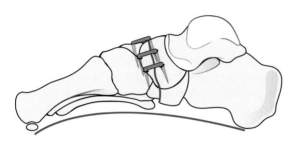

□ Abb. 4.28   Adaptation der Osteotomieflächen und Osteosynthese mit Schrauben oder Klammern

4.6   Resektion der Metatarsalköpfchen

■   **Prinzip**

Die Metatarsalköpfchenresektion findet bei voraussichtlichem Versagen gelenkerhaltender Eingriffe als Salvage-Prozedere Einsatz.

■   **Indikation**

Der rheumatische Spreizfuß mit mehr als 50 %iger Köpfchendestruktion, endgradige aseptische Osteonekrose und das Malum perforans beim diabetischen Fußsyndrom stellen klare Indikationen für die Metatarsalköpfchenresektion dar. Auch Patienten mit im orthopädischen Schuh schwer versorgbaren degenerativ verursachten Deformitäten oder Low-demand-Patienten profitieren von einer Metatarsalköpfchenresektion. Schließlich ist es eine Salvage-Operation bei multipel voroperierten MTP-Gelenken.

■   **Kommentar**

Die Chirurgie des rheumatischen Spreizfußes verfolgt heute den Trend, Metatarsalköpfchen erhaltend vorzugehen. Dazu eignen sich die Modifikationen der Weil-Osteotomie (□ Abb. 4.16 und □ Abb. 4.18, ▶ Abschn. 4.3.4) und die Arthrodese des Großzehengrundgelenks (▶ Abschn. 5.4). Dabei wird der Stabilitätsgewinn des MTP-Komplexes über den Erhalt der Gelenkfunktion gestellt. Der plantare Zugang ermöglicht einerseits die Resektion ausgeprägter Schwielen oder Ulzera, andererseits werden durch die nachfolgende

Dermodese sowohl das Fettpolster als auch die Zehen nach plantar gezügelt. Alternativ und bei Revisionseingriffen mit vorliegender Narbe ist ein dorsaler Zugang möglich. Dieser erfolgt wie beim Primäreingriff an den MTP-Gelenken. Der Nachteil ist der Wegfall der plantaren Weichteilkorrektur durch die Dermodese.

4.6.1   OP-Technik

■   **Lagerung**

In Rückenlage wird der Fuß auf dem OP-Tisch weit distal gelagert, sodass die Fußsohle die Tischkante überragt. Durch Unterlegen der Ferse mit einer Rolle kann bequem auf die Sohle eingegangen werden.

■   **Zugang**

Zur Resektion der MTK II–V wird ein plantarer Hautschnitt vorgenommen, im Ausmaß je nach Pathologie, mit nach proximal gerichteten seitlichen Ausläufern vom Spatium I/II bis zum Metatarsalköpfchen V. Dabei sollte der hauptbelastete Anteil mit Schwielen oder Ulzera sichelförmig mitexzidiert werden, um Übersicht zu schaffen (□ Abb. 4.29). Von den Hauträndern kommend wird das Unterhautgewebe abpräpariert, und ausgeprägte Bursen werden mitreseziert.

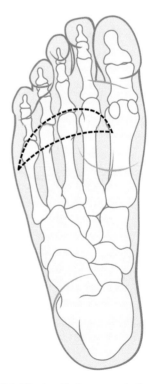

□ Abb. 4.29   Sichelförmiger Hautzugang unter Resektion der Schwielen und Ulzera

■ **Gelenkpräparation**

Die langen Beugesehnen werden dargestellt; entweder sind sie anatomisch korrekt gelegen oder luxiert: Ohne Luxation werden sie längs gespalten. Das nun sichtbare Metatarsalköpfchen wird subkapital mit 2 Hohmann-Haken umfahren und mit der oszillierenden Säge an dieser Stelle abgetrennt.

> Die Metatarsalia weisen nach Osteotomie einen dreieckigen Querschnitt auf, dessen plantarer First ausgeprägte Beschwerden verursachen kann. Dem muss durch Abtragen und Abrunden abgeholfen werden.

■ **Resektions-Osteotomien**

Bei den Osteotomien II–V ist auf die korrekte Längenbeziehung (MT-Index) zu achten: vom zweiten zum fünften Metatarsale gering absteigende Länge, die digital durch den Zugang oder durch maximale Flexion der Zehen von dorsal durch die Haut getastet und visualisiert werden kann. Gegebenenfalls Bildwandlerkontrolle. Optional kann eine Transfixation der versorgten Strahlen mit K-Drähten (Stärke 1,4) durchgeführt werden (■ Abb. 4.30, ■ Abb. 4.31).

> Die Verwendung von beidseitig spitzen K-Drähten ermöglicht eine retrograde und dann anterograde Applikation.

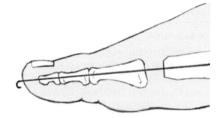

■ **Abb. 4.31** Optionale K-Draht-Fixation zur Erzielung stabiler narbiger Verhältnisse nach Köpfchenresektion

■ **Wundverschluss**

Naht der gespaltenen Beugesehne. Naht der Haut unter Verkürzung mit gewünschtem Dermodeseeffekt. Begleitende Zehendeformitäten können nachfolgend korrigiert werden.

4.6.2 Nachbehandlung

Wenn ein K-Draht Anwendung findet, so ist dieser nach 3 Wochen zu entfernen. Ein Standard-Hallux-valgus-Nachbehandlungsschuh (steife Sohle) ist für 6 Wochen indiziert. Bei begleitender Arthrodese des Großzehengrundgelenks wird aufgrund der meist vorliegenden Osteoporose eine Gehgipsversorgung für 6 Wochen empfohlen.

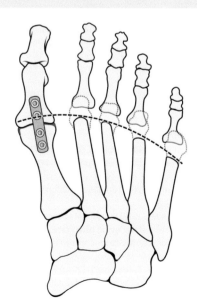

■ **Abb. 4.30** In der Regel wird heute der erste Strahl mit einer Arthrodese vom separaten dorso-medialen Zugang versorgt. Das Alignement nach Resektion der Metatarsalköpfchen II–V ist zu beachten!

Literatur

Literatur zu ▶ Abschn. 4.1

Espinosa N, Wirth SH (2011) Tarsometatarsal arthrodesis for management of unstable first ray and failed bunion surgery. Foot Ankle Clin 16 (1): 21–34

Faber FW, Mulder PG, Verhaar JA (2004) Role of first ray hypermobility in the outcome of the Hohmann and the Lapidus procedure. A prospective, randomized trial involving one hundred and one feet. J Bone Joint Surg 86-A (3): 486–95

Myerson MS, Badekas A (2000) Hypermobility of the first ray. Foot Ankle Clin 5 (3): 469–84

Lapidus PW (1934) Operative correction of the metatarsus varus primus in hallux valgus. Surg Gynecol Obstet 58: 183–191

Maceira E, Monteagudo M (2014) Transfer metatarsalgia post hallux valgus surgery. Foot Ankle Clin 19 (2): 285–307

Myerson MS, Badekas A (2000) Hypermobility of the first ray. Foot Ankle Clin 5 (3): 469–484

Wood EV, Syed A, Geary N (2009) Clinical tip: the reverse Coleman block test radiograph. Foot Ankle Int 30 (7): 708–10

Literatur zu ▶ Abschn. 4.2

Boffeli TJ, Pfannenstein RR, Thompson JC (2014) Combined medial column primary arthrodesis, middle column open reduction internal fixation, and lateral column pinning for treatment of Lisfranc fracture-dislocation injuries. J Foot Ankle Surg 53 (5): 657–63

Brosky TA 2nd, Mann JJ, Dunn SP, Gonzalez GW (2014) Staged reconstruction of a multiplane post-traumatic deformity: a case report. J Foot Ankle Surg 53 (4): 456–65

Filippi J, Myerson MS, Scioli MW, Den Hartog BD, Kay DB, Bennett GL, Stephenson KA (2012) Midfoot arthrodesis following multi-joint stabilization with a novel hybrid plating system. Foot Ankle Int 33 (3): 220–5

Illgner U, Podella M, Rümmler M, et al (2009) Rekonstruktive Chirurgie beim Charcot-Fuß. Orthopäde 38 (12): 1180–1186

Mittlmeier T, Beck M. Verletzungen der Fußwurzel Chirurg. 2011; 82 (2): 169–186

Rammelt S, Schneiders W, Schikore H, Holch M, Heineck J, Zwipp H (2008) Primary open reduction and fixation compared with delayed corrective arthrodesis in the treatment of tarsometatarsal (Lisfranc) fracture dislocation. J Bone Joint Surg Br 90 (11): 1499–506

Robinson AH, Pasapula C, Brodsky JW (2009) Surgical aspects of the diabetic foot. J Bone Joint Surg 91-B: 1–7

Ryan JD, Timpano ED, Brosky TA 2nd (2012) Average depth of tarsometatarsal joint for trephine arthrodesis. J Foot Ankle Surg 51 (2): 168–71

Sammarco VJ, Sammarco GJ, Walker EW Jr, Guiao RP (2010) Midtarsal arthrodesis in the treatment of Charcot midfoot arthropathy. Surgical technique. J Bone Joint Surg 92-A: 1–19

Smith SE, Camasta CA, Cass AD (2009) A technique for isolated arthrodesis of the second metatarsocuneiform joint. J Foot Ankle Surg 48 (5): 606–11

Withey CJ, Murphy AL, Horner R (2014) Tarsometatarsal joint arthrodesis with trephine joint resection and dowel calcaneal bone graft. J Foot Ankle Surg 53 (2): 243–7

Zwipp H (2014) Reconstructions after inveterated fractures and dislocations of the foot. Chirurg 85 (1): 73–87

Literatur zu ▶ Abschn. 4.3

Barouk LS (1996) Die Metatarsalosteotomie nach Weil zur Behandlung der Metatarsalgie. Orthopäde 25 (4): 338–344

Barouk LS, Rippstein P, Toullec E (2002) Proximal oblique metatarsal osteotomy for the treatment of pes cavus (BRT osteotomy). J Bone Joint Surg Br 84-B Suppl1: 32–33

Fuhrmann RA, Roth A, Venbrocks RA (2005) Metatarsalgie. Orthopäde 34: 767–775

Helal B (1996) Die Osteotomie der kleinen Metatarsalia. Orthopäde 4: 345–348

Hofstaetter SG, Hofstaetter JG, Petroutsas JA, Gruber F, Ritschl P, Trnka HJ (2005) The Weil osteotomy: a seven-year follow-up. J Bone Joint Surg Br 87 (11): 1507–11

Holinka J, Schuh R, Hofstaetter JG, Wanivenhaus AH (2013) Temporary Kirschner wire transfixation versus strapping dressing after second MTP joint realignment surgery: a comparative study with ten-year follow-up. Foot Ankle Int 34 (7): 984–9

Kim J, Choi WJ, Park YJ, Lee JW (2012) Modified Weil osteotomy for the treatment of Freiberg's disease. Clinics Orthop Surg 4 (4): 300–6

Nery C, Coughlin MJ, Baumfeld D, Mann TS (2012) Lesser metatarsophalangeal joint instability: prospective evaluation and repair of plantar plate and capsular insufficiency. Foot Ankle Int 33 (4): 301–11

Nery C, Coughlin MJ, Baumfeld D, Raduan FC, Mann TS, Catena F (2014) Prospective evaluation of protocol for surgical treatment of lesser MTP joint plantar plate tears. Foot Ankle Int 35 (9): 876–85

Perez HR, Reber LK, Christensen JC (2008) The role of passive plantar flexion in floating toes following Weil osteotomy. J Foot Ankle Surg 47 (6): 520–6

Perez-Munoz I. Escobar-Anton D. Sanz-Gomez TA (2012) The role of Weil and triple Weil osteotomies in the treatment of propulsive metatarsalgia. Foot Ankle Int 33 (6): 501–6

Schuh R, Trnka HJ (2011) Metatarsalgia: distal metatarsal osteotomies. Foot Ankle Clin 16 (4): 583–95

Sung W, Weil L Jr, Weil LS Sr (2014) Retrospective comparative study of operative repair of hammertoe deformity. Foot Ankle Spec 7 (3): 185–92

Thomas M (2012) Komplikationen nach Weilosteotomie. Unfallchirurg 115 (10): 861

Trieb K, Hofstaetter SG, Panotopoulos J, Wanivenhaus A (2013) The Weil osteotomy for correction of the severe rheumatoid forefoot. Int Orthop 37 (9): 1795–8

Trnka HJ, Mühlbauer M, Zettl R, Myerson MS, Ritschl P (1999) Comparison of the results of the Weil and Helal osteotomies for the treatment of metatarsalgia secondary to dislocation of the lesser metatarsophalangeal joints. Foot Ankle Int 20 (2): 72–9

Trnka HJ, Gebhard C, Mühlbauer M, Ivanic G, Ritschl P (2002) The Weil osteotomy for treatment of dislocated lesser metatarsophalangeal joints: good outcome in 21patients with 42 osteotomies. Acta Orthop Scand 3 (2): 190–4

Literatur zu ▶ Abschn. 4.4

Michels F, Van Der Bauwhede J, Guillo S, Oosterlinck D, de Lavigne C (2013) Percutaneous bunionette correction. J Foot Ankle Sur 19 (1): 9–14

Cohen BE, Nicholson CW (2007) Bunionette deformity. J Am Acad Orthop Surg 15 (5): 300–7

Cooper MT, Coughlin MJ (2012) Subcaptial oblique fifth metatarsal osteotomy versus distal chevron osteotomy for correction of bunionette deformity: a cadaveric study. Foot & Ankle Specialist 5 (5): 313–7

Guha AR, Mukhopadhyay S, Thomas RH (2012) 'Reverse' scarf osteotomy for bunionette correction: Initial results of a new surgical technique. J Foot Ankle Surg 18 (1): 50–54

Legenstein R, Bonomo J, Huber W, Boesch P (2007) Correction of tailor's bunion with the Boesch technique: a retrospective study. Foot Ankle Int 28 (7): 799–803

Weitzel S, Trnka HJ, Petroutsas J (2007) Transverse medial slide osteotomy for bunionette deformity: long-term results. Foot Ankle Int
28 (7): 794–798

Weil L Jr, Weil LS Sr (2011) Osteotomies for bunionette deformity. Foot
Ankle Clin 16 (4): 689–71

Weitzel S, Trnka HJ, Petroutsas J (2007) Transverse medial slide osteotomy for bunionette deformity: long-term results. Foot Ankle Int
28 (7): 794–8

Giannini S, Faldini C, Vannini F, Digennaro V, Bevoni R, Luciani D (2008)
The minimally invasive osteotomy „S.E.R.I". (simple, effective,
rapid, inexpensive) for correction of bunionette deformity. Foot
Ankle Int 29 (3): 282–286

Literatur zu ▶ **Abschn. 4.5**

Naudi S, Dauplat G, Staquet V, Parent S, Mehdi N, Maynou C (2009)
Anterior tarsectomy long-term results in adult pes cavus. Orthop
Traumatol Surg Res 95 (4): 293–300

Japas LM (1968) Surgical treatment of pes cavus by tarsal V-osteotomy.
Preliminary report. J Bone Joint Surg 50-A: 927–944

Tullis BL, Mendicino RW, Catanzariti AR Henne TJ (2004) The Cole
midfoot osteotomy: a retrospective review of 11 procedures in 8
patients. J Foot Ankle Surg 43: 160–165

Watanabe RS (1990) Metatarsal-osteotomy for the cavus foot. Clin
Orthop 252: 217–230

Literatur zu ▶ **Abschn. 4.6**

Bitzan P, Giurea A, Wanivenhaus A (1997) Plantar pressure distribution
after resection of the metatarsal heads in rheumatoid arthritis.
Foot Ankle Int 18 (7): 391–7

Kates A, Kessel L, Kay A (1967) Arthroplasty of the forefoot. J Bone Joint
Surg 49 B/3: 552–7

Hoffmann P (1912) An operation for severe grades of contracted or
clawed toes. Am J Orthop Surg 9: 441–9

Bhavikatti M, Sewell MD, Al-Hadithy N, Awan S, Bawarish MA (2012)
Joint preserving surgery for rheumatoid forefoot deformities
improves pain and corrects deformity at midterm follow-up. Foot
22 (2): 81–4

Kadambande S, Debnath U, Khurana A, et al (2007) Rheumatoid forefoot reconstruction: 1st metatarsophalangeal fusion and excision
arthroplasty of lesser metatarsal heads. Acta Orthop Belg 73:
88–95

Krause F G, Fehlbaum O, Huebschle LM, Weber M (2011) Preservation
of lesser metatarsophalangeal joints in rheumatoid forefoot. Foot
Ankle Int 32: 131–140

Mulcahy D, Daniels TR, Lau JT, et al (2003) Rheumatoid forefoot deformity: a comparison study of 2 functional methods of reconstruction. J Rheumatol 30: 1440–1450

Trieb K, Hofstaetter SG, Panotopoulos J, Wanivenhaus A (2013) The
Weil osteotomy for correction of the severe rheumatoid forefoot.
Int Orthop 37 (9): 1795–8

Operationen am Hallux und Metatarsale I

© Springer-Verlag GmbH Deutschland 2018
P. Engelhardt, R. Schuh, A. Wanivenhaus, *Orthopädische Fußchirurgie*,
https://doi.org/10.1007/978-3-642-44993-2_5

■ Prinzip

Eine Maxime in der Orthopädie besteht in der Wiederherstellung der „Normalform", womit eine gute Funktion einhergehen soll. Im Bereich der Großzehe umfasst die Normalform einen Komplex aus Sehnen, Tarsometatarsal-, Metatarsophalangeal-, Metatarsosesamoidal- und Interphalangealgelenken. Abweichungen davon wirken sich unterschiedlich stark auf die Funktion des Fußes aus und werden individuell sehr unterschiedlich toleriert. Operative Eingriffe an der Großzehe stellen eine anspruchsvolle Wiederherstellungschirurgie dar und erfordern eine differenzierte Vorgehensweise, die aus folgenden Elementen besteht:

━ Wiederherstellung des funktionellen Gleichgewichts zwischen abduktorisch und adduktorisch wirkenden Muskelgruppen
━ Zentrierung des Metatarsalköpfchen I über die Sesambeine
━ ggf. Stabilisierung der Basis des ersten Strahls bei Hypermobilität des ersten Tarsometatarsalgelenks (TMT-Gelenk)

Die Operationen an der Großzehendeformität haben immer eine ossäre Komponente. Das Korrekturpotenzial, die Schwierigkeit der Durchführung, die Komplikationsmöglichkeiten und der Aufwand der Nachbehandlung nehmen von distal nach proximal zu. Als wesentlicher Bestandteil aller Operationen am Hallux ist der sogenannte Weichteilrelease anzusehen, durch den das Metatarsalköpfchen wieder über die Sesamoidbeine, die an sich in korrekter Stellung verblieben sind, positioniert wird. Schließlich wird durch zahlreiche neu eingeführte Implantate versucht, möglichst rasch Belastungsfähigkeit des Fußes zu realisieren.

■ Kommentar

Die Hallux-valgus-Fehlstellung neigt zur Progredienz; eine einmal aus dem Gleichgewicht gekommene Großzehe kann durch konservative Maßnahmen nicht dauerhaft reponiert werden. Korrekturmaßnahmen werden nicht nur in der Horizontalebene ausgeführt (Varus/Valgus), sondern auch in der Sagittalebene mit Anhebung oder Senkung des ersten Strahls. Die rotatorische Komponente (Großzehennagelausrichtung parallel zur Auftrittsebene) und die Länge des ersten Strahls gehen in die Planung eines Eingriffs immer mit ein. Die Länge des Metatarsale I sollte derjenigen des Metatarsale II entsprechen (Index plus/minus, ▶ Abschn. 4.3). Auch ist daran zu denken, dass eine vermehrte Elevation des ersten Strahls Folge einer Rückfußdeformität sein kann (▶ Abschn. 2.8 und ▶ Abschn. 3.1).

Zahlreiche Operationsverfahren für die Behandlung des Hallux-valgus-Komplexes sind beschrieben worden, und viele Operateure sind gerade von ihrer Methode überzeugt.

Einige klare evidenzbasierte Standards sind etabliert und ermöglichen die Operationsplanung anhand des Deformitätsausmaßes. Eine Arthrose des TMT-I-Gelenks und des Großzehengrundgelenks ist neben der Valgusdeformität mit zu berücksichtigen..

■ Indikation

Anhaltender schmerzhafter Schuhkonflikt nach diversen konservativen Maßnahmen. Auch die Kosmetik kann nicht ganz außer Acht gelassen werden. Die Indikation für ein bestimmtes Verfahren wird aufgrund mehrerer Kriterien gestellt. Diese umfassen:

━ Zustand des MTP- und TMT-Gelenks I
━ pathologischer Intermetatarsal-(IM-) und Halluxvalgus-(HV-)Winkel

Anhand der vorliegenden Kriterien empfehlen wir den in ◻ Abb. 5.1 dargestellten Algorithmus.

■ ■ Zustand des MTP-Gelenks I

Ist der Gelenkerhalt nicht möglich, stellt die MTP-I-Arthrodese den Goldstandard dar. Allerdings sind individuelle Lösungen für bestimmte Patientengruppen erforderlich. Gegebenenfalls stellt die Keller-Brandes-Resektionsarthroplastik noch immer eine Indikation dar. Von den ergänzenden Kriterien müssen zumindest 3 erfüllt sein, um eine Resektionsarthroplastik nach Keller-Brandes zu indizieren:

━ PAVK
━ Hauttrophik herabgesetzt
━ Stoffwechselerkrankungen
━ Polyneuropaphie, M. Parkinson
━ hohes biologisches Alter
━ Demenz

■ ■ Distaler metatarsaler Artikulationswinkel (DMA)

Der DMA-Winkel wird aus der Achse des MT-I-Schafts in Relation zur Köpfchenkalotte gebildet. Dieser Winkel muss bei der Wahl des Korrekturverfahrens Berücksichtigung finden (◻ Abb. 5.2).

5.1   Distaler Weichteileingriff

■ Prinzip

Das distale Weichteilrelease ermöglicht die Mobilisation des Metatarsalköpfchens über die Sesambeine.

■ Indikation

Das distale Weichteilrelease stellt einen Standardbestandteil jedes Hallux-valgus-Eingriffs dar. Seine kunstgerechte Durchführung führt bereits zu einer Korrektur der Fehlstellung. Die anschließende Osteotomie sichert das Ergebnis.

Hallux-valgus-Algorithmus

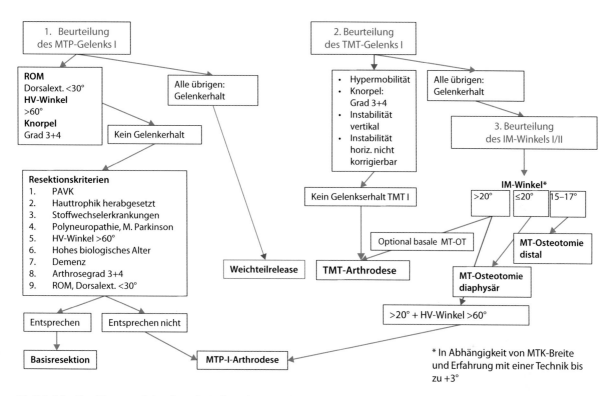

Abb. 5.1   Algorithmus zur Behandlung des Hallux-valgus-Komplexes

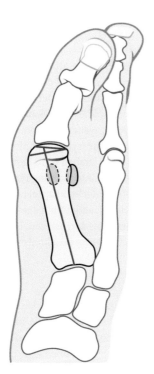

Abb. 5.2   Darstellung des distalen metatarsalen Artikulationswinkels (DMA)

■ **Kommentar**

Das Weichteilrelease ist nicht mit der Operation nach McBride zu vergleichen, bei der der Ansatz des M. adductor hallucis verlagert wird. Wesentlich ist der Erhalt der Kapselgefäße dorsal und plantar proximal.

5.1.1   **OP-Technik**

Der in der Hallux-valgus-Chirurgie praktizierte Weichteileingriff hat eine mediale und eine laterale Komponente. Vorgestellt wird im Folgenden das Verfahren mit 2 separaten Zugängen. Alternativ wird eine transartikuläre Technik für das laterale Release von einigen Autoren favorisiert. Die laterale MTP-Gelenkkapsel kann auch durch subkutane Präparation vom medialen Zugang erreicht werden. Der Hautschnitt wird dabei etwas mehr dorsalwärts ausgeführt.

❶ Metatarsalköpfchennekrose bei zu traumatisierendem lateralem Weichteilrelease, Verletzung der dorsal und plantar in das Köpfchen einstrahlenden Gefäße. Hallux varus durch Überkorrektur.

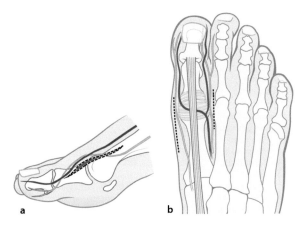

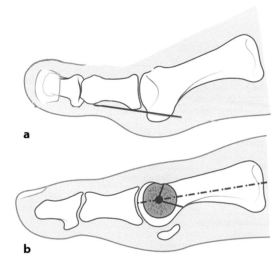

◘ **Abb. 5.3**   Beim medialen Zugang ist auf das mediodorsal
verlaufende Gefäß-Nerven-Bündel zu achten. Der interdigitale
Zugang zum Release der lateralen Kapsel erfolgt auf Höhe der
Metatarsalköpfchen

◘ **Abb. 5.5**   **a** Die Pseudoexostose wird nur subtotal abgetragen, um
Vorraussetzung für ausgedehnte Verschiebemöglichkeit zu erhalten.
Ein verbleibender Überstand kann nach Verschiebung mit der Säge
abgetragen werden. **b** Ausmaß der Pseudoexostosenabtragung
und Schema der gewinkelten Osteotomie. Beachte, dass die
Metatarsalachse nicht mittig ins Metatarsalköpfchen weist

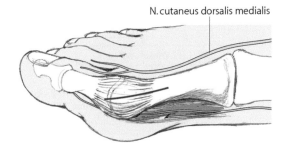

N. cutaneus dorsalis medialis

◘ **Abb. 5.4**   Eröffnung der Kapsel im Achsenverlauf des Metatarsale

Nach lateralem Release und Osteotomie des Metatarsale I
erfolgt die Rekonstruktion der medialen Kapsel. Der plantare Kapselanteil kann durch streifenförmige Resektion von
2–5 mm Breite gerafft werden (◘ Abb. 5.6). Danach sollte die
Zehe korrekt ausbalanciert sein. Am Ende sollte das MTP-
Gelenk um 60° dorsalextendierbar sein.

■ **Medialer Zugang**

Über einen medialen Zugang wird die Kapsel über der
Pseudoexostose unter Identifikation und Schonung des
Gefäß-Nerven-Bündels dargestellt (◘ Abb. 5.3). Ein schar-
fer Haken wird plantar und ein stumpfer Haken dorsal
platziert; Letzterer schützt das Gefäß-Nerven-Bündel.
Längsinzision der Kapsel, wobei darauf zu achten ist, dass
in Verlängerung der Metatarsallängsachse und nicht in
Köpfchenmitte (also etwas dorsalwärts) zugegangen wird.
Danach werden die Adhärenzen im Pseudoexostosenbe-
reich gelöst, und die Pseudoexostose wird exponiert (◘
Abb. 5.4). Diese wird nun mit der Säge subtotal abgetragen (◘ Abb. 5.5).

■ **Lateraler Zugang**

Hierbei wird im Intermetatarsalbereich I/II durch einen
separaten Hautschnitt von etwa 2 cm auf Höhe des MTP-
Gelenks zugegangen (◘ Abb. 5.7). Der Schnitt endet an der
Kommissur. Das Interspatium I/II kann durch Verwendung der Fingerkuppe erweitert werden, sodass nur noch
mit einem kleinen Kugeltupfer die anatomischen Strukturen
dargestellt werden. Durch Drehen von 2 Langenbeck-Haken
um 90° und Spreizen in Längsrichtung resultiert ein guter
Überblick auf die laterale Gelenkkapsel und die Sehne des
Caput transversum des M. adductor hallucis; alternativ hilft
ein Wundspreizer, den Situs darzustellen. Längs- und Querinzision der Kapsel etwa 3 mm proximal des Gelenkspaltes.

Durch die subtotale Pseudoexostosenresektion
verbleiben breitere Osteotomieflächen mit größerer
Verschiebemöglichkeit für spätere OP-Schritte im
subkapitalen Bereich.

Die Höhenlage der Kapsellängsinzision kann durch
Verwendung eines Dissektors, der zwischen Metarsal-
köpfchen und Sesambeinen der plantarseits von
medial nach lateral vorgeschoben wird, gut definiert
werden (◘ Abb. 5.8).

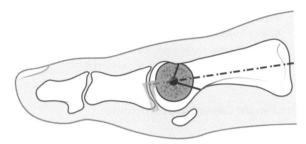

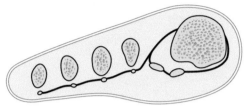

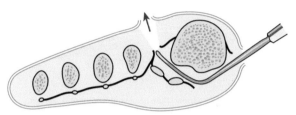

Abb. 5.6 Bei der medialen Kapselnaht können ein lanzettförmiger Längsanteil und aus dem plantaren Kapselanteil ein Streifen reseziert werden. Die Raffung sollte das Korrekturresultat ausbalancieren

Abb. 5.8 Durch Einführen eines Dissektors über den medialen Zugang bis zur lateralen Kapsel kann das Niveau des lateralen Releases im häufig unübersichtlichen Spatium gut definiert werden

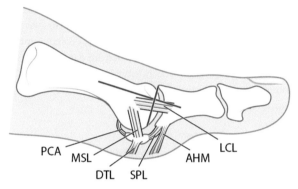

Abb. 5.7 Längs- und Querzugang an der lateralen Kapsel. Dabei werden das laterale Seitenband (*LCL*) und das laterale Metatarsosesamoidband (*MSL*) durchtrennt. Das tiefe Lig. transversum (*DTL*) und auch das kurze sesamophalangeale Band (*SPL*) sowie der Ansatz des M. adductor hallucis (*AHM*) bleiben erhalten

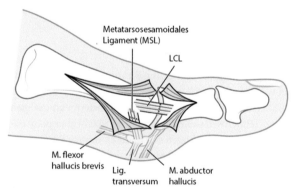

Es ergibt sich nun eine kreuzförmige Kapseleröffnung, die noch um eine Seitenbanddurchtrennung ergänzt wird. Plantar werden unter dem Metatarsalköpfchen mit einem Rasparatorium Verwachsungen mit den Sesamoidknochen gelöst (■ Abb. 5.9). Durch manuelle Varisation der Großzehe kann die Vollständigkeit des Weichteilrelease durch den Operateur überprüft werden – dabei sollte unschwer eine Varusposition von 40° erzielbar sein (■ Abb. 5.10).

In seltenen Fällen, wenn trotz ausgiebigem Release die Korrektur nicht möglich ist, kann der M. adductor hallucis an seinem Ansatz an der Basis der proximalen Phalanx abgetrennt werden. Die Sehnenansätze am Sesambein sollten dabei erhalten bleiben. Die Kapsel verbleibt lateral offen.

5.1.2 Nachbehandlung

Diese orientiert sich an der Nachbehandlung der Osteotomie und ist in ▶ Abschn. 5.2 nachzulesen.

Abb. 5.9 Kreuzförmige Eröffnung der lateralen Kapsel. Um eine vollständige Korrektur zu erzielen, kann das Release weit nach proximal bis in den Schaftbereich ausgedehnt werden. Ohne Durchtrennung des Lig. transversum und der Adductor-hallucis-Sehne wird das Gelenk von lateral längs und quer eröffnet, und sowohl das Lig. collaterale laterale als auch das MSL (Metatarsosesamoidale Band) werden durchtrennt. Die Kapsel wird dabei bis weit in den Metatarsalschaftbereich mobilisiert, sodass das MTK I auf die Sesambeine reponiert werden kann

5.2 Osteotomien des Metatarsale I

Osteotomien können subkapital, diaphysär oder basisnah erfolgen. Das Korrekturpotenzial ist von proximal nach distal abnehmend. Alle Osteotomien werden mit einem distalen Weichteileingriff kombiniert, wobei dieser bei geringer Deformität auch nur medial erfolgen kann.

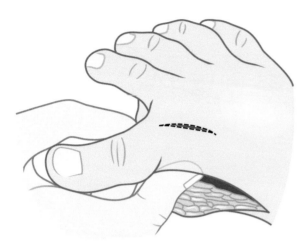

Abb. 5.10   Die Großzehe sollte nach vollständigem lateralem Release testweise in Varusposition überkorrigiert werden können

■ **Indikation**

Ein gelenkerhaltender Eingriff ist nur bei fehlender oder geringer Arthrose des Großzehengrundgelenks angezeigt. Die Indikation wird bei einem Intermetatarsalwinkel von 10° und mehr gestellt.

■ **Kommentar**

Bei der Osteotomie am ersten Strahl sollte darauf geachtet werden, dass keine versehentliche Anhebung des ersten Strahls stattfindet, was regelmäßig zu Transfermetatarsalgien führt. Tendenziell sollte der Großzehenstrahl eher plantarisiert werden. Oft erübrigen sich dadurch weitere Eingriffe an den Metatarsalia II–IV bei Metatarsalgie an diesen Strahlen.

5.2.1   Osteotomien an der Metatarsalbasis

■ **Indikation**

Intermetatarsalwinkel über 20° ohne tarsometatarsale Instabilität und Hallux-valgus-Winkel unter 60°. MTP-I-Gelenk-Beweglichkeit (ROM) über 50°.

■ **Kommentar**

Die proximale Metatarsaleosteotomie kann längenneutral (basale Chevron-Osteotomie), verkürzend (Keilentnahme) oder verlängernd (aufklappende Metatarsaleosteotomie) ausgeführt werden. Der Metatarsalindex ist zu respektieren. Proximale Osteotomien erfordern bei Vorliegen einer lateral gerichteten Gelenkfläche des Metatarsalköpfchens (DMA) (Abb. 5.2) eine weitere Osteotomie subkapital, sodass eine Doppelosteotomie des Metatarsale resultiert.

❶ **Verlängerung des Metatarsale führt zur Hyperpression des MTP-Gelenks I mit Einschränkung des ROM und Arthrose. Nach**

vollständiger Korrektur muss deshalb die Beweglichkeit des MTP-Gelenks überprüft werden. Bei erheblicher ROM-Einschränkung sollte eine Kürzung im Osteotomiebereich erfolgen.

Proximale Chevron-Osteotomie

■ **Indikation**

Intermetatarsalewinkel über 20° ohne tarsometatarsale Instabilität und Hallux-valgus-Winkel unter 60° mit Metatarsalindex plus/minus.

■ **Zugang**

Nach Durchführung des distalen Weichteileingriffs am Großzehengrundgelenk (► Abschn. 5.1) erfolgt ein zweiter Hautschnitt dorsomedial auf Höhe des TMT-Gelenks unter Schutz der Kollateralnerven. Eingehen auf das Periost und subperiostales Umfahren, nachdem zuvor die Höhe des Tarsometatarsalgelenks mittels einer Injektionskanüle markiert wurde (Abb. 5.11).

■ **Chevron-Osteotomie**

Setzen eines Bohrdrahtes 2 cm distal des TMT-Gelenks von medial nach lateral. Dieser gibt die Osteotomierichtung vor. Die Osteotomieschnitte werden mit nach proximal offenem Winkel von 80° ausgeführt (Abb. 5.12). Die Korrektur erfolgt durch Translation des distalen Fragments

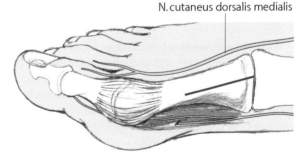

Abb. 5.11   Zugang zur proximalen Chevron-Osteotomie der Metatarsale-I-Basis

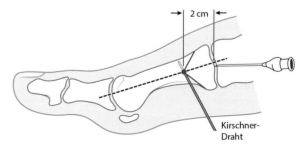

Abb. 5.12   Die Osteotomie wird nach proximal offen durchgeführt. Das Interspatium ist knochennahe mit einem Retraktor zu schützen. Die Injektionskanüle markiert das TMT-Gelenk I

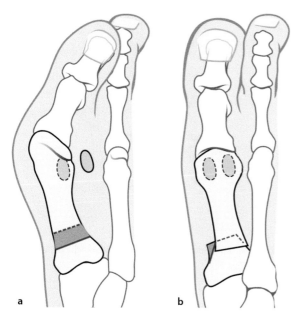

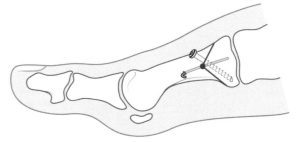

◘ Abb. 5.14 Fixation mit einer Kompressionsschraube und einem K-Draht. Optional kann eine Platte angewendet werden

◘ Abb. 5.13 Nach Translation und Einstauchung der giebelförmigen Osteotomie (**a**) unter Verschiebung des distalen Fragments nach lateral wird der proximal verbleibende Überstand abgetragen (**b**)

nach lateral und Einstauchung in Korrekturstellung (◘ Abb. 5.13). Der Überstand wird mit der Säge abgetragen und kann als osteoplastisches Material eingesetzt werden.

- **Fixation**

Die Fixation kann mit einer Kompressionsschraube (3–4 mm) und einem K-Draht oder – besser – einer medialen Platte erfolgen (◘ Abb. 5.14).

Basale Osteotomie mit Keilentnahme

- **Indikation**

Intermetatarsalwinkel über 20° ohne tarsometatarsale Instabilität und Hallux-valgus-Winkel unter 60° mit Metatarsalindex plus. MTP-I-ROM über 50°.

- **Zugang**

Nach Durchführung des distalen Weichteileingriffs am Großzehengrundgelenk (▶ Abschn. 5.1) erfolgt ein getrennter dorsaler Zugang über dem proximalen Metatarsale bis über das TMT-Gelenk I (◘ Abb. 5.15).

- **Osteotomie**

Setzen von 2 Hohmann-Haken im Abstand von 3,5 cm distal des markierten Tarsometatarsalgelenks. Ein Führungsbohrdraht wird präliminär 3,5 cm distal des TMT-Gelenks I schräg von medial nach lateral eingebracht, ca. 1 cm vor dem TMT-Gelenk endend; Kontrolle im Bildwandler. Die

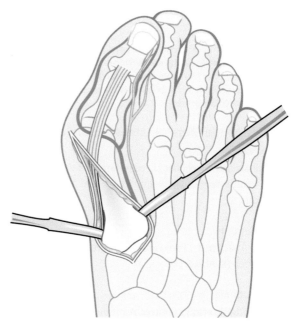

◘ Abb. 5.15 Dorsaler Zugang zur basalen Metatarsaleosteotomie mit Keilentnahme

beiden Osteotomieschnitte schließen den gewünschten Korrekturwinkel mit lateraler Basis ein. Zweckmäßigerweise wird zuerst die distale Osteotomie ausgeführt. Die beabsichtigte Keilgröße orientiert sich an dem Führungsdraht (◘ Abb. 5.16).

- **Fixation**

Die Fixation erfolgt durch eine Kompressionsschraube im Kleinfragmentformat und einem K-Draht oder mit dorsomedial angelegter Platte (◘ Abb. 5.16).

Durch nicht vollflächige Osteotomie kann der Längenverlust variiert werden.

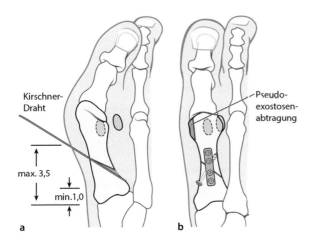

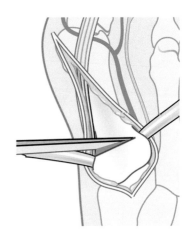

Abb. 5.16 a, b Der Kirschner-Draht ermöglicht, die Osteotomieebene gut zu planen und in der Durchleuchtung zu kontrollieren (**a**). Nach Entnahme des Korrekturkeils kann die Osteotomie zugeklappt und mit Platte und Kompressionsschraube osteosynthetisiert werden (**b**)

Abb. 5.18 Aufspreizen des Osteotomiespalts durch zwei Meissel oder Spreizer

Aufklappende Metatarsaleosteotomie

■ **Indikation**
Intermetatarsalwinkel über 20° ohne tarsometatarsale Instabilität, Hallux-valgus-Winkel unter 60° und Metatarsalindex minus.

■ **Zugang**
Wie im Abschnitt „Proximale Chevron-Osteotomie" beschrieben (**Abb. 5.11**).

■ **Osteotomie**
Die Osteotomie erfolgt senkrecht auf die Achse des Metatarsale I am Übergang vom metaphysären in den diaphysären Bereich, mindest 1,5 cm distal des TMT-Gelenks. Wesentlich ist, dass die laterale Kortikalis erhalten bleibt (**Abb. 5.17**). Durch Verwendung eines Osteotomiespreizers

oder aufeinandergelegter Meißel wird die Osteotomie dosiert bis zur erwünschten Korrektur aufgedehnt (**Abb. 5.18**).

■ **Fixation**
Eine Stegplatte wird als Distraktionsinterponat eingebracht (**Abb. 5.19**), und der verbleibende Knochendefekt wird mit autologer Spongiosa (z. B. aus der Pseudoexostose gewonnen) aufgefüllt.

■ **Nachbehandlung**
Unterschenkelspaltgips bis zur Nahtentfernung, dann geschlossener Unterschenkelgips für weitere 4 Wochen mit Mobilisation unter Teilbelastung mit Fersenauftritt. Je nach Konsolidationsfortschritten im Röntgen Verlängerung der Gipsruhigstellung um weitere 2 Wochen.

5.2.2 Diaphysäre Metatarsaleosteotomien

■ **Kommentar**
Die Lokalisation dieser Osteotomien ermöglicht es, größere Winkelkorrekturen als mit einer subkapitalen Osteotomie zu erzielen. Die ideale Indikation liegt bei einem Intermetatarsalwinkel von 17–20°. Bei kleinerem Winkel sind subkapitale Verfahren aufgrund des geringeren Komplikationsrisikos und der einfacheren Nachbehandlung vorzuziehen. Für den Bereich der mittleren Fehlstellungen wird aufgrund der zuverlässigen guten Operationsresultate die Scarf-Osteotomie als erstrangig angesehen, sodass andere Operationsverfahren im Vergleich nachrangig erscheinen und nicht weiter dargestellt werden.

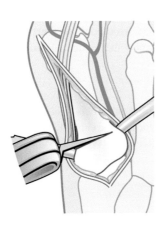

Abb. 5.17 Senkrecht auf die Achse des MT wird unter Erhalt der lateralen Kortikalis osteotomiert

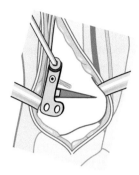

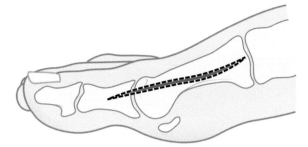

◨ **Abb. 5.20** Der Zugang zur Scarf-Osteotomie reicht weit nach proximal

◨ **Abb. 5.19** Aufbringen einer Stegplatte, die als Distraktionsinterponat wirkt. Der verbleibende Spalt wird mit autologem Knochen (Pseudoexostose) aufgefüllt

Scarf-Osteotomie

▪ Indikation

Intermetatarsalwinkel bis 20° ohne tarsometatarsale Instabilität, Hallux-valgus-Winkel unter 60°. MTP-I-ROM über 50°. Scarf bedeutet in der Zimmermannszunft eine Z-förmige Verbindung von Hölzern, die hohe Stabilität mit großer Kontaktfläche bietet. Mehrdimensionale Korrekturen lassen sich damit gut realisieren.

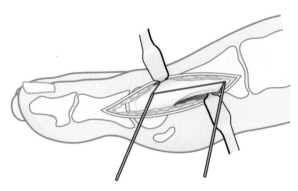

◨ **Abb. 5.21** Exposition des Metatarsale mit subperiostaler Hakenlage, die Osteotomie ist eingezeichnet. Die K-Drähte markieren die Eckpunkte der Osteotomie

❶ Eine Verlängerung des ersten Strahls ist prinzipiell möglich, hat jedoch immer eine nachteilige Auswirkung auf die Beweglichkeit des MTP-I-Gelenks.

absteigend (◨ Abb. 5.22b). Dadurch wird tendenziell eine Plantarisierung des Köpfchens beim Verschieben bezweckt.

▪ Zugang

Freilegung des MT-I-Schafts durch medialen Zugang mit Ausdehnung bis zur Grundphalanx distal und proximal knapp an das TMT-Gelenk I heran (◨ Abb. 5.20). Darstellung des MT-Köpfchens und subtotale Abtragung der Pseudoexostose nach Kapseleröffnung. Die Abtragung erfolgt sparsam, sodass der Sulcus zur Hauptgelenkfläche noch erhalten bleibt (◨ Abb. 5.5). Es erfolgt nunmehr zunächst das laterale Weichteilrelease am MTP-Gelenk I (▸ Abschn. 5.1).

Subperiostale Freilegung des Metatarsalschaftbereichs unter Schonung der gefäßführenden Weichteilbrücke am dorsalen und plantaren Kapselansatz (◨ Abb. 5.21). Besonders deutlich sind die Eckpunkte der geplanten Osteotomie mit den kurzen Schenkeln darzustellen.

Die Anatomie des distalen MT-Schafts hat eine Besonderheit, die genutzt werden sollte. Plantarseits ist der Schaft ebenflächig ausgeformt; die eingebrachten Orientierungs-K-Drähte kommen parallel dazu zu liegen. Durch das Auflegen z. B. eines Sägeblattes kann die Stellung der Ebene gut visualisiert werden (◨ Abb. 5.23).

▪ Osteotomie

Setzen eines orientierenden K-Drahts am Übergang vom dorsalen zum mittleren Köpfchendrittel. Ein weiterer K-Draht wird nahe dem TMT-Gelenk I parallel zum ersten Draht eingebracht. Die Positionierung der Drähte erfolgt einerseits senkrecht auf die Fußlängsachse (nicht auf die Achse des Metatarsale I) und andererseits gering nach lateral

Mit der oszillierenden Säge wird der schräg verlaufende Längsschnitt zwischen den beiden K-Drähten in die Kortikalis gesetzt. Der Schnitt endet proximal mehr plantar, distal endet er mehr dorsal. Die beiden kurzen Osteotomien werden parallel und in einem spitzen Winkel von 45° zum Längsschnitt, mit einer zarten Stichsäge, angebracht. Der subkapitale kurze Schenkel sollte proximal der Blutgefäße, die das Metatarsalköpfchen versorgen, enden. Die Eckpunkte der Osteotomien sind mit der Lage der Orientierungsdrähte identisch. Anschließend wird die Z-förmige

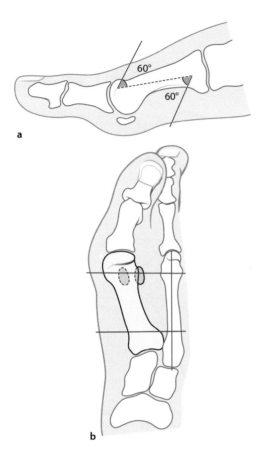

a

b

■ **Abb. 5.22**   **a** Planung der Scarf-Osteotomie mit 60°-Winkeln, die distal und proximal parallel gerichtet sind. **b** Die K-Drähte sollten senkrecht auf die Fußlängsachse ausgerichtet werden. Eine nach distal gerichtete Drahtposition würde zu einer Verlängerung und eine nach proximal gerichtete Position zu einer Strahlverkürzung führen

Osteotomie des Metatarsale I komplettiert. Dabei wandert das Sägeblatt parallel zu den K-Drähten nach lateral. Zur Erinnerung: Die Richtung der Osteotomieebene von medial nach lateral entspricht nicht der Belastungsebene des Fußes (■ Abb. 5.24). Nach vollständiger Osteotomie werden die beiden Metatarsaleteile unter Zug und Gegenzug mobilisiert.

❶ Mobilisationshindernisse sind unzureichende Weichteillösung oder inkomplette bzw. nicht parallele Osteotomien der kurzen Schenkel.

Die Translation darf nicht mehr als Dreiviertel der Schaftbreite betragen (■ Abb. 5.25). Die Neupositionierung des MT-Köpfchens gelingt durch teils schwenkende, teils verschiebende Manipulation auf Osteotomiehöhe. Ziel ist es, den DMA-Winkel zu normalisieren, was in Grenzen durch eine varisierende Schwenkung des köpfchentragenden Fragments möglich ist (■ Abb. 5.26).

Um einen eventuellen knöchernen Kontakt zum MT II zu vermeiden, sollte die evtl. stark eingeschwenkte proximale Knochenecke abgetragen werden. Wenn durch Schwenken der distale Artikulationswinkel beeinflusst werden soll, wird ein „kurzer Scarf" empfohlen. Das gesamte Prozedere wird mit kürzerem Längsschnitt im distalen Bereich des Metatarsale ausgeführt.

Die beiden Metatarsalehälften werden in Längsrichtung gestaucht, wodurch eine gewisse Eigenstabilität der Konstruktion erzielt wird. Temporäre Fixation mit einer Knochenhaltezange und/oder K-Draht.

❶ Der Begriff Dachrinneneffekt („troughing") weist auf eine spezielle Problematik der Scarf-Osteotomie hin. Die beiden halbschalenförmig konfigurierten

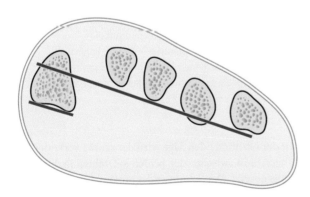

■ **Abb. 5.23**   Fußquerschnitt im Bereich des Orientierungs-K-Drahtes für die Scarf-Osteotomie. Die plantare MT-I-Fläche gibt die K-Draht-Ebene vor, die in der Regel der absteigenden Position der Metatarsalia II–V folgt. Die Orientierung für die spätere Osteotomieebene liegt parallel zu dem flächigen plantaren Aspekt des Metatarsaleschaftes. Man beachte, dass die Darstellung dem entlasteten Fuß intraoperativ entspricht

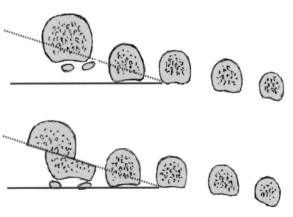

■ **Abb. 5.24**   Die Osteotomierichtung entspricht nicht der Belastungsebene des Fußes; durch absteigende Schnittrichtung soll eine Plantarisierung des distalen Metatarsaleteils erreicht werden

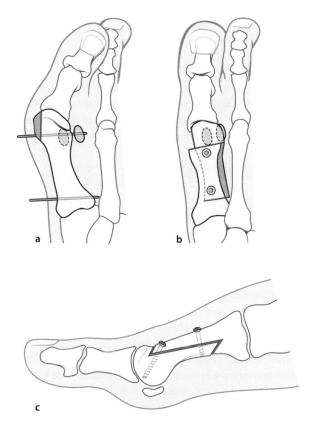

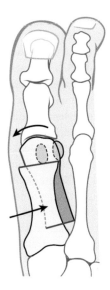

Metatarsalanteile können bei Versatz ineinanderrutschen mit dann vollständigem Korrekturverlust. Kurze, wenig geneigte Osteotomieflächen im diaphysären Bereich neigen zu diesem Problem.

Bevor die Fixation erfolgt, sollte die Stellung der Großzehe ausbalanciert sein und die Beweglichkeit des MTP-I-Gelenks 60° Dorsalextension betragen. Bei Einschränkung der MTP-I-ROM wird ein Kürzen des ersten Strahls durch doppelte Segmententnahme im Bereich der kurzen Schenkel empfohlen.

■ **Fixation**

Die Fixation mit Schrauben (2–3 mm, AO-Kleinfragment, Bold oder Herbert) erfolgt von dorsal nach plantar. Die proximal gelegene Schraube kann senkrecht in das Metatarsale eingedreht werden; die distale Schraube wird von proximaldorsal nach distal-plantar schräg eingebracht und kommt im MT-I-Köpfchen zu liegen. Die Schrauben sind auf Höhe des Kortikalisniveaus zu versenken. Verbliebene Prominenzen werden abgetragen. Die Grundgelenkkapsel wird nun so verschlossen, wie in ▶ Abschn. 5.1 dargestellt.

■ **Nachbehandlung**

Die Mobilisation erfolgt im Hallux-valgus-Nachbehandlungsschuh ohne Belastung des Vorfußes für 6 Wochen. Redressierender Verband bis zur Nahtentfernung, dann elastischer Kompressionsstrumpf (▶ Abb. 1.16) mit eigenem Großzehenfach. Eine sanfte passive Gelenkmobilisation sollte im Rahmen des Verbandwechsels bzw. der Nahtentfernung erfolgen. Eine Schraubenentfernung ist nicht notwendig (■ Abb. 5.27).

5.2.3 Subkapitale Metatarsaleosteotomien

■ **Indikation**

Subkapitale Metatarsaleosteotomien stellen die am häufigsten angewandten Methoden zur Hallux-valgus-Korrektur dar. Der Indikationsbereich liegt bei einem IM-Winkel bis maximal 17° und einem Hallux-valgus-Winkel unter 60°. MTP-I-ROM über 50°, keine TMT-I-Instabilität.

■ **Osteotomiewahl und Fixation**

Viele Verfahren sind beschrieben, das Prinzip ist bei allen gleich: subkapitale Osteotomie und Verschiebung des Köpfchens nach lateral, kombiniert mit einem lateralen Release und einer medialen Kapselraffung. Die Fixation kann durch Kirschner-Draht, Kompressionsschraube oder resorbierbares Implantat erfolgen. Das derzeit am häufigsten angewandte Verfahren ist die Chevron-Osteotomie, die mit ihren Varianten etwa 80 % aller Hallux-valgus-Eingriffe ausmacht. Vorteil ist die hohe Eigenstabilität dieser abgewinkelten Osteotomie.

■ **Abb. 5.25** **a** Sparsame Abtragung der Pseudoexostose, um eine breitere Verschiebefläche für die Osteotomie zu erhalten. **b** Verschobene Scarf-Osteotomie mit Translation des plantaren Fragments nach lateral. Resektion des Restüberstands nach Fixation mit 2 Schrauben. Beachte die Rezentrierung des Metatarsalköpfchens über den Sesambeinen. **c** Fixation der verschobenen Scarf-Osteotomie mit 2 Kompressionsschrauben in seitlicher Ansicht

■ **Abb. 5.26** Schwenkung in der Scarf-Osteotomie zur Berücksichtigung des DMA-Winkels

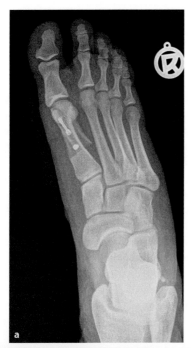

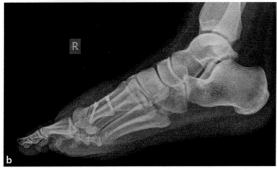

◘ Abb. 5.27a,b   Radiologische Darstellung einer Hallux-valgus-Korrektur durch Scarf-Osteotomie

Chevron-(Austin-)Osteotomie

Der Name der Osteotomie leitet sich wie bei der Scarf-Osteotomie von seiner Form ab. Assoziiert wird das V mit dem Markenzechen der „Chevron-Tankstelle" oder dem militärischen Rangabzeichen. Der kombinierte Eingriff aus Weichteilrelease und Osteotomie wird entsprechend dem Erstautor „Verfahren nach Austin" genannt.

▪ Zugang

Wie in ▶ Abschn. 5.1 beschrieben wird mit einem medialen Zugang unter Identifikation und Schonung des Gefäß-Nerven-Bündels die Kapsel über der Pseudoexostose dargestellt (◘ Abb. 5.3). Ein scharfer Haken wird plantar und ein stumpfer Haken dorsal platziert; Letzterer schützt das Gefäß-Nerven-Bündel. Längsinzision der Kasel, wobei darauf zu achten ist, dass in Verlängerung der Längsachse und nicht in Köpfchenmitte (also etwas mehr dorsalwärts)

zugegangen wird. Lateral erfolgt das Release wie in ▶ Abschn. 5.1 beschrieben.

▪ Gelenkpräparation

Danach werden die Adhärenzen im Pseudoexostosenbereich gelöst, und die Pseudoexostose wird exponiert. Diese wird nun mit der Säge subtotal bis knapp an die dort liegende typische Furche abgetragen (◘ Abb. 5.5).

> Durch die subtotale Pseudoexostosenresektion verbleiben breitere Osteotomieflächen mit größerer Verschiebemöglichkeit.

▪ Osteotomie

In Verlängerung der Metatarsallängsachse wird im Metatarsalköpfchen von medial nach lateral senkrecht auf die Fußlängsachse ein Kirschner-Draht von 1,5–2 mm Stärke mit Zielrichtung auf das Metatarsalköpfchen IV eingebracht und auf etwas Überstand gekürzt (◘ Abb. 5.28). Der Bohrdraht markiert die Spitze der nach proximal offenen V-förmigen Osteotomie mit einem eingeschlossenen Winkel von etwa 60°. Markieren der Osteotomie mit einem Meißel proximal der Kapselinsertionen.

Nach vollständiger Osteotomie werden die beiden MT-Anteile unter Manipulation mit Zug und Gegenzug mobilisiert (◘ Abb. 5.29). Das distale Fragment kann bei guter Knochenqualität bis zu Zweidrittel nach lateral versetzt werden. Im Regelfall stellen 50 % Translation die Grenze dar. In Korrekturstellung wird versucht, die Osteotomie medial etwas zu impaktieren (◘ Abb. 5.30).

▪ Fixation

Ein Führungsdraht aus dem firmenspezifischen Schraubenset wird von dorsal-proximal nach distal-plantar eingesetzt und zur Bestimmung der Schraubenlänge herangezogen. Die K-Draht-Spitze soll dabei plantarwärts perforieren: Mit einem Tastinstrument wird sie im Gelenk aufgesucht und kontrolliert auf Kondylenniveau zurückgezogen. Die gemessene K-Draht-Tiefe minus 2 mm wird als Referenz für die Schraubenlänge herangezogen.

Osteosynthese mit kanülierter Kompressionsschraube (Barouk, Herbert, Bold, HSC etc., ◘ Abb. 5.31). Kontrolle der korrekten Schraubenlänge hinsichtlich plantarem Überstand durch Bildwandler oder erneut mit Tastinstrument. Rekonstruktion der medialen Kapsel. Der plantare Kapselanteil kann durch streifenförmige Resektion (2–5 mm) gerafft werden (◘ Abb. 5.6). Danach sollte die Zehe korrekt ausbalanciert sein. Überprüfen, ob das MTP-Gelenk um 60° dorsalextentierbar ist. Die Kapsel verbleibt lateral offen.

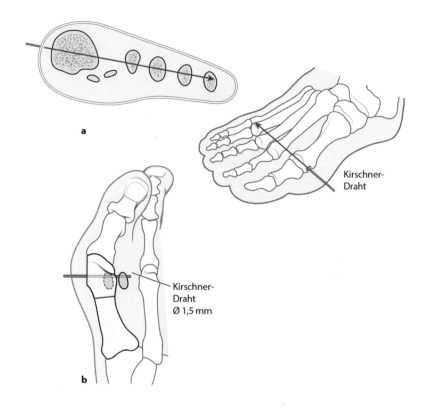

Abb. 5.28 Der zum MTK IV orientierte Führungsdraht markiert den First der Osteotomie

Kirschner-
Draht

Kirschner-
Draht
Ø 1,5 mm

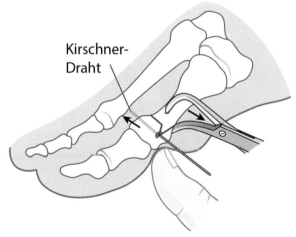

Kirschner-
Draht

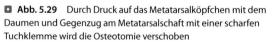

Abb. 5.29 Durch Druck auf das Metatarsalköpfchen mit dem Daumen und Gegenzug am Metatarsalschaft mit einer scharfen Tuchklemme wird die Osteotomie verschoben

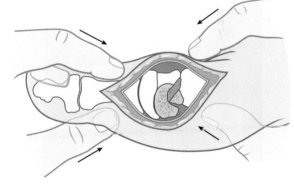

Abb. 5.30 In varischer Zehenposition (Überkorrektur) Kompression der Osteotomie

■ **Nachbehandlung**

Die Mobilisation erfolgt im Hallux-valgus-Nachbehandlungsschuh für 6 Wochen. Redressierender Verband bis zur Nahtentfernung, dann elastischer Kompressionsstrumpf mit eigenem Großzehenfach (▶ Abb. 1.16). Eine sanfte passive Gelenkmobilisation sollte im Rahmen des Verbandwechsels bzw. der Nahtentfernung erfolgen. Eine Schraubenentfernung ist nicht notwendig (■ Abb. 5.32).

Subkutane distale Metatarsale-I-Osteotomie nach Bösch

Es handelt sich um ein vom Korrekturprinzip her altes Verfahren (Hohmann 1923, Kramer 1982 u. a.), das zu einem „minimalinvasiven" Prozedere optimiert wurde. Die notwendige häufige Durchleuchtung mit dem Bildwandler ist ein gewisser Nachteil dieses gedeckten Verfahrens. Voraussetzung ist das Vorhandensein eines hochtourigen (10.000 U/min) Fräsinstruments mit den entsprechenden Aufsätzen. Die bislang beschriebenen Weichteiltechniken sind bei dieser Form der Korrektur nicht vorgesehen.

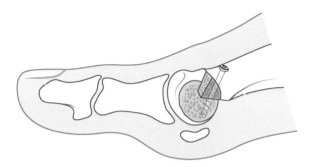

Abb. 5.31 Osteosynthese mit Kompressionsschraube. Ein ausreichender Abstand zur Osteotomie ist zu wahren, um ein Ausbrechen zu vermeiden

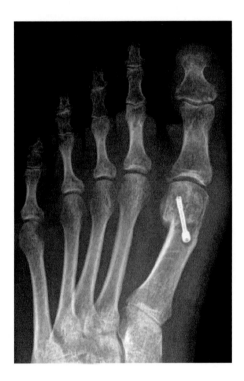

Abb. 5.32 Radiologische Darstellung einer Chevron-Osteotomie 6 Wochen nach der Operation

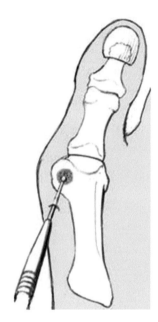

Abb. 5.33 Mit Stichinzision Einbringen der Fräse und Abfräsen der Pseudoexostose

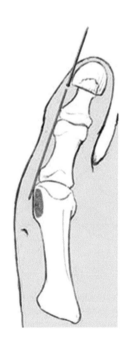

Abb. 5.34 Paraossäre Schienung mit einem K-Draht bis über das MTP-Gelenk

■ **Zugang**

Bei Vorliegen einer großen Pseudoexostose wird diese von innen ausgefräst. Dazu wird proximal der Prominenz eine Stichinzision angebracht und von hier parallel zum Metatarsale-I-Schaft der Fräsenkopf in die Exostose bohrend eingestoßen (■ Abb. 5.33). Durch rührende Bewegungen erfolgt eine Schwächung der knöchernen Prominenz von innen, die schließlich von außen eingedrückt werden kann. Spülen während des Fräsvorgangs zur Entfernung des Bohrmehls und zur Kühlung. Einbringen eines Kirschner-Drahts paraossär von der Medialseite der Großzehenkuppe auf Höhe des Nagelbetts nach proximal bis über das MTP-Gelenk (■ Abb. 5.34). 2 cm lange schlitzförmige Inzision proximal der Pseudoexostose bis auf den Knochen reichend.

■ **Osteotomie**

Die Osteotomie erfolgt im Halsbereich. Dabei wird subkapital auf Mitte des Metatarsale mit der Fräse in den Knochen eingegangen und mit schwenkenden Bewegungen eine Osteoklasie ausgeführt (■ Abb. 5.35). Spülen während des Fräsvorgangs mit NaCl-Lösung. Mobilisation des Metatarsalköpfchens mit Verschiebung nach lateral.

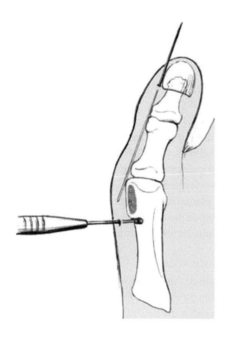

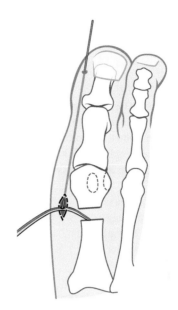

Abb. 5.36 Einbringen eines Führungsinstruments in den Markraum für den K-Draht

Abb. 5.35 Subkapitale Osteotomie mit Fräse und Mobilisation der Osteotomie

■ **Stellungskorrektur**

Der zuvor positionierte Kirschner-Draht wird nun weiter nach proximal vorgeschoben, bis er aus der Wunde austritt. Ein Führungsinstrument wird in den Markraum des proximalen Metatarsalanteils eingebracht und die Bohrdrahtspitze über seine Führung aufgeladen (■ Abb. 5.36). Durch Hebeln am Führungsinstrument wird das mit K-Draht armierte Köpfchen nach lateral bewegt und der Kirschner-Draht nach proximal in den Markraum vorgeschoben (■ Abb. 5.37).

Durch Positionierung des Drahtes im MT-Markraum mehr dorsal oder plantar kann der köpfchentragende Komplex unterschiedlich positioniert werden. Es sind bei dieser Methode ausgiebige Verschiebungen bis Köpfchenbreite möglich. Nach Einstellen der geplanten Korrektur wird der K-Draht weiter in den Metatarsalschaft vorgeschoben und in der Basis verankert.

■ **Wundverschluss**

Das die Zehenkuppe überragende Ende des Kirschner-Drahts wird mit dem Seitenschneider gekürzt und umgebogen. Redressierender Wundverband, der die Großzehe in leichter Varusstellung halten sollte. Die Sterilität des Verbands muss für 6 Wochen gewährleistet sein.

■ **Nachbehandlung**

Verwendung eines Hallux-valgus-Nachbehandlungsschuhs mit plantarer Pelotte zur Hohllegung des MTK I für 6 Wochen. Der Bohrdraht wird bis zu 6 Wochen belassen. Nach Röntgenkontrolle Mobilisation im Konfektionsschuh erlaubt.

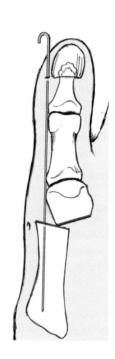

Abb. 5.37 Vorschieben des K-Drahts in den Markraum und Verankern seiner Spitze an der MT-Basis

5.3 Resektionsinterpositionsarthroplastik des MTP-Gelenks

■ **Prinzip**

Die sparsame Resektion der Basis der Grundphalanx der Großzehe mit den daran inserierenden deformitätsfördernden Weichteilstrukturen schafft ein Nearthros. Durch

Interposition ortsständigen Gewebes kann eine Ersatzfunktion gewahrt werden. Die mediale Pseudoexostose wird auf Schaftniveau reseziert.

■ **Indikation**

Bei schweren Fällen von Grundgelenksdestruktion ist in der Regel eine Großzehengrundgelenksarthrodese indiziert. Beim Vorliegen von 3 von 6 Komorbiditäten ist die Resektionsinterpositionsarthroplastik die Methode der Wahl.

Komorbiditäten (oder Resektionskriterien Abb. 5.1):
— PAVK
— Hauttrophik herabgesetzt
— Stoffwechselerkrankungen
— Polyneuropathie, M. Parkinson
— hohes biologisches Alter
— Demenz

Manche Patienten lehnen die Arthrodese des Grundgelenks auch ab. In diesen Fällen ist das resezierende Verfahren weiter eine praktikable Methode.

■ **Kommentar**

Die Operation nach Keller-Brandes, bei der bis zu 50 % der Phalanxlänge reseziert wird, entspricht nicht mehr dem heutigen fußchirurgischen Standard. Wesentlich ist das Ausmaß der Resektion. Als Empfehlung gilt es, die becherförmige Basis zu resezieren, was einem Ausmaß von etwa 8 mm entspricht. Häufig sind die Bandstrukturen nach der Freipräparation der Grundphalanx jedoch so zerfetzt, dass nur Rudimente für das vorgesehene Weichteilinterponat vorhanden sind.

> Sofern keine soliden Kapselanteile für ein Interpositum existieren (wie dies bei fortgeschrittenem Hallux rigidus der Fall ist), kann die Sehne des kurzen M. extensor hallucis aufgesucht und als Interponat eingesetzt werden. Können die medial am Metatarsale liegenden Kapselstrukturen noch gut gefasst werden, sollte eine Cerclage fibreux nach Lelièvre durch Kapseldoppelung bzw. Anheften an das Metatarsale versucht werden. Dadurch wird der pronatorischen Fehlstellung der Großzehe entgegengewirkt und eine Verschmälerung des Intermetatarsalwinkels erreicht.

5.3.1 OP-Technik

■ **Zugang**

Dorsomedialer Hautschnitt. Schonung des dorsal befindlichen Gefäß-Nerven-Bündels. Exposition der Gelenkkapsel und Phalanxbasis, von der Pseudoexostose bis zu einem Drittel der Grundphalanx reichend (◘ Abb. 5.38).

■ **Gelenkpräparation**

Bildung eines etwa 1 cm breiten Kapsel-Periost-Lappens, distal und ggf. auch proximal gestielt (◘ Abb. 5.39). Das Auslösen der Grundgelenkbasis erfolgt zirkulär unter Ablösen der kurzen Beuger an der Basis.

■ **Resektion**

Absägen der Pseudoexostose auf Schaftniveau. Jetzt kann meist mühelos die Grundphalanx aus der Wunde herausgehebelt und quer osteotomiert werden. Die Basis der Grundphalanx wird entfernt (◘ Abb. 5.40) und unter Sicht ein lateraler und plantarer Release der Weichteile vorgenommen. Nach Anheben des Metatarsale I können mit einem breiten Raspatorium die Ossa sesamoidea gelöst werden.

■ **Rekonstruktion**

Einschlagen des distal gestielten Kapsel-Periost-Lappens, ohne diesen an der Lateralseite zu fixieren (◘ Abb. 5.41). Danach werden die beiden Kapselränder gefasst und von

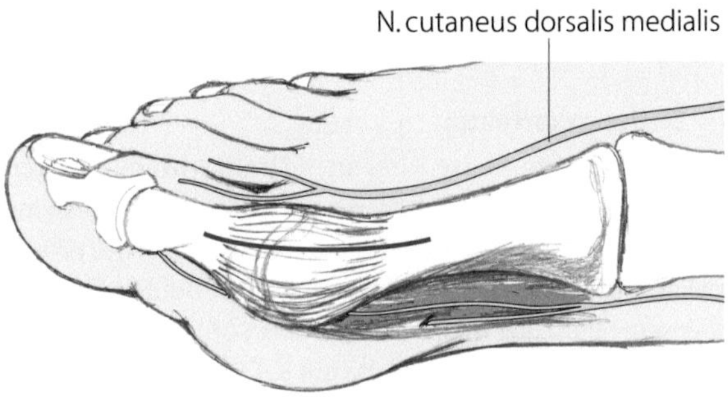

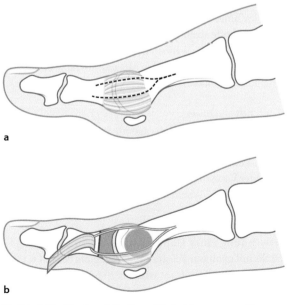

N. cutaneus dorsalis medialis

◘ **Abb. 5.38** Zugang zur Resektionsinterpositionsarthroplastik

a

b

◘ **Abb. 5.39** Distal gestielter Kapsel-Periost-Lappen zur späteren Interposition

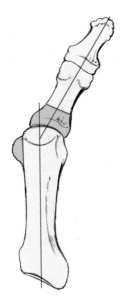

Abb. 5.40 Sparsame Basisresektion und Absetzen der Pseudoexostose auf Schaftniveau

Sofern keine soliden Kapselanteile für ein Interpositum existieren (wie dies bei fortgeschrittenem Hallux rigidus der Fall ist), kann die Sehne des kurzen M. extensor hallucis aufgesucht und als Interponat eingesetzt werden.

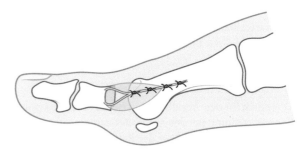

Abb. 5.42 Raffende Naht der verbliebenen Kapsel (Cerclage fibreux) nach Einschlagen des Kapsel-Periost-Lappens in das Nearthros

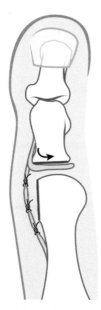

Abb. 5.41 Der Kapsel-Periost-Lappen wird als Interpositum eingebracht. Eine Fixation ist bei ausreichender Länge nicht erforderlich

proximal nach distal vernäht, was einer Cerclage fibreux entspricht (◘ Abb. 5.42). Bei verbleibender Valgus- und/oder Extensionstendenz der Großzehe kann die Sehne des M. extensor hallucis longus z-förmig verlängert werden. Eine zusätzliche innere Fixation ist nicht erforderlich.
Naht der Haut ohne Resektion von Hautüberschuss, da dieser spontan atrophiert.

■ **Variante**
Das Interpositum kann alternativ auch aus einem Kapsel-Sehnen-Periost-Konstrukt hergestellt werden, welches distal und nicht proximal abgelöst wird. Das „strumpfförmige Gebilde" wird in der Art einer Tabaksbeutelnaht über dem Metatarsalköpfchen vernäht.

5.3.2 Nachbehandlung

Hallux-valgus-Nachbehandlungsschuh für 6 Wochen. Redressierender Verband für 4–6 Wochen.

> Anders als die gelenkerhaltenden Eingriffe mit übungsstabiler Osteosythese liegt eine Gelenkarthroplastik vor, die vermehrt zu Schwellung neigt.

5.4 Arthrodese des MTP-Gelenks I

■ **Prinzip**
Die operative Versteifung des Großzehengrundgelenks (MTP-Gelenk) führt zu einem relativ günstigen Funktionserhalt des ersten Strahls. Die MTP-I-Arthrodese beeinflusst auch den Intermetatarsalwinkel, sodass auch ausgeprägte Vorfußdeformitäten mit nur einem Eingriff wirksam korrigiert werden können.

■ **Indikation**

Die fortgeschrittene Arthrose (Hallux rigidus) des Großzehengrundgelenks stellt die häufigste Indikation dar, gefolgt
von ausgeprägtem Hallux valgus, Hallux varus (primär oder
sekundär iatrogen). Als Salvage-Verfahren nach fehlgeschla-
genen Voreingriffen wie Eingriffen mit großzügiger Gelenk-
resektion (Mayo, Brandes, Endoprothese) und avaskulärer
Nekrose. Die Interposition eines freien Knochentransplan-
tates kann erforderlich sein.

■ **Kommentar**

Die statischen und dynamischen Eigenschaften des
Vorfußes bleiben bei MTP-I-Arthrodese in Grenzen
erhalten.

■ ■ **Position des Großzehengrundgelenks**

Wesentlich für den Abrollvorgang ist die korrekte Groß-
zeheneinstellung. Bei der Arthrodesierung sind 10–15°
Dorsalextension gegenüber der Belastungsebene anzustreben, was einer Dorsalextension von 20–30° gegenüber
dem MT-I-Schaft entspricht. Eine physiologische Position von 10–15° Valgus sollte angestrebt werden (◘ Abb.
5.43). Sofern ein Hallux valgus interphalangeus vorliegt,
ist die Valgität auf Höhe des MTP-Gelenks entsprechend
zu berücksichtigen. Die Einstellung der Rotation muss bei
plantigrad aufgesetztem Fuß überprüft werden; korrekte
Verhältnisse liegen bei nach dorsal zeigendem Zehennagel vor.

5.4.1 OP-Technik

■ **Zugang**

Bei Folgeeingriffen Zugang durch die alte Narbe, sonst wird
von dorsal eingegangen. Hautschnitt über der Strecksehne
der Großzehe mit weiterer Exposition (◘ Abb. 5.44).

■ **Gelenkpräparation**

Nach Darstellung der Kapsel wird diese großzügig längsgespalten. Auspräparieren der Gelenkpartner inklusive Pseudoexostose und Osteophyten und deren Entfernung. Vom
Gelenk her Vervollständigung der Kapselmobilisation mit
dem Raspatorium.

> Die Entknorpelung im nächsten Schritt kann durch die
> Resektion einer Knorpel-Knochen-Scheibe vom MTK I
> von etwa 2–3 mm erleichtert werden.

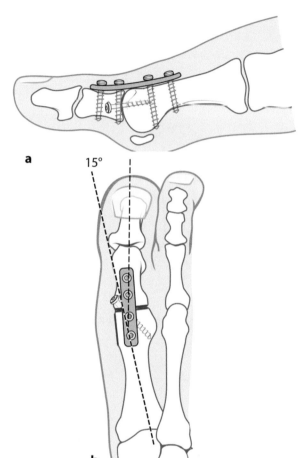

a

15°

b

◘ **Abb. 5.43** Arthrodese des MTP-Gelenks I mit Platte und
Kompressionsschraube

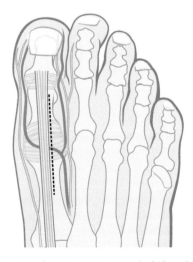

◘ **Abb. 5.44** Dorsaler Zugang zum MTP-Gelenk I lateral der
Extensor-hallucis-Sehne

Das Metatarsalköpfchen wird mit oszillierender Säge und Luer komplett entknorpelt und abgerundet. An der Phalangenbasis werden die kurzen Beuger gelöst, und mit dem Luer und einem Meißel wird der zentrale Anteil ausgemuldet, bis eine korrespondierende konkave Arthrodesefläche entstanden ist ($\blacksquare$ Abb. 5.45). Diese konkav-konvexe Konfiguration vergrößert die Kontaktfläche der Arthrodese, die dadurch variabel eingestellt werden kann.

Zur Überprüfung des Arthrodesewinkels wird der Fuß bei gebeugtem Kniegelenk auf eine plane Unterlage (z. B. Instrumentenkastendeckel) aufgesetzt. Die Großzehe sollte nunmehr in 10–15° Dorsalextension eingestellt sein. Die Zehenkuppe muss bei flektiertem IP-Gelenk zwanglos die Unterlage berühren können ($\blacksquare$ Abb. 5.46).

> ❶ Die speziell angebotenen konkav-konvexen Arthrodesefräsen ermöglichen eine kongruente Präparation der Arthrodeseflächen. Leider sind die Oberflächen danach meist so glatt, dass die Fusion gestört sein kann. Die Oberflächen werden durch Anbohrung oder Anmeißelung neuerlich aufgeraut.

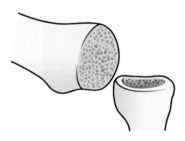

$\blacksquare$ **Abb. 5.45** Mobilisation und Entknorpelung des Köpfchens und der Basis in konvex-konkaver Form

$\blacksquare$ **Abb. 5.46** Intraoperative Stellungsprüfung: Mit korrekter Dorsalextension sollte die Zehenkuppe flektiert die unterlegte Platte erreichen können

Alternativ zur „reshapening arthrodesis" können mit der oszillierenden Säge an Grundphalanx und MTK I plane Arthrodeseflächen hergestellt werden. Das Prozedere ist aufgrund der schwieriger nachkorrigierbaren Arthrodeseposition kritischer.

■ Interpositionsarthrodese (nach Vor-Operation)
Bei Längenverlust auf Höhe des MTP-Gelenks I wird nach Darstellung der Arthrodesepartner ein solider Beckenkammspan (möglichst trikortikal) interponiert. Je nach Form des Knochendefekts kann der Span auch dübelartig in den Markraum eingebolzt werden. Dies erfordert ein wenig Geduld und Geschicklichkeit. Die Verlängerung hat immer dann ihre Grenzen, wenn die Weichteile unter Spannung geraten.

■ Fixation
Nach Positionieren der Arthrodesepartner temporäre Fixation mit Kirschner-Draht (1,2–1,5 mm) und klinische Überprüfung der Stellung. Optional radiologische Kontrolle ($\blacksquare$ Abb. 5.47).

- Bei Schraubenarthrodese werden 2–3 kanülierte Schrauben eingesetzt. Dabei werden von distal-medial nach proximal-lateral und dann gekreuzt von proximal die Führungsdrähte gesetzt. Deren Position und Länge werden mit dem Bildwandler kontrolliert, dann werden die Schrauben nach Vorbohrung eingedreht ($\blacksquare$ Abb. 5.48). Ideal ist der Schraubeneintritt von plantar proximal am medialen Kondylus nach distal in die Phalanx ($\blacksquare$ Abb. 5.49).
- Die Verwendung einer dorsalen MTP-Arthrodesenplatte wird empfohlen, sofern diese vorgebogen,

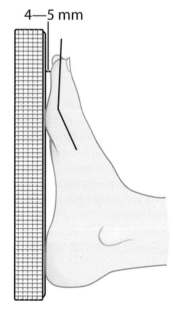

4—5 mm

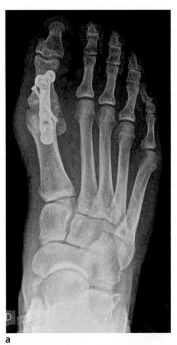

a

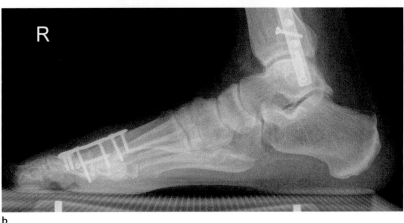

b

◼ **Abb. 5.47a,b**   Radiologische Darstellung einer Plattenarthrodese mit Kompressionsschraube des MTP-Gelenks I

mit geringer Plattenstärke und in rechter bzw. linker Version vorliegt. Winkelstabile Implantate sind vorzuziehen. Das ossäre Plattenbett sollte entsprechend der Kontur der Platte vorbereitet werden. Die interfragmentäre Kompression wird mit einer zusätzlichen Schraube noch vor endgültiger Fixation der Platte durchgeführt (◼ Abb. 5.43).

— Um 90° versetzt können auch Kompressionsklammern eingebracht werden (◼ Abb. 5.50).

— Bei der Interpositionsarthrodese ist eine Plattenfixation unerlässlich.

5.4.2   Nachbehandlung

Bei guter Patientencompliance ist ein Hallux-valgus-Nachbehandlungsschuh mit harter Sohle für 6 Wochen ausreichend. Sicherer ist eine Ruhigstellung im Unterschenkelgips.

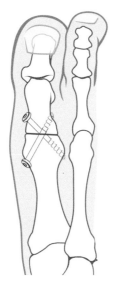

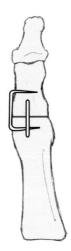

Abb. 5.50 Alternative Fixation bei TMT-I-Arthrodese mit 2 um 90° gegeneinander versetzten Kompressionsklammern als „Salvage Procedure" bei Versagen einer verschraubten Osteosynthese

Abb. 5.48 Schraubenarthrodese des MTP-Gelenks I mit 2 gekreuzten Kompressionsschrauben

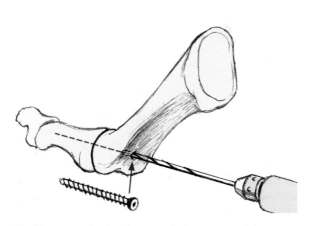

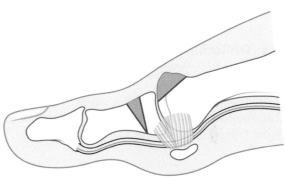

Abb. 5.51 Ausmaß der Osteophytenabtragung im Rahmen der Cheilektomie und optionale Keilentnahme mit dorsaler Basis (Moberg)

Abb. 5.49 Arthrodese des MTP-Gelenks I mit optional dritter von plantar positionierter Schraube

Dieser sollte mindestens für 6 Wochen belassen werden. Bei der Interpositionsarthrodese ist eine individuell längere Ruhigstellung angezeigt.

konservative Maßnahmen mit orthopädietechnischen Zurichtungen am Konfektionsschuh (Sohlenversteifung, Ballen-abrollwiege etc.). Vorliegen eines Hallux rigidus Grad 1–2 (Tab. 5.1) in der dreistufigen Skala nach Regnauld bzw. Giannini mit deutlicher Gelenkspaltreduktion und peripheren degenerativen Knochenanbauten. Ein aufgebrauchter Gelenkspalt mit Knochenkontakt stellt eine Kontraindikation dar.

5.5 Cheilektomie am MTP-Gelenk I

■ **Prinzip**
Abtragung des die Dorsalextension störenden dorsalen Osteophyten am Metatarsalköpfchen I. Dies kann allein oder in Kombination mit einer extendierenden Osteotomie der Grundphalanx erfolgen (Abb. 5.51).

■ **Indikation**
Schmerzhaft limitierte MTP-Gelenk-Beweglichkeit im Rahmen einer MTP-I-Arthrose. Gestörtes Gangbild mit Transfer der Hauptbelastung nach lateral. Ausgeschöpfte

■ **Kommentar**
Bei der Cheilektomie müssen das Ausmaß der Knochenresektion, eine intraoperativ große MTP-Gelenk-Mobilität und die Integrität der medialen Kapsel beachtet werden. Das Verfahren eignet sich auch zur Kombination mit subkapitalen Osteotomien bei Hallux valgus et rigidus. Dabei ist auf die Rekonstruktion der medialen Kapsel zu achten. Bei unzureichender Mobilität im MTP-Gelenk I nach Kapselnaht ist eine Verkürzung in der MT-Osteotomie anzustreben. Ferner kann die Cheilektomie bei Grenzindikation mit einer extendierenden Phalanxosteotomie kombiniert werden, was die Beweglichkeit MTP-I-Gelenks in den funktionellen Bereich bringt (▶ Abschn. 5.7).

◘ Tab. 5.1 Algorithmus der Hallux-rigidus-Behandlung

Grad (Giannini/Regnauld)	Radiologischer Aspekt	Klinik	Therapeutisches Vorgehen
0/A	Normale Gelenkkontour, minimale Gelenkspaltverschmälerung	Bewegungsschmerz ohne Fehlstellung	Konservativ
1/B	Dorsale Osteophyten, geringe Gelenkspaltverschmälerung, beginnende Abflachung des Metatarsalköpfchens, gelenknahe Sklerose, MTK-Sesambein-Gelenk unauffällig	Bewegungsschmerz und Einschränkung der Dorsalextension	Cheilektomie
2/C	Dorsale und laterale Osteophyten, Abflachung des Metatarsalköpfchens, erhaltener, aber verschmälerter Gelenkspalt, MTK-Sesambein-Gelenk intakt, aber Gelenkspalt verschmälert	Bewegungsschmerz, deutliche Einschränkung der Dorsalextendierbarkeit, tastbarer Wulst dorsal	Cheilektomie mit Phalanxosteotomie (► Abschn. 5.7)
3/D	Wie Grad 2 mit deutlicher Abflachung des Kopfes und möglichem Verlust des Gelenkpalts, Zystenbildung	Einsteifung, Abrollhindernis mit Gangstörung	MTP-I-Arthrodese (► Abschn. 5.4), Resektionsarthroplastik (► Abschn. 5.3)

5.5.1 OP-Technik

■ **Lagerung**
Rückenlage des Patienten mit Neutralstellung des Fußes. Blutsperre am distalen Unterschenkel mit 250 mmHg. Hohe Oberst-Leitungsanästhesie oder Knöchelblock möglich.

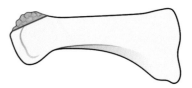

◘ Abb. 5.52 Ein Drittel der knorpeligen Zirkumferenz wird abgetragen

■ **Zugang**
Dorsaler etwa 4 cm langer Hautschnitt lateral der Extensorhallucis-longus-Sehne mit weiterer Exposition nach lateral und medial (◘ Abb. 5.44).

■ **Gelenkpräparation**
Nach Darstellung der Kapsel wird diese längsgespalten und unter Verwendung von 2 Rechenhaken das MTK exponiert. Freilegen der Osteophyten medial und lateral, Ablösen von adhärenten Verwachsungen an den Sesambeinen plantar. Inspektion der Gelenkflächen in maximaler Plantarflexion; ist noch genügend Knorpel erkennbar, ist die Indikation zur Cheilektomie weiterhin gegeben, andernfalls kann auf eine Arthrodese oder Arthroplastik umgestiegen werden, sofern eine entsprechende Aufklärung erfolgt ist.

■ **Abtragung**
Abtragen des großen dorsalen Osteophyten zusammen mit etwa einem Drittel der Gelenkfläche mit dem Meißel oder der oszillierenden Säge.

❶ Bei Verwendung einer Säge muss, da durch den dorsalen Zugang und die Richtung der Osteotomie eine Gefährdung der Haut durch das oszillierende Instrument gegeben sein kann, ein sorgfältiger Schutz der Umgebungsstrukturen erfolgen.

Die Knorpelfläche der Phalanxbasis wird mit einem stumpfen Raspatorium geschützt. Anschließend wird mit einem schmalen Meißel der laterale Osteophyt von dorsal nach plantar entfernt und der mediale, gelenknahe mit dem Luer getrimmt (◘ Abb. 5.52). Im Bereich des Metatarsalköpfchens muss auf der Medialseite die Integrität des Kapselansatzes berücksichtigt werden – eine Schwächung kann zum Auftreten eines Hallux valgus führen. Stark blutende Spongiosaflächen werden mit Knochenwachs versorgt.

Die intraoperative Dorsalextension sollte 60° erreichen. Kann dies nicht erzielt werden, können durch ein Release der Kollateralbänder zusätzliche Bewegungsgrade erzielt werden. Auch eine extendierende Osteotomie der Grundphalanx ist zu überlegen. Das Flexions-/Extensionsintervall wird dadurch mehr in Richtung Extension verschoben, was das Abrollen des Fußes über den ersten Strahl erleichtert. Zusätzlich kann die Grundphalanx leicht verkürzt werden, was einen dekomprimierenden Effekt auf das MTP-Gelenk I haben soll (◘ Abb. 5.53, ► Abschn. 5.7).

■ **Wundverschluss**
Kapselnaht und nach Möglichkeit Rekonstruktion der strecksehnenbegleitenden Retinakula.

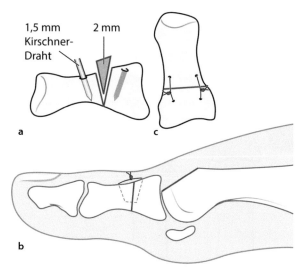

1,5 mm
Kirschner-
Draht

2 mm

a

c

b

Abb. 5.53 **a** Keilentnahme im Schaft-Basis-Übergang von dorsal im Ausmaß der zusätzlich gewünschten Dorsalextension. Vorbohren der Fadenkanäle mit einem K-Draht (1,5 mm). **b** Nach Einbringen des atraumatischen Fadens (Rundnadel 0,3) wird die Osteotomie komprimiert und durch die Naht gesichert. **c** Seitliche Darstellung nach Cheilektomie und zusätzlicher extendierender Phalangenosteotomie

5.5.2 Nachbehandlung

Wenige Tage nach dem Eingriff kann mit aktiver und passiver Bewegungstherapie begonnen werden. Hallux-valgus-Nachbehandlungsschuh bis zur Nahtentfernung. Dann bequemer Konfektionsschuh. Eine Krankengymnastik mit gezieltem Funktionstraining und Gangschulung wird angeraten, um die vorgängige Lateralisation der Trittspur wieder zu normalisieren.

5.6 Osteotomie der proximalen Großzehenphalanx (Akin-Verfahren)

- **Prinzip**

Vollständige oder subtotale Osteotomie der Großzehengrundphalanx mit varisierendem, extendierendem und eventuell verkürzendem Effekt.

- **Indikation**

Valgusfehlstellung der Großzehenendphalanx (Hallux valgus interphalangeus). Die als Moberg-Osteotomie beschriebene Entnahme eines Keils mit dorsaler Basis an der Grundphalanx wird beim Hallux rigidus als Zusatzeingriff zur Cheilektomie eingesetzt. Über die Verlagerung der Nullstellung des MTP-Gelenks in Richtung Extension wird das Abrollen begünstigt (▶ Abschn. 5.5, ◘ Abb. 5.53).

- **Kommentar**

Effektvoller kleiner Eingriff. Bei kombinierter Fehlstellung im Rahmen des Hallux-valgus-Komplexes kann die Akin-Osteotomie den Anteil „Schiefzehe"korrigieren, der durch den Valgus im IP-Gelenk bedingt ist. Oft wird erst nach Korrektur eines Hallux valgus deutlich, dass noch eine Korrektur auf Höhe der Grundphalanx angeschlossen werden sollte. Die schuhbedingt erforderliche leichte Valgität der Großzehe sollte nicht vollständig aufgehoben werden, um keinen nachhaltigen Schuhkonflikt zu provozieren.

5.6.1 OP-Technik

- **Zugang**

Im Fall eines Zusatzeingriffs wird die in der Regel medial liegende Schnittführung vom MTP-Gelenk nach distal bis auf Höhe des IP-Gelenks verlängert. Sofern eine Cheilektomie bei Hallux rigidus erfolgte und zusätzlich eine extendierende Osteotomie vorgesehen ist, wird der Zugang dorsal verlängert. Subperiostales Umfahren der Basis der Grundphalanx.

- **Osteotomie**

Quere oder besser schräge subtotale Osteotomie mit einem feinen Sägeblatt. Bei osteoporotischem Knochen kann die Kortikalis auf der Medialseite mit einem Luer im Sinne einer Osteoklasie gekerbt werden, um den Knochen dann unter Korrektur zu infraktionieren. Eine formale Osteotomie mit der Säge kann dann unterbleiben. Die laterale Kortikalis bleibt intakt.

Der Knochenkeil, meist zwischen 10 und 20°, wird beim Hallux valgus interphalangeus mit medialer (◘ Abb. 5.54), bei Hallux rigidus oder Hallux limitus mit dorsaler Basis entnommen (◘ Abb. 5.53). Bei verkürzender Osteotomie muss ein größerer Anschnitt der Dia-/Metaphyse freigelegt werden, um einen Knochenzylinder zu entnehmen (◘ Abb. 5.55).

- **Fixation**

Bei schräger Osteotomie kann mit einer Zugschraube (Bold oder Herbert) fixiert werden. Gebräuchlich sind auch nicht resorbierbarer Faden oder dünner Cerclagedraht für eine „Knochennaht" sowie Knochenklammern (Uni-Clip) (◘ Abb. 5.54).

5.6.2 Nachbehandlung

Hallux-valgus-Nachbehandlungsschuh für 4–6 Wochen ohne besondere Restriktionen.

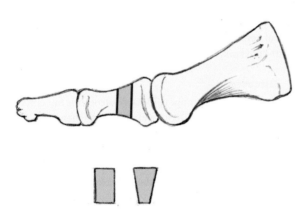

○ **Abb. 5.54**   **a** Bei medialer Basis des Keils varisiert die Großzehe, **b** Fixation mit Klammer

○ **Abb. 5.55**   Bei verkürzender Osteotomie muss ein kompletter Knochenzylinder entfernt werden

5.7   Arthrodese des Interphalangealgelenks

■ **Prinzip**

Versteifung des Interphalangealgelenks, meist als Zusatz oder Folgeeingriff.

■ **Indikation**

Bei erheblichen Abweichungen der Zehenform, wenn Korrekturosteotomien zur Geraderichtung keinen Erfolg versprechen. Zusatzeingriff bei Verlagerung der Extensorhallucis-longus-Sehne auf das Metatarsale I, um einer zu starken Plantarflexion des Großzehenendglieds entgegenzuwirken (Jones-Suspension, ▶ Abschn. 3.6). Weitere Indikationen sind Veränderungen bei rheumatischer Systemerkrankung und neurologisch bedingte Fußprobleme.

■ **Kommentar**

Dankbarer kleiner Eingriff bei Großzehenproblemen auch im jüngeren Alter. Die von der Zehenkuppe her eingebrachte Schraube verursacht häufig Probleme, sodass eine Entfernung vorgesehen werden sollte.

5.7.1   OP-Technik

■ **Zugang**

Hautschnitt quer im Bereich der Hautfalten über dem IP-Gelenk (○ Abb. 5.56). Im Verlauf des Eingriffs Stichinzision an der Zehenkuppe.

■ **Gelenkpräparation**

Der quere Hautschnitt wird vertieft und die EHL-Sehne abgetrennt. Durchtrennen der Seitenbänder und mit kleinem Luer bzw. mit Meißeln Zubereiten der beiden Gelenkpartner unter Mitnahme von Knochenmaterial, sodass 2 plane Osteotomieflächen entstehen. Die Arthrodesestellung sollte ca. 5° Valgus betragen und eher eine leichte Extension vorsehen.

■ **Fixation**

Quere Stichinzision auf der Höhe der Zehenkuppe mit einem 15er-Skalpell bis auf den Knochen der Endphalanx. Retrogrades Aufbohren der Endphalanx mit einem 3,5-mm-Bohrer, bis die Bohrerspitze aus der Inzision in der Zehenkuppe heraustritt (○ Abb. 5.57). Herausziehen des Bohrers. Durch eine Steckbohrbuchse wird nun ein 2,5-mm-Bohrer von der Zehenkuppe über das ehemalige IP-Gelenk bis in die Grundphalanx nahe an die MTP-Gelenk-Fläche heran

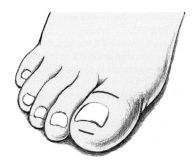

Abb. 5.56 Zugänge zur IP-Arthrodese

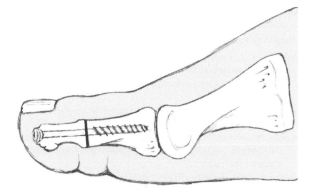

Abb. 5.59 Einbringen einer Kleinfragmentschraube als Kompressionsschraube nach vorheriger Längenbestimmung. Eine Prominenz des Kopfes sollte durch Verwendung einer Kopfraumfräse vermieden werden

eingedreht. Kontrolle der korrekten Rotation vor dem festen Andrehen der Schraube (Abb. 5.59). Beim schichtweisen Wundverschluss kann die EHL-Sehne an der Kapsel refixiert werden.

5.7.2 Nachbehandlung

Diese ist vonseiten des IP-Gelenks unproblematisch und richtet sich vorwiegend nach dem Zusatzeingriff. Ein Hallux-valgus-Nachbehandlungsschuh für 4 Wochen ist ausreichend.

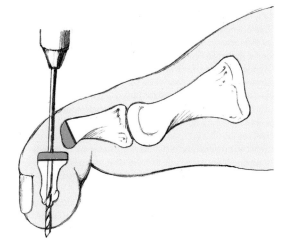

Abb. 5.57 Nach Entfernung der Gelenkflächen wird die Basis retrograd bis zur Zehenbeere mit einem 3,5-mm-Bohrer vorgebohrt. Man beachte, dass die Haut mit Stichinzision vorbereitet wird

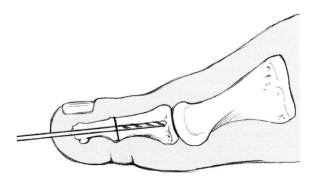

Abb. 5.58 Nach Umstecken des Bohrers wird nun unter Kompression der Arthrodeseflächen auch die proximale Phalanx mit einem 2,5-mm-Bohrer aufgebohrt

vorgetrieben (Abb. 5.58). Mit der Kopfraumfräse wird die Endphalanx zubereitet, um ein späteres Versenken des Schraubenkopfes zu ermöglichen.

Unter digitalem Aufeinanderpressen der Arthrodeseflächen wird von der Zehenkuppe her die Kompressionsschraube

Literatur

Literatur zu ▶ Abschn. 5.4

Badekas A, Georgiannos D, Lampridis V, Bisbinas I (2013) Proximal opening wedge metatarsal osteotomy for correction of moderate to severe hallux valgus deformity using a locking plate. Int Orthop 37 (9): 1765–70

Bae SY, Schon LC (2007) Surgical strategies: Ludloff first metatarsal osteotomy. Foot Ankle Int 28 (1): 137–44

Beischer AD, Ammon P, Corniou A, Myerson M (2005) Three-dimensional computer analysis of the modified Ludloff osteotomy. Foot Ankle Int 26 (8): 627–32

Bösch P, Wanke S, Legenstein R (2000) Hallux valgus correction by the method of Bösch: a new technique with a seven-to-ten-year follow-up. Foot Ankle Clin 5 (3): 485–98

Budny AM, Masadeh SB, Lyons MC 2nd, Frania SJ (2009) The opening base wedge osteotomy and subsequent lengthening of the first metatarsal: an in vitro study. J Foot Ankle Surg 48 (6): 662–7

Chiang CC, Lin CF, Tzeng YH, Huang CK, Chen WM, Liu CL (2012) Distal linear osteotomy compared to oblique diaphyseal osteotomy in moderate to severe hallux valgus. Foot Ankle Int 33 (6): 479–86

Choi JH, Zide JR, Coleman SC, Brodsky JW (2013) Prospective study of the treatment of adult primary hallux valgus with scarf osteotomy and soft tissue realignment. Foot Ankle Int 34 (5): 684–90

Choi YR, Lee HS, Jeong JJ, Kim SW, Jeon IH, Lee DH, Lee WC (2012) Hallux valgus correction using transarticular lateral release with distal chevron osteotomy. Foot Ankle Int 33 (10): 838–43

Choi WJ, Yoon HK, Yoon HS, Kim BS, Lee JW (2009) Comparison of the proximal chevron and Ludloff osteotomies for the correction of hallux valgus. Foot Ankle Int 30 (12): 1154–60

Coughlin MJ, Grebing BR, Jones CP (2005) Arthrodesis of the first metatarsophalangeal joint for idiopathic hallux valgus: intermediate results. Foot Ankle Int 26 (10): 783–92

Day T, Charlton TP, Thordarson DB (2011) First metatarsal length change after basilar closing wedge osteotomy for hallux valgus. Foot Ankle Int 32 (5): S513–8

Ettl V, Radke S, Gaertner M, Walther M (2003) Arthrodesis in the treatment of hallux rigidus. Int Orthop 27 (6): 382–5

Fuhrmann RA (2005) Arthrodesis of the first tarsometatarsal joint for correction of the advanced splayfoot accompanied by a hallux valgus. Oper Orthop Traumatol 17 (2): 195–210

Fuhrmann RA (2009) Komplikationen bei der Behandlung von Fehlentwicklungen und Erkrankungen des Fußes. In: Wirth CJ, et al (Hrsg) Komplikationen in Orthopädie und Unfallchirurgie. Thieme, Stuttgart, S 492–512

Fuhrmann RA, Zollinger-Kies H, Kundert HP (2010) Mid-term results of Scarf osteotomy in hallux valgus. Int Orthop 34 (7): 981–9

Fuhrmann RA (2011) First metatarsophalangeal arthrodesis for hallux rigidus. Foot Ankle Clin 16 (1): 1–12

Fuhrmann R (2014) Rheumatic forefoot deformities. Z Rheumatol 73 (9): 814–21

Giannini S, Cavallo M, Faldini C, Luciani D, Vannini F (2013) The SERI distal metatarsal osteotomy and Scarf osteotomy provide similar correction of hallux valgus. Clin Orthop Relat Res 471 (7): 2305–11

Haddon TB, LaPointe SJ (2013) Relative strength of tailor's bunion osteotomies and fixation techniques. J Foot Ankle Surg 52 (1): 16–23

Huang EH, Charlton TP, Ajayi S, Thordarson DB (2013) Effect of various hallux valgus reconstruction on sesamoid location: a radiographic study. Foot Ankle Int 34 (1): 99–103

Iannò B, Familiari F, De Gori M, Galasso O, Ranuccio F, Gasparini G (2013) Midterm results and complications after minimally invasive distal metatarsal osteotomy for treatment of hallux valgus. Foot Ankle Int 34 (7): 969–77

Lee KT, Park YU, Young KW, Kim JS, Kim KC, Kim JB (2011) Reverse distal chevron osteotomy to treat iatrogenic hallux varus after overcorrection of the intermetatarsal 1–2 angle: technique tip. Foot Ankle Int 32(1): 89–91

Maffulli N, Denaro V, Loppini M (2012) Bösch Osteotomy. Foot Ankle Int 33 (9): 808–9

Mittag F, Leichtle U, Meisner C, Ipach I, Wülker N, Wünschel M (2013) Proximal metatarsal osteotomy for hallux valgus: an audit of radiologic outcome after single screw fixation and full postoperative weightbearing. J Foot Ankle Res 6 (1): 22

Moon JY, Lee KB, Seon JK, Moon ES, Jung ST (2012) Outcomes of proximal chevron osteotomy for moderate versus severe hallux valgus deformities. Foot Ankle Int 33 (8): 637–43

Mulcahy D, Daniels TR, Lau JT, Boyle E, Bogoch E (2003) Rheumatoid forefoot deformity: a comparison study of 2 functional methods of reconstruction. J Rheumatol 30 (7): 1440–1450

Nedopil A, Rudert M, Gradinger R, Schuster T, Bracker W (2010) Closed wedge osteotomy in 66 patients for the treatment of moderate to severe hallux valgus. Foot Ankle Surg 16 (1): 9–14

Park CH, Jang JH, Lee SH, Lee WC (2013) A comparison of proximal and distal chevron osteotomy for the correction of moderate hallux valgus deformity. Bone Joint J 95-B (5): 649–56

Park HW, Lee KB, Chung JY, Kim MS (2013) Comparison of outcomes between proximal and distal chevron osteotomy, both with supplementary lateral soft-tissue release, for severe hallux valgus deformity: A prospective randomised controlled trial. Bone Joint J 95-B (4): 510–6

Petroutsas J, Easley M, Trnka HJ (2006) Modified bone block distraction arthrodesis of the hallux metatarsophalangeal joint. Foot Ankle Int 27 (4): 299–302

Robinson AH, Bhatia M, Eaton C, Bishop L (2009) Prospective comparative study of the scarf and Ludloff osteotomies in the treatment of hallux valgus. Foot Ankle Int 30 (10): 955–63

Saragas NP (2009) Proximal opening-wedge osteotomy of the first metatarsal for hallux valgus using a low profile plate. Foot Ankle Int 30 (10): 976–80

Schuh R, Adams S, Hofstaetter SG, Krismer M, Trnka HJ (2010) Plantar loading after chevron osteotomy combined with postoperative physical therapy. Foot Ankle Int 31 (11): 980–6

Schuh R, Willegger M, Holinka J, Ristl R, Windhager R, Wanivenhaus AH (2013) Angular correction and complications of proximal first metatarsal osteotomies for hallux valgus deformity. Int Orthop 37 (9): 1771–80

Scott AT, DeOrio JK, Montijo HE, Glisson RR (2010) Biomechanical comparison of hallux valgus correction using the proximal chevron osteotomy fixed with a medial locking plate and the Ludloff osteotomy fixed with two screws. Clin Biomech 25 (3): 271–6

Smith SE, Landorf KB, Butterworth PA, Menz HB (2012) Scarf versus chevron osteotomy for the correction of 1–2 intermetatarsal angle in hallux valgus: a systematic review and meta-analysis. J Foot Ankle Surg 51 (4): 437–44

Trnka HJ, Hofstaetter SG, Easley ME (2009) Intermediate-term results of the Ludloff osteotomy in one hundred and eleven feet. Surgical technique. J Bone Joint Surg Am 91 Suppl 2 Pt 1: 156–68

Tsilikas SP, Stamatis ED, Kourkoulis SK, Mitousoudis AS, Chatzistergos PE, Papagelopoulos PJ (2011) Mechanical comparison of two types of fixation for ludloff oblique first metatarsal osteotomy. J Foot Ankle Surg 50 (6): 699–702

Waizy H, Czardybon MA, Stukenborg-Colsman C, Wingenfeld C, Wellmann M, Windhagen H, Frank D (2010) Mid- and long-term results of the joint preserving therapy of hallux rigidus. Arch Orthop Trauma Surg 130 (2): 165–70

Waizy H, Stukenborg-Colsman C, Abbara-Czardybon M, Emmerich J, Windhagen H, Frank D (2011) Eine spezielle Weichteilplastik am Großzehengrundgelenk bei Hallux-valgus-Operationen. Orthop Traumatol 23: 46–51

Walther M, Simons P, Nass K, Röser A (2011) Fusion of the first tarsometatarsaljoint using a plantar tension band osteosynthesis. Oper Orthop Traumatol 23 (1): 52–9

Wanivenhaus A, Bock P, Gruner F, et al (2009) Deformtitätsassoziierte Behandlung des Hallux-valgus-Komplexes. Orthopäde 38 (11): 1117–1126

Wülker N, Suckel A (2005) Osteotomien des Mittelfußes beim Hallux valgus. Orthopäde 34: 726–734

Literatur zu ▶ Abschn. 5.5

Deland JT, Williams BR (2012) Surgical management of hallux rigidus. J Am Acad Orthop Surg 20 (6): 347–58

Dereymaeker G (2005) Die operative Therapie des Hallux rigidus. Orthopäde 34 (8): 742–4

Feldman KA (1992) The Green-Watermann procedure: geometric analysis and preoperative radiographic template technique. J Foot Surg 31 (2): 182–5

Giannini S, Ceccarelli F, Faldini C, Bevoni R, Grandi G, Vannini F (2004) What's new in surgical options for hallux rigidus. J Bone Joint Surg 86-A Suppl. 2: 72–83

Kuni B, Wolf SI, Zeifang F, Thomsen M (2014) Foot kinematics in walking on a level surface and on stairs in patients with hallux rigidus before and after cheilectomy. J Foot Ankle Res 7 (1): 13

O'Malley MJ, Basran HS, Gu Y, Sayres S, Deland JT (2013) Treatment of advanced stages of hallux rigidus with cheilectomy and phalangeal osteotomy. J Bone Joint Surg Am 95 (7): 606–10

Lundeen RO, Rose JM (2000) Sliding oblique osteotomy for the treatment of hallux abducto valgus associated with functional hallux limitus. J Foot Ankle Surg 39: 161–167

Peace RA, Hamilton GA (2012) End-stage hallux rigidus: cheilectomy, implant, or arthrodesis? Clin Podiatr Med Surg 29 (3): 341–53

Polzer H, Polzer S, Brumann M, Mutschler W, Regauer M (2014) Hallux rigidus: Joint preserving alternatives to arthrodesis - a review of the literature. World J Orthop 5 (1): 6–13

Regnauld B (1986) The foot. Springer, New York, S 336–338

Schneider W, Kadnar G, Kranzl A, Knahr K (2011) Long-term results following Keller resection arthroplasty for hallux rigidus. Foot Ankle Int 32 (10): 933–9

Literatur zu ▶ Abschn. 5.6

Cullen NP, Angel J, Singh D, Burg A, Dudkiewicz I (2009) Fixation of an Akin osteotomy with a tension suture: our results. Foot (Edinb) 19 (2): 107–9

Park JY, Jung HG, Kim TH, Kang MS (2011) Intraoperative incidence of hallux valgus interphalangeus following basilar first metatarsal osteotomy and distal soft tissue realignment. Foot Ankle Int 32(11): 1058–1062

Shannak O, Sehat K, Dhar S (2011) Analysis of the proximal phalanx size as a guide for an Akin closing wedge osteotomy. Foot Ankle Int 32 (4): 419–21

Literatur zu ▶ Abschn. 5.7

Babazadeh S, Su D, Blackney MC (2011) Hallux IP arthritis after MP arthrodesis managed with interpositional arthroplasty of MP joint and IP fusion: case report. Foot Ankle Int 32 (9): 900–4

Dhukaram V, Roche A, Walsh HP (2003) Interphalangeal joint fusion oft the great toe. Foot Ankle (9): 161–163

Gross CE, Hsu AR, Lin J, Holmes GB, Lee S (2013) Revision MTP arthrodesis for failed MTP arthroplasty. Foot Ankle Spec 6 (6): 471–8

Korrekturen der Zehen II–V

© Springer-Verlag GmbH Deutschland 2018
P. Engelhardt, R. Schuh, A. Wanivenhaus, *Orthopädische Fußchirurgie*,
https://doi.org/10.1007/978-3-642-44993-2_6

■ **Prinzip**

Die Korrekturoperationen an den Kleinzehen (Zehen II–V) erfolgen durch eine knöcherne Resektion oder eine Weichteilkorrektur von Phalanxabschnitten sowie durch Kombination von beiden, um verkrümmte Zehen zu begradigen und wieder in Kontakt zur Auftrittsfläche zu bringen. Bei flexiblen Zehengelenken reicht oftmals eine Sehnenverlagerung aus (Flexorsehnentransfer). Bei kontrakten Zehengelenken ist die Resektionsarthroplastik oder die Arthrodese eines Interphalangealgelenks indiziert. Bei geriatrischen Patienten mit PAVK, Infekten und anderen Risikofaktoren kann, als Ultima Ratio, die Exartikulation einer „störenden" Zehe erforderlich werden. Vollständig destabilisierte Zehen, z. B. nach Voroperation, können mit einem Syndaktylieprozedere wieder in die Zehenreihe zurückgeholt werden.

■ **Indikationen**

Operative Eingriffe an den Zehen II–V sind zur Fehlstellungskorrektur und bei hartnäckiger schmerzhafter Klavusbildung indiziert. Die ausgeprägten Probleme beginnen meistens am zweiten Zehenstrahl und sind mit einem zunehmenden Hallux-valgus-Symptomenkomplex vergesellschaftet. Es kann nicht genügend unterstrichen werden, dass das MTP-Gelenk II eine Schlüsselstellung für die Zehe hat: Wird eine Subluxation oder Luxation dieses Gelenks belassen und nur distal davon korrigiert, sind Folgeprobleme vorgezeichnet. Die Deformitäten der Zehen II–V treten isoliert an einer Zehe oder in Serie auf sowie in Kombination mit anderen Fußproblemen. In begrenztem Ausmaß wirken sich Zeheneingriffe stabilisierend auf das jeweilige MTP-Gelenk aus.

■ **Push-up-Test**

Dieser wird am unbelasteten Fuß ausgeführt und ermöglicht eine Aussage über die dynamische Reponierbarkeit von

fehlgestellten Zehengelenken. Dabei wird retrokapital mit der Fingerkuppe von plantar-zentral die Metatarsalköpfchenreihe nach oben gedrückt – es wirkt das gleiche Repositionsprinzip wie das einer Pelotte proximal der Mittelfußköpfchen (☐ Abb. 6.1). Eine flexible Zehendeformität korrigiert sich, wodurch sie sich von der fixierten Deformität unterscheidet. Eine therapeutische Weichenstellung erfolgt an diesem Punkt.

Bei fehlender Flexibilität der Zehengelenke liegt eine Kontraktur vor, die operativ mit Knochenresektion unter gewünschter Verkürzung angegangen wird. Gegebenenfalls müssen die Metatarsalia in die Korrektur einbezogen werden. Mit einer Metatarsaleosteotomie (z. B. nach Weil, ▶ Abschn. 4.3.5) in Kombination mit Maßnahmen an den Weichteilen ist speziell eine Reposition des luxierten MTP-Gelenks bei Krallenzehendeformität möglich.

Letztlich ist die Ursache von Zehenfehlstellungen eine Dysbalance zwischen intrinsischer und extrinsischer Muskulatur, die durch Veränderungen der plantaren Platte entsteht. Daher muss das Augenmerk neben der Beschreibung der offensichtlichen Zehendeformität auch auf die Stabilität des MTP-Gelenks gerichtet werden.

■ **MTP-Gelenk-Stabilitätstest**

Bei diesem auch „drawer test" genannten Test wird ähnlich wie beim Lachman-Test am Kniegelenk durch zangenförmigen Griff an der proximalen Phalanx und köpfchennah am Metatarsale eine dorsoplantare Schublade an der Zehe ausgelöst. Diese ist bei Destruktion der plantaren Platte schmerzhaft positiv (Instabilität; ☐ Abb. 6.2).

■ **Behandlungsalgorithmus bei Zehendeformitäten**

Vor Korrektur jeglicher Zehendeformität ist das MTP-Gelenk zu beurteilen.

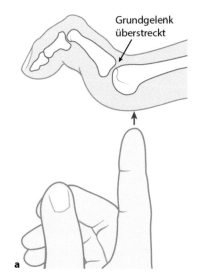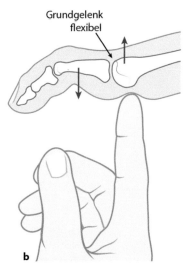

☐ **Abb. 6.1a,b** Push-up-Test zur Beurteilung des Fixationsgrades der Deformität **a)**Bei überstrecktem Zehengrundgelenk wird mit dem Push-Up-Test geprüft ob die Zehendeformität kontrakt oder flexibel ist. **b)** Reponiert sich das Grundgelenk und damit die Stellung der Zehe durch gezielten Druck von plantar auf das Metatarsalköpfchen ist die Fehlstellung flexibel

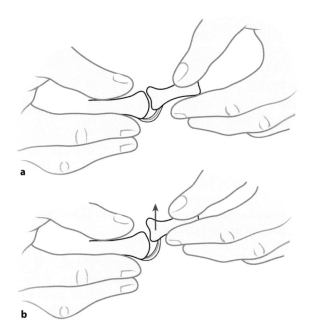

a

b

🔲 **Abb. 6.2a,b**   Schubladentest (Drawer-Test) mit dorsalem und plantarem Zangengriff zur Evaluierung der MTP-Gelenk-Stabilität

Instabiles MTP-Gelenk:
- Kapsulotomie und Strecksehnenverlängerung.
- Instabilität des MTP-Gelenks (Krallenzehe) nach Kapselrelease und Strecksehnenverlängerung erfordert einen „flexor-to-extensor-transfer".
- Ist keine Reposition des luxierten MTP-Gelenks möglich, ist die verkürzende/anhebende Osteotomie des betreffenden Metatarsale nach Weil indiziert.

Stabiles bzw. reponiertes MTP-Gelenk:
- Ist die Zehendeformität auf Höhe des PIP-Gelenks flexibel, kann ein „flexor-to-extensor-transfer" ausgeführt werden. Ein flexibles DIP-Gelenk wird selten an den Weichteilen, sondern meistens mit einer Arthrodese korrigiert, falls eine Kappung der langen Flexorensehne mittels Stichinzision nicht ausreicht.
- Ist die Zehendeformität auf Höhe des DIP- und/oder PIP-Gelenks fixiert (Krallenzehe), ist eine Arthrodese des entsprechenden Gelenks angezeigt (neben Maßnahmen am MTP-Gelenk).
- Alternativ kann vor allem bei geriatrischen Patienten eine Resektionsarthroplastik am PIP-Gelenk (Operation nach Hohmann) ausgeführt werden.

Infektionen und Ulzera schließen größere rekonstruktive Maßnahmen mit Osteosynthese oder K-Draht-Transfixation aus. Eine Resektion der Basis der Grundphalanx (Operation nach Gocht) wird heute nicht mehr empfohlen.

Spezifische OP-Techniken am Metatarsale V und der fünften Zehe sind beim Digitus quintus varus erforderlich (▶ Abschn. 4.4.1).

■ **Kommentar**
Vor der operativen Korrektur sollten konservative Maßnahmen ausgeschöpft worden sein; häufig erfolgt schon durch Schuhauswahl oder druckentlastende Zehenorthesen Linderung. Eine Einlage mit retrokapitaler Abstützung ist in der Lage, durch Anhebung des Mittelfußköpfchens das MTP-Gelenk bei noch flexibler Zehe zu strecken.

❗ Die Kürzung einer Zehe durch Köpfchenresektion kann zu Konflikten mit den Nachbarzehen führen, sodass vor einer isolierten Zehenoperation die Auswirkungen auf die benachbarten Zehen berücksichtigt werden müssen. Zehendeformitäten sind Bestandteil des Hallux-valgus-Syndroms (Stichwort „Platzhaltereffekt der zweiten Zehe"). Die alleinige Korrektur einer superduzierten zweiten Zehe ohne Großzehenkorrektur stößt an Grenzen. Die notwendige Kombination eines Kleinzehen- mit einem Großzeheneingriff ist dem Patienten plausibel zu machen.

■ **Nomenklatur der Kleinzehendeformitäten**
Die Zehendeformitäten werden entsprechend ihrer Form benannt; Nomenklaturunterschiede bestehen zur englischen und französischen Literatur (🔲 Tab. 6.1).

6.1   Release des Zehengrundgelenks (MTP-Gelenk)

Wenn eine Luxation oder Instabilität im MTP-Gelenkbereich vorliegt, die voraussichtlich nicht durch eine PIP-Fusion bzw. einen Sehnentransfer beeinflusst werden kann, ist immer die komplexe Pathologie inklusive des MTP-Gelenks zu therapieren.

6.1.1   OP-Technik

■ **Zugang**
Längsschnitt über dem MTP-Gelenk, im Zehengrundgliedbereich seitlich beginnend und dann nach dorsal abbiegend, um spätere Narbenschrumpfungen auf dem Zehenrücken zu vermeiden. Darstellung der langen Strecksehne.

❗ Lange gerade Zugänge am Fuß- und Zehenrücken sind zu vermeiden, da sie zu Kontrakturen neigen.

◻ Tab. 6.1 Nomenklatur der Zehendeformitäten

Zehendeformität	MTP	PIP	DIP	Klavus
Hammerzehe	Überstreckung	Beugekontraktur	Selten beteiligt	PIP, Kuppe
Klauenzehe	Überstreckung	Beugekontraktur	Beugekontraktur	PIP, DIP
Krallenzehe	Subluxation/Luxation	Beugekontraktur	Beugekontraktur	PIP
Mallet-Zehe	Normal	Normal	Beugekontraktur	Kuppe

■ **Gelenkpräparation und Korrektur**

Z-förmige Verlängerung der Strecksehne und quere Eröff-nung der Gelenkkapsel. Durchtrennen/Ablösen der Seiten-bänder und Mobilisation des Metatarsalköpfchens, bis eine Reposition des Gelenks möglich ist. Dabei müssen häufig plantare Verwachsungen durch ein vorgeschobenes Raspa-torium auf Höhe der Kondylen gelöst werden. Nur ein aus-reichendes Release ermöglicht den Verbleib der Zehe in Repositionsstellung (◻ Abb. 6.3).

Bei Reluxationstendenz kann eine axiale Kirschner-Draht-Transfixation des gesamten Strahls bis in das Meta-tarsalköpfchen die Reposition halten. Ist das Gelenk nicht stabil oder reponierbar, sollte an das Weichteilrelease eine verkürzende Weil-Osteotomie angeschlossen werden (▶ Abschn. 4.3.5, ▶ Abb. 4.16 und ▶ Abb. 4.17). Das geschieht immer in Kombination mit einer Arthrodese oder eine Arthroplastik des PIP-Gelenks. Naht der Strecksehne ent-sprechend der gewünschten Verlängerung und Naht der Kapsel soweit ausführbar. Durch doppeltes Umbiegen des die Zehenkuppe perforierenden Kirschner-Drahtes kann dieser auf Höhe des Zehennagels mit Steristrip fixiert werden. Dadurch ist zum einen der Draht komplett steril

bedeckt, zum anderen wird ein unbeabsichtigtes Heraus-gleiten unterbunden (◻ Abb. 6.6).

❗ Der Einsatz eines Kirschner-Drahtes erfordert immer eine postoperative Beurteilung der Blutzirkulation. Bleibt die Zehe als Ausdruck einer Minderdurchblutung blass, ist der K-Draht wieder zu entfernen!

6.2 Rekonstruktion der plantaren Platte

Der Rekonstruktion der plantaren Platte wurde bislang wenig Aufmerksamkeit geschenkt, da der plantare Zugang umständlich und der klinische Verlauf langwierig war. Die technischen Möglichkeiten, nun auch von dorsal zur plan-taren Platte zu gelangen mit erleichterter Reparatur dersel-ben, haben den Fokus auf diese Struktur gelenkt.

6.2.1 OP-Technik

■ **Zugang**

Zugang wie zum MTP-Gelenk-Release.

■ **Gelenkexposition**

Durchführung einer Weil-Osteotomie mit deutlicher Pro-ximalisierung des MTK. Fixation der Osteotomie nicht mit Schraube, sondern mit einem K-Draht, der senkrecht durch die Osteotomie geführt wird. Ein weiterer Bohrdraht wird etwa 8–10 mm distal des MTP-Gelenks senkrecht in der Phalangenbasis eingedreht. Über diese Bohrdrähte kann ein Distraktionsspreizer positioniert werden, der den plantaren Aspekt des MTP-Gelenks zugänglich macht.

■ **Naht der plantaren Platte**

Aufsuchen der (ab-)gerissenen distalen Anteile der plan-taren Platte an der Grundgliedbasis und Anbringen einer Anschlingungsnaht, deren Fäden durch Bohrkanäle an der Phalangenbasis von plantar nach dorsal ausgeleitet werden. Nach Verknüpfung der Anschlingungsfäden kann

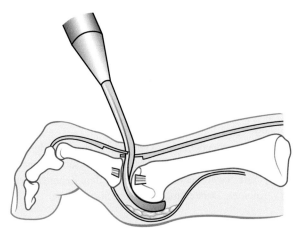

◻ **Abb. 6.3** Nach Zugang zum MTP-Gelenk, Strecksehnenver-längerung, Kapsulotomie und Seitenbanddurchtrennung. Lösen mögli-cher plantarer Verwachsungen mit dem „abgekröpften Raspatorium".

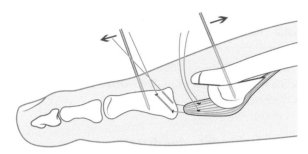

◘ Abb. 6.4 Dorsaler Zugang zur plantaren Platte mit transfixierter Weil-Osteotomie und Naht der plantaren Platte zur Basis. Beachte die Distraktion über die beiden K-Drähte

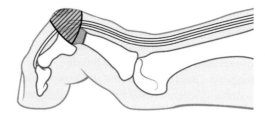

◘ Abb. 6.5 Ellipsoide Hautresektion unter Mitnahme des Clavus. Nach Spaltung des Streckapparats und Durchtrennung der Seitenbänder Köpfchenresektion

die plantare Platte nach distal refixiert werden (◘ Abb. 6.4). Die Rekonstruktion ist durch Einsatz technischer Hilfen deutlich erleichtert worden (Complete Plantar Plate Repair, Fa. Arthrex). Entsprechend der vorgefundenen Pathologie kann nach Entfernung der K-Drähte die Proximalisierung des Metatarsalköpfchens reduziert und die Osteotomie mit einer Spin-off-Schraube fixiert werden.

6.2.2 Nachbehandlung

Wird ein Kirschner-Draht verwendet, so ist dieser nach 3 Wochen zu entfernen. Leicht redressierender Zügelverband für weitere 3 Wochen unter Einsatz eines Hallux-valgus-Nachbehandlungsschuhs.

6.3 Resektionsarthroplastik des proximalen Interphalangealgelenks

6.3.1 OP-Technik

■ **Zugang**

Bei isoliertem Eingriff erfolgt ein ellipsoider Hautschnitt unter Exzision des Clavus samt Bursa über dem PIP-Gelenk (◘ Abb. 6.5). Bei kombinierten Eingriffen an der Zehe richtet sich der Hautschnitt nach diesen. Darstellung der Strecksehne und Längsspaltung derselben. Seitliches Weghalten der Gefäße und Nerven und Spalten der Streckerhaube bis in das Gelenk.

■ **Gelenkpräparation**

Mit einem Dissektor oder einer 15er-Klinge wird „inside-outside" unter Durchtrennung der Seitenbänder das Phalanxköpfchen ausgeschält und exponiert.

■ **Osteotomie**

Queres subkapitales Abtrennen der Kondylen etwa im Ausmaß von 7 mm mit einer oszillierenden Säge. Ein schräger Osteotomieschnitt muss vermieden werden, da die Mittelphalanx nach seitlich abrutschen kann.

Zweckmäßigerweise wird das Köpfchen mit einer Knochenhaltezange „in die Zange" genommen und dann bearbeitet. Ein Interpositum wird nicht gebildet, da das Ziel ein straffes Nearthros ist. Überprüfen der korrekten Längseinstellung der Arthroplastik mittels Push-up-Test (◘ Abb. 6.1). Bei guter Zirkulation kann der Hautverschluss zu einem Dermodeseeffekt genutzt werden, d. h. die diskret straffe Hautnaht hilft, das Nearthros zu stabilisieren.

■ **Fixation**

Optional Fixation mit axial eingebrachtem 1,2-mm-Kirschner-Draht (wie bei Arthrodese, ◘ Abb. 6.6).

> Der Draht muss nicht zwangsweise das PIP-Gelenk intramedullär überkreuzen, sondern lediglich die Stellung der korrigierten Zehe halten, was durch eine paraossäre Drahtlage ebenfalls möglich ist. Entsprechend einfacher ist später die K-Draht-Entfernung.

6.3.2 Nachbehandlung

Redressierende Verbände für 2 Wochen. Dabei wird die Grundphalanx nach plantar gezügelt. K-Draht-Entfernung nach 3 Wochen. Hallux-valgus-Nachbehandlungsschuh oder weite Sandale für die Dauer der Kirschner-Draht-Fixation.

6.4 Arthrodese des proximalen Interphalangealgelenks

6.4.1 OP-Technik

■ **Zugang**

Identisches Vorgehen wie bei der Resektionsarthroplastik, nur dass nach Köpfchenresektion, die mit etwa 5 mm sparsamer ausfällt, die Basis der mittleren Phalanx mit Luer oder oszillierender Säge entknorpelt wird.

- **Fixation**

Ein beidseitig gespitzter 1,2-mm-Kirschner-Draht wird mittig von der Basis durch die Phalanx bis über die Zehenkuppe vorgeschoben. Umsetzen des Bohrfutters und Verankerung in der Basis der Grundphalanx. Kompression der beiden Arthrodesepartner in leichter Beugestellung von 10°. Nach doppeltem Umbiegen des Kirschner-Drahts Absetzen auf Nagelhöhe und Fixation mit Steristrips ebendort (☐ Abb. 6.6).

- **Alternative Techniken**
- Eine komplett gedeckte Fixation der Arthrodese mit dünnem Cerclage-Draht bietet Vorteile. Das Anbringen von queren Bohrlöchern und Einfädeln des Drahtes verlangt allerdings Geduld vom Operateur.
- Es stehen diverse Arthrodeseimplantate zur Verfügung, die eine primäre Stabilität des Gelenks ohne additive Fixation ermöglichen. Bei der Auswahl sollte auf einfache Applizierbarkeit und an die Möglichkeit einer Revision (Entfernbarkeit) geachtet werden.
- Für die Arthrodese des PIP-Gelenks eignet sich die Feder-Nut-Technik („peg in hole"). Dabei wird die Basis der Mittelphalanx aufgebohrt und auf das stiftförmig zugerichtete Köpfchen der Grundphalanx aufgesteckt. Fixation mit axial eingebrachtem Kirschner-Draht.

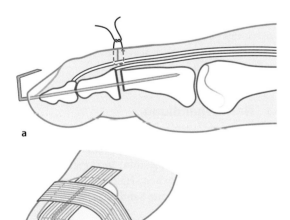

a

b

☐ **Abb. 6.6** Resektion des Köpfchens nach Durchtrennung der Kapsel und Seitenbänder. Entknorpeln der Basis. Fixation mit einem 1,2-mm-Kirschner-Draht, dessen Ende doppelt umgebogen und am Zehennagel mit Steristrips gesichert wird

6.4.2 Nachbehandlung

Offene Sandale oder Hallux-valgus-Nachbehandlungsschuh für die Dauer der Kirschner-Draht-Fixation, die auf 3 Wochen limitiert ist.

6.5 Arthrodese des distalen Interphalangealgelenks

6.5.1 OP-Technik

- **Zugang**

Querer Hautschnitt über dem DIP-Gelenk mit Durchtrennung der langen Strecksehne.

- **Gelenkpräparation**

Eröffnung der Gelenkkapsel und maximale Flexion des jetzt gut exponierbaren DIP-Gelenks. Entknorpeln und Entfernung der subchrondralen Sklerose mit dem Luer oder der oszillierenden Säge.

- **Fixation**

Mittig durch die Basis der distalen Phalanx wird ein 1,2 mm starker Kirschner-Draht nach distal aus der Zehenkuppe vorgeschoben, nach Umstecken des Bohrfutters in die Mittelphalange rückgeführt und bis zur Basis vorgeschoben. Kompression der Arthrodese in der gewünschten Neutralposition (☐ Abb. 6.7). Doppeltes Umbiegen des Bohrdrahts und Absetzen am Nagel. Sicherung mit Steristrips (▸ Abschn. 6.4, ☐ Abb. 6.6).

6.5.2 Nachbehandlung

Offene Sandale oder Hallux-valgus-Nachbehandlungsschuh für die Dauer der Kirschner-Draht-Fixation, die auf 3 Wochen limitiert ist.

6.6 Beugesehnentransfer nach Girdlestone-Taylor

- **Prinzip**

Die lange Flexorensehne wird an ihrem Ansatz am Endglied abgetrennt und auf Höhe der Basis der proximalen Phalanx in 2 Zügel gespalten. Auf dem Rücken der Grundphalanx werden die Zügel in leichter Beugestellung des MTP-Gelenks wieder vernäht. Dadurch wird eine dynamische Plantarzügelung der Zehe erreicht. Voraussetzung ist, dass der

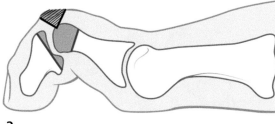

a

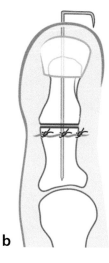

b

 Abb. 6.7 a) Arthrodese des DIP-Gelenks mit Durchtrennung der Strecksehne und Resektion der Gelenkflächen. **b)** Fixation mit einem 1,2-mm-Kirschner-Draht, dessen Ende doppelt umgebogen und am Zehennagel mit Steristrips gesichert wird (siehe Abb.6.6b)

„Push-up-Test" (▶ Abschn. 6.1, Abb. 6.1) genügend Beweglichkeit in den Zehengelenken nachgewiesen hat (MTP-Gelenk!), d. h. es darf keine (kontrakte) Krallenzehe vorhanden sein. Bei fixierter MTP-Gelenk-Fehlstellung ist diese vorrangig zu korrigieren.

■ **Kommentar**

Die Operation hat eine verminderte Mobilität im MTP-Gelenk zur Folge. Ein prolongierter Schwellungszustand mit Irritation der benachbarten Zehen kann die an sich erfolgreiche Korrektur kompromittieren. Es besteht das Risiko der Verletzung des seitlichen Gefäß-Nerven-Bündels beim Herumführen der Sehnenhälften. Die Folgen können Zehenischämie und Dysästhesie sein. Mit ungünstigen Resultaten muss gerechnet werden. Dies mag, neben der diffizilen OP-Technik, auch der Grund dafür sein, dass sich dieses funktionelle Verfahren bislang nicht generell durchgesetzt hat.

6.6.1 OP-Technik

■ **Zugang und Transfer**

Unter maximaler Extension der Zehe wird mit einer Stichinzision in Höhe des DIP-Gelenks plantarseitig die lange Beugesehne abgetrennt. Die vollständige Tenotomie ist durch ein abruptes Nachlassen der Sehnenspannung zu erkennen. Von einem kurzen queren plantaren Zugang in Höhe der Basis der proximalen Phalanx wird die Sehne mit einer kleinen Gefäßklemme aufgesucht und aus der plantaren Inzision herausluxiert (Abb. 6.8). Die Sehne wird in 2 Schenkel längsgeteilt und unter Schonung der Gefäß-Nerven-Bündel knochennah nach dorsal manipuliert. Eine dorsale Hilfsinzision auf Höhe der Basis der proximalen Phalanx wird genutzt, um die beiden Schenkel unter leichter Plantarflexion des MTP-Gelenks von 20° unter der Extensorensehne in sich zu vernähen (Abb. 6.9).

■ **Fixation**

Zur Sicherung des Sehnentransfers wird bei leichter Plantarflexion (10°) ein Kirschner-Draht von der Zehenkuppe bis in das Metatarsalköpfchen eingebracht.

■ **Alternativtechnik**

Durch Verwendung einer „Biotenodeseschraube" (Fa. Arthrex) kann der Eingriff kleiner und möglicherweise auch effizienter gestaltet werden. Dazu wird wie zuvor beschrieben das PIP-Gelenk durch einen längsverlaufenden oder schrägen Zugang dargestellt, und die Gelenkflächen werden für die spätere Arthrodese zugerichtet. Über diesen Zugang

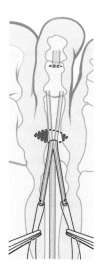

 Abb. 6.8 Nach distaler Abtrennung wird die lange Beugesehne in Höhe der Basis plantar über einen queren Zugang gewonnen und knochennah um die Phalanx nach dorsal geführt

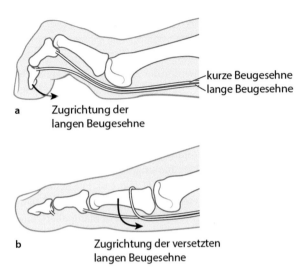

a   Zugrichtung der
     langen Beugesehne

b   Zugrichtung der versetzten
     langen Beugesehne

◻ Abb. 6.9a,b   Über einen dorsalen Zugang Naht der Flexorensehne, die nun in Extension am MTP-Gelenk reponierend wirkt

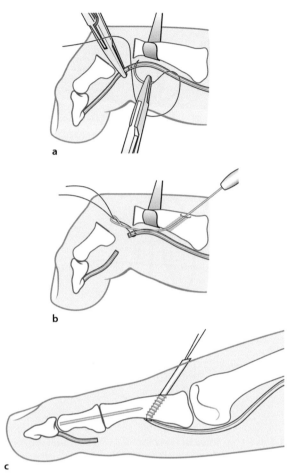

◻ Abb. 6.10   **a** Aufsuchen der langen Beugesehne über das zur Arthrodese knöchern vorbereitete PIP-Gelenk. Abtrennung der Sehne auf Gelenkniveau. **b** Von proximal nach distal Setzen eines Bohrkanals. **c** Durchführen der Anschlingungsfäden und Verankerung der Flexorensehne in korrekter MTP-Gelenks Position.

kann die lange Beugesehne aufgesucht und nach Anschlingen abgetrennt werden.

Nun erfolgt von proximal-dorsal nach distal-plantar eine um etwa 45° geneigte Bohrung mit 3,0 mm (entsprechend der Sehnenstärke und der zu verwendenden Tenodeseschraube). Durch die Bohrung wird nun von dorsal kommend eine Fangschlaufe nach proximal-plantar geschoben. Damit wird die Sehne durch das Bohrloch nach dorsal geholt, entsprechend der gewünschten Korrektur gespannt und mit der Tenodeseschraube in Korrekturstellung fixiert (◻ Abb. 6.10). Die Fixation der Arthrodese erfolgt mit K-Draht im Zehenbereich ohne Überschreitung des MTP-Gelenks.

6.6.2 Nachbehandlung

Drahtentfernung nach 3 Wochen. Anschließend plantare Zügelung mit Heftpflaster für weitere 3 Wochen. Vermeidung des Abrollens über die Zehe durch Verwenung eines Hallux-valgus-Nachbehandlungsschuhs.

6.7   Syndaktylieoperation

■ **Prinzip und Indikation**

Bei Fehlstellungen der fünften Zehe, aber auch bei kombinierten Weichteil- und knöchernen Problemen an den Zehen II–IV, speziell bei unbefriedigenden Operationsresultaten, kann mit der einfachen und wirkungsvollen Syndaktylisierung eine definitiv sichere Positionierung der betroffenen Zehe an die Nachbarzehe erreicht werden. Die Syndaktylie kann z. B. bei einem „floppy toe" Erfolg

versprechend sein, wenn die knöcherne Grundphalanx vollständig entfernt wurde. Dem Kollaps der Zehe wird durch die desmogene Fixierung an die Nachbarzehe wirksam entgegengewirkt.

6.7.1 OP-Technik

Die problematische Zehe wird an die medialwärts liegende gesunde Zehe fixiert, da diese in der Regel länger ist, d. h. Zehe V an Zehe IV, Zehe IV an Zehe III, Zehe III an Zehe II.

■ **Zugang**

Der interdigitale Hautschnitt wird so angelegt, dass ein schmetterlingsförmiges Hautexzisat entfernt wird (◻ Abb. 6.11). Die Ausläufer reichen distal bis an das DIP-Gelenk heran, die Endglieder der Zehen bleiben separiert.

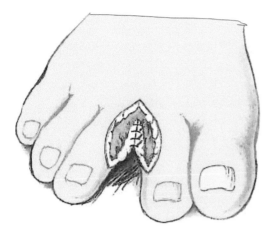

Abb. 6.11 Interdigitaler Hautschnitt für Syndaktylie zur Nachbarzehe

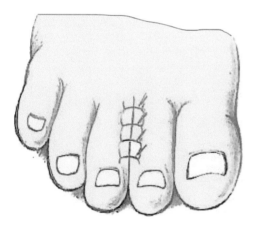

Abb. 6.12 Hautverschluss nach Adaptation der Wundränder zur Syndaktylie. Mitunter ist eine stufenweise Hautresektion zur Erzielung eines kosmetisch ansprechenden Resultats erforderlich.

Wenn die betroffene Zehe aus einer mehr dorsalwärtigen Position nach plantar gebracht werden soll, ist die Hautexzision von der benachbarten Zehe korrigierend verschoben auszuführen. Während des Freilegens des Interdigitalraums werden die beiden Zehen zweckmäßigerweise durch Haltefäden an den Zehenkuppen auseinandergehalten.

- **Wundverschluss**

Durch wiederholtes Adaptieren der zu syndaktylierenden Zehen wird die Korrektur schrittweise vorbereitet und schließlich mit (resorbierbaren) feinen Einzelknopfnähten abgeschlossen (■ Abb. 6.12). Um eine rotatorische Fehleinstellung der Zehen zu vermeiden, muss das Niveau der beiden Flügel des Hautexzisates (welche eher klein gewählt werden) beidseits korrespondieren. Beim Digitus quintus superductus ist die Fesselung der fünften an die vierte Zehe durch eine desmogene Brücke eine kosmetisch ansprechende Korrekturoperation. Zusätzlich muss die

Extensorensehne verlängert werden. Eine Schienung durch Kirschner-Draht ist nicht notwendig. Vom seitlichen Hautschnitt aus können zusätzliche kleine Maßnahmen praktiziert werden, wie z. B. Exostosenabtragung.

6.7.2 Nachbehandlung

Eine normale Sandale ist ausreichend. Eine Fadenentfernung ist bei der versteckten Nahtlage mit resorbierbarem Nahtmaterial überflüssig.

Literatur

Anwar MM (2002) Sundar Results of second toe amputation: for overriding second toe with asymptomatic hallux valgus an das a salvage procedure following failed hammer-toe surgery. Foot Ankle Surg 8: 85–88

Arnold H (2005) Kleinzehendeformitäten. Definition, Pathogenese und operative Korrekturmöglichkeiten. Orthopäde (34): 758–766

Bouché RT, Heit EJ (2008) Combined plantar plate and hammertoe repair with flexor digitorum longus tendon transfer for chronic, severe sagittal plane instability of the lesser metatarsophalangeal joints: preliminary observations. J Foot Ankle Surg 47 (2): 125–37

Coughlin M, Dorris J, Polk E (2000) Operative Repair oft he Fixed Hammertoe Deformity. Foot Ankle Int 21: 94–104

Fuhrmann R, Venbrocks R (2005) Metatarsalgie, Differenzialdiagnose und Therapie. Orthopäde 34: 767–775

Gazdag A, Cracchiolo A (1998) Surgical treatment of patients with painful instability oft the second metatarsal joint. Foot Ankle Int 2: 137–143

Mann RA, Coughlin MJ (1999) Keratotic disorders oft he plantar skin. In: Coughlin MJ, Mann RA Hrsg.- Surgery of the foot and ankle. Mosby, St Louis, S 392–436

Hamel J (2004) Expertengespräch „Fuss" – Öffentliche Sitzung der D.A.F. Fuss Sprungg 2: 188–190

Philipps B, Kaufmann M, Berger S, Siebert C (2007) Kleinzehendeformitäten. OP-Journal 23: 154–159

Steinlechner C, Beer M, Cobb A (2003) Girdlestone's flexor to extensor tendon transfer for the correction of lesser toe deformities in adults. Foot Ankle Surg (9): 31–34

Shirzad K, Kieau CD, DeOrio JK, Parekh SG (2011) Lesser toe deformities. J Am Acad Orthop Surg 19 (8): 505–14

Wolke B, Sparmann M (1999) Die Arthrodese des proximalen Interphalangealgelenkes in der Feder-Nut-(Peg-in-hole-) Technik. Orthopädie Traumatologie 11 (4): 319–32

Operationen an den Zehennägeln

© Springer-Verlag GmbH Deutschland 2018
P. Engelhardt, R. Schuh, A. Wanivenhaus, *Orthopädische Fußchirurgie*,
https://doi.org/10.1007/978-3-642-44993-2_7

■ **Prinzip**

Operationen an den Zehennägeln dienen der definitiven Entfernung eines Teils derselben oder des gesamten Nagels. Es muss die Matrix (der germinative Teil des Nagelbetts) mitentfernt werden, um ein Wiederauswachsen des Nagels zu verhindern.

■ **Indikationen**

Der eingewachsene Zehennagel ist die häufigste Indikation, besonders wenn eine schmerzhafte Superinfektion besteht. Bei atypischen Veränderungen im Bereich eines Zehennagels muss auch an andere Affektionen wie Pilze, Tumoren etc. gedacht werden.

■ **Kommentar**

Dankbare Eingriffe! „If you want to fall in love with orthopaedics again, try to cut an elderly ladies toe nails." (E.G. Richardson, AAOS Annual Meeting, Orlando 2000)

Eine gute Darstellung der verschiedenen Nagelpathologien findet sich bei Benton-Will und Weil (2007) im Operationsatlas Fuß und Sprunggelenk. Phenolisation und Applikation einer Nagelkorrekturspange sind konservative Verfahren, die über längere Zeit angewendet zum Ziel führen können. Eine sparsame partielle Nagelentfernung muss nicht zu einem kosmetisch unschönen Resultat führen. Nach totaler Nagelentfernung resultiert ein verhorntes bindegewebiges Nagelbett im Sinne eines Ersatznagels.

7.1   Partielle Nagelentfernung (Nagelrand)

■ **Indikation**

Die partielle Nagelentfernung ist u. a. bei chronisch eingewachsenem Zehennagel, mykotisch zerstörtem Zehennagel, subungualer Exostose indiziert. Das Resultat der Operation ist ein verschmälerter asymmetrischer Nagel, der durch nachfolgendes Wachstum nicht mehr breiter wird, da die Nagelmatrix mitentfernt wurde.

7.1.1   OP-Technik

■ **Zugang**

Zwei konvergierende Schnitte bis auf den Knochen markieren den zu entnehmenden Weichteilkeil unter Mitnahme eines mehr oder weniger großen Stücks des Zehennagels – für eine spätere günstige Kosmetik reicht eine Breite von wenigen Millimetern aus (□ Abb. 7.1).

■ **Resektion**

Der durch die chronische Infektion mazerierte Nagelwall wird mitausgelöst. In der Tiefe der Wunde ist das weißliche

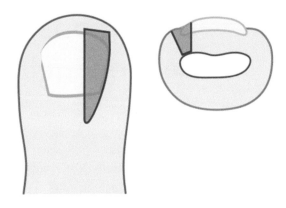

□ **Abb. 7.1**   Keilförmige, bis an den Knochen reichende Exzision der betroffenen Nagelkante unter adäquater Mitnahme der Nagelmatrix

Nagelbettgewebe zu erkennen. Nach proximal reicht die Weichteilresektion bis knapp an das Interphalangealgelenk heran. Mit dem scharfen Löffel und dem Luer wird nun in der Tiefe der Wunde noch vorhandenes Nagelbettgewebe bzw. die Nagelmatrix herausgeschält, und zwar bis auf den Knochen. Eine Annäherung der Wundränder erlaubt es abzuschätzen, ob der Weichteilverschluss gelingt. Zur Naht werden 2–3 durchgreifende nicht resorbierbare Fäden (3-0 oder 2-0) verwendet, die durch den Nagel gestochen werden (□ Abb. 7.2). Der lockere Verschluss der Wunde sollte ohne Spannung möglich sein, damit primäre Heilung erzielt wird. Eine Drainage muss nicht eingelegt werden. Verband mit Fettgaze.

7.2   Vollständige Nagelentfernung

■ **Indikation**

Diese ist bei hochgradiger Nagelzerstörung, z. B. durch Infektion, indiziert.

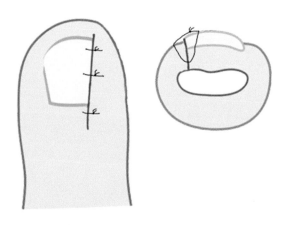

□ **Abb. 7.2**   Naht unter Adaptation an den Restnagel

7.2.1 OP-Technik

■ **Zugang**

Der Nagel kann fast immer leicht extrahiert werden. Vorbereitend wird an 4 Stellen ein Schnitt bis auf den Knochen angelegt und der Nagelfalz bzw. die Nagelwurzel angehoben (◘ Abb. 7.3).

■ **Resektion**

Der Nagelfalz wird umgeschlagen und die darunter liegende Nagelmatrix mit scharfem Löffel und Luer bis auf das Periost abgetragen. Besonders ist auf eine komplette Matrixentfernung in den proximal gelegenen Ecken zu achten, um die Rezidivgefahr zu minimieren. Eine Verkleinerung des sekundär zu granulierenden Nagelbetts ist möglich, indem die knöcherne Endphalanx etwas gekürzt wird (◘ Abb. 7.4).

■ **Wundverschluss**

Das Nagelbett verkleinernde Naht der Einschnitte (◘ Abb. 7.3). Zur Verkürzung der knöchernen Phalanx wird die Zehenkuppe hart am Knochen abgehoben. Die Präparation gelingt leichter durch kleine Weichteilresektionen an den Wundecken, wodurch auch das kosmetische Resultat verbessert wird. Kürzen und Zuformen des knöchernen Phalangenendes, damit die Zehenkuppe besser darübergezogen werden kann. Bindegewebe wird auf dem Nagelbett

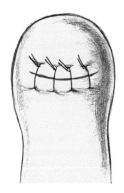

◘ **Abb. 7.4** Unter Resektion der knöchernen Phalangenspitze gelingt in der Regel ein direkter Wundverschluss

belassen, damit sich eine Art Ersatznagel bilden kann. Adaptierende Nähte und Fettgazeverband.

7.2.2 Nachbehandlung

Anfänglich täglicher Verbandwechsel, da der Verband rasch stark durchblutet wird. Vermeidung von Schuhdruck – evtl. durch Hallux-valgus-Nachbehandlungssandale. Bei trockenen Verhältnissen lockerer Schutzverband ohne Okklusion. Das Nagelbett granuliert innerhalb einiger Wochen zu.

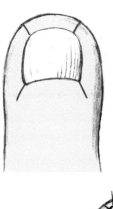
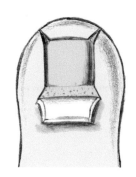
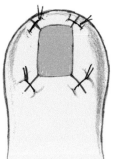

◘ **Abb. 7.3** Vorbereitende Schnitte bis auf den Knochen. Nach Nagel- und Nagelmatrixentfernung können die Wundecken vernäht und damit das kosmetische Resultat verbessert werden

Literatur

Benton-Will W, Weil LS (2007) Erkrankungen der Zehennägel. In: Wülker N (Hrsg) Operationsatlas Fuß und Sprunggelenk. Thieme, Stuttgart

Karaca N, Dereli T (2012) Treatment of ingrown toenail with proximo-lateral matrix partial excision and matrix phenolization. Ann Fam Med 10 (6): 556–559

Kose O, Guler F, Gurcan S, Arik HO, Baz AB, Akalin S (2012) Cosmetic results of wedge resection of nail matrix (Winograd technique) in the treatment of ingrown toenail. Foot Ankle Spec 5 (4): 241–244

Richert B (2012) Surgical management of ingrown toenails - an update overdue. Dermatol Ther 25 (6): 498–509

Scholz N (2005) Nagelkorrekturspange als Alternative zur Operation in der Behandlung des Unguis incarnatus. FussSprungg 3: 216–223

Eingriffe bei Neuralgien

© Springer-Verlag GmbH Deutschland 2018
P. Engelhardt, R. Schuh, A. Wanivenhaus, *Orthopädische Fußchirurgie*,
https://doi.org/10.1007/978-3-642-44993-2_8

8.1 Tarsaltunnelsyndrome

■ **Prinzip**

Der N. tibialis verläuft, ähnlich wie der N. medianus am Handgelenk, in einem osteofibrösen Kanal. Von proximal kommend zieht er zwischen der Sehne des M. flexor hallucis longus , die lateral liegt und der A. und V. tibialis post., die zusammen mit der Flexor digit. longus und tibialis posterior Sehne medial liegen, nach plantar. Das Dach wird durch den unteren Teil des Retinakulum flexorum (Lig. laciniatum) gebildet, der Boden anfänglich durch den retromall. Anteil der Tibia und distal durch Talus und Calcaneus. Der N. tibialis teilt sich noch im Tunnel in seine beiden Äste N. plantaris medialis und N. plantaris lateralis auf. Aus dem N. plantaris lateralis geht ein von Baxter beschriebener, plantar nach fibulär ziehender, den M. abductor digiti minimi versorgender Ast ab. Die nahe Lage zum unteren Sprunggelenk ist der Grund weshalb dort ablaufende pathologische Prozesse den N. tibialis bzw. seine Ausläufer mitbetreffen und zum unteren Tarsaltunnelsyndrom führen können. Die Kompression durch das Dach des Retinaculum flexorum und zusätzlich raumfordernde pathologische Prozesse können zu einer Druckerhöhung im Tarsaltunnel führen. Ziel der Operation ist die mechanische Dekompression des N. tibialis.

■ **Indikationen**

Nach knöchernen Verletzungen im Sprunggelenkbereich oder bei gehäuften Distorsionen wird das Auftreten eines Tarsaltunnelsyndroms beobachtet. Auch Erkrankungen aus dem rheumatischen Formenkreis mit regionaler Tendosynovialitis können zu einem Engpasssyndrom führen. Das distale Tarsaltunnelsyndrom oder die Baxter-Neuralgie findet sich bei Läufern mit stark pronierendem Auftritt, die über Fersenschmerzen klagen, im Sinne eines Überlastungssyndroms. Auffällig ist das Vorkommen bei Hypertrophie der kleinen Fußmuskeln – also beim besonders trainierten Sportler („Joggers foot"). Beim Knickfuß kann aus der Dehnung der medialen Strukturen eine Engpasssituation resultieren, wobei der erste Ast des Ramus plantaris kompromittiert wird.

■ **Kommentar**

Besonders durch die Mitteilungen von D. Baxter sind die verschiedenen klinischen und operativen Aspekte der Tarsaltunnelsyndrome bekannt geworden. Für eine vertiefende Kenntnis dieser Krankheitsbilder empfiehlt sich das Studium der Primärliteratur. Zur Diagnosesicherung (▶ Abschn. 1.3) ist neben der diagnostischen Leitungsblockade eine neurologische Untersuchung und Nervenleitgeschwindigkeitsmessung erforderlich.

8.1.1 Unteres Tarsaltunnelsyndrom und Baxter-Neuralgie

Bei Verletzungsfolgen im Bereich des oberen Sprunggelenks und sofern beide Ausläufer des N. tibialis betroffen sind, sollte eine Exploration des Nervs hinter dem Innenknöchel begonnen werden, die bis zum Verschwinden der beiden Nervenäste am Ansatz des M. abductor hallucis reicht. Die Durchführung der Operation erfolgt in Blutleere unter Verwendung einer Lupenbrille.

■ **Zugang**

Von einem bogenförmigen Hautschnitt hinter dem Malleolus medialis, etwa 8–10 cm proximal der Malleolarspitze beginnend und nach unten ziehend, wird das Areal freigelegt (◘ Abb. 8.1).

■ **Nervenpräparation**

In der Folge Durchtrennen des fibrösen Dachs des Tarsaltunnels (d. h. des Retinaculum flexorum mit Anteilen der Unterschenkelfaszie bzw. der Aponeurose, die sich zur Fußsohle hin ausspannt) und Freilegung des Nervs bis zu seiner Aufteilung in den medialen und lateralen plantaren Ast und etwas darüber hinaus. Der Nerv liegt anatomisch dorsal der Sehnen und Gefäße. Die Nervenäste des N. plantaris lateralis verschwinden im M. abductor hallucis, der an seinem Ursprung eingekerbt werden muss, um den Nervenverlauf darzustellen. Austasten des Kanals bezüglich knöcherner Vorsprünge, Ganglien o. ä. Eine Epineurolyse ist nach Baxter nicht erforderlich.

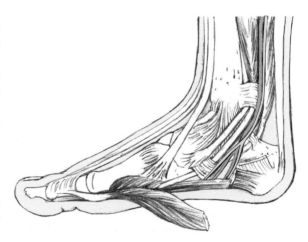

◘ **Abb. 8.1**   Verlauf des N. tibialis posterior. Der Zugang erfolgt in seinem Verlauf. Der M. abductor hallucis muss zur Darstellung des Verlaufs des plantaren lateralen Asts durchtrennt und das Flexorenretinakulum zur Gänze gespalten werden. Auch die Plantarfaszie wird gekerbt bzw. abgetrennt, um den dazwischen eingeengten Nerv auspräparieren und entlasten zu können

Bei der Baxter-Neuralgie wird der laterale Nervenast noch weiter in Richtung Fußsohle dekomprimiert. Eine komplette Durchtrennung der Plantarfaszie ist zur sicheren Dekompression in der Regel erforderlich. Adaptierende Subkutannaht und Hautnaht, gefolgt von einem Watteverband.

- **Nachbehandlung**

Gipsschiene in Neutralstellung des oberen und leichter Pronation des unteren Sprunggelenks für 2 Wochen. Dann Aircast-Walker für weitere 4 Wochen.

8.1.2 Vorderes Tarsaltunnelsyndrom

- **Kommentar**

Als vorderes Tarsaltunnelsyndrom werden Kompressionserscheinungen am sensiblen Endast des N. peroneus profundus am Fußrücken beschrieben. Nach Mumenthaler liegt die Einengung unter dem Retinaculum extensorum (◘ Abb. 8.2). Auch die an der Oberfläche liegenden Äste des N. peroneus superficialis am Fußrücken können durch enges Schuhwerk oder durch Osteophyten irritiert werden. Narben, nicht selten Arthroskopieportale, verursachen lästige Neuropathien.

N. peroneus profundus

- **Zugang**

Hautschnitte entsprechend den in ▶ Abschn. 1.5 angeführten Grundsätzen. Release des Extensorenretinakulums durch schräge Inzision mit optionaler Verlängerung.

- **Nervenpräparation**

Der Nerv wird in seinem Verlauf dargestellt, möglichst ohne ihn aus seinem subkutanen Lager komplett zu mobilisieren. Die den Nerv eventuell komprimierenden Prominenzen oder Narbenbriden werden chirurgisch exploriert und abgetragen.

N. peroneus superficialis

Bei schlanken Patienten ist der Nerv mit seinen Ästen bei angespannter Haut sogar vor dem Hautschnitt visualisierbar. Es wird nur unmittelbar im Kompressionsbereich zugegangen, z. B. mit Abtragen von hier störenden Osteophyten.

8.1.3 Nachbehandlung

Möglichst offenes Schuhwerk tragen, z. B. postoperativer Sandale. Im weiteren Verlauf ist eine Rezidivprophylaxe durch Schuheinlagen zu empfehlen, da das Syndrom des vorderen Tarsaltunnelsyndroms meistens auf Osteophytenbildungen der Fußwurzelgelenke (dorsales Fußgeschwulst oder Silverskjöld-Exostose) beruht.

8.2 Morton-Neuralgie

- **Prinzip**

Exzision einer perineuralen Fibrose zwischen dem dritten und vierten, seltener zwischen dem zweiten und dritten Metatarsalköpfchen (in den anderen Intermetatarsalräumen eher eine Rarität ◘ Abb. 8.3). Auch wenn bei sorgfältiger Exploration kein Neurom gefunden wird, sollte selektiv der Nervenverlauf exzidiert werden, da die Fibrose nicht immer makroskopisch sichtbar ist. Beim Primäreingriff sollte der Zugang von dorsal, bei Rezidiveingriffen von plantar gewählt werden.

- **Indikation**

Auf konservative Maßnahmen nicht mehr ansprechende Metatarsalgie bei Vorliegen einer durch bildgebende Verfahren (Sonographie, MRT) diagnostizierten perineuralen

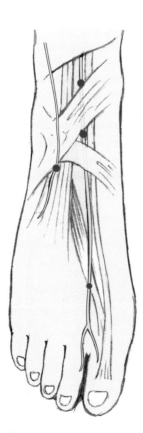

◘ **Abb. 8.2** Verlauf des N. peroneus profundus und Prädilektionsstellen für eine Kompression am Rand des Retinaculum extensorum

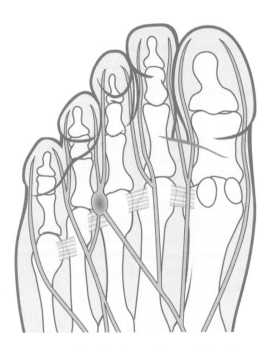

Abb. 8.3 Darstellung der plantaren Nervenverläufe und Lokalisation eines Morton-Neuroms zwischen den Zehen III/IV. Beachte den Nervenverlauf plantar der transversalen metatarsalen Bänder

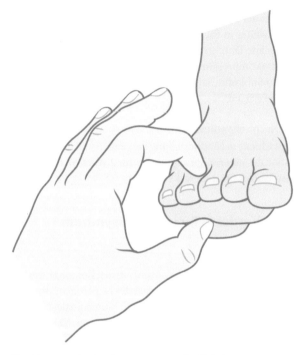

Abb. 8.4 Palpation des intermetatarsalen Zwischenraums durch zangenförmigen Griff von dorsal und plantar . Ein positives „Klingelknopfzeichen" weist auf das Vorliegen einer Morton Neuralgie hin

Fibrose. Der Patient klagt über blitzartig in die Zehen einschießende Schmerzen und zieht wegen Brennens im Vorfußbereich gerne die Schuhe aus.

■ **Kommentar**

Vor der Operation ist eine Einlagenversorgung zu versuchen. Vor einem eventuellen Eingriff sollte mit einer Testinjektion eines Lokalanästhetikums Schmerzfreiheit erzielt werden können. Ultraschall und besonders MRT sind in der Lage, die perineurale Fibrose darzustellen. Elektrophysiologische Untersuchungen sind für die Diagnosestellung nicht geeignet. Die Lokalinfiltration mit einem Kortikosteroid und einem Lokalanästhetikum ist ein optionaler konservativer Therapieansatz. Beim Vorliegen einer Neurofibrose zweier benachbarter Interspatien kann es zum definitiven sensiblen Ausfall im Bereich der zentralen Zehe kommen. Dabei handelt es sich nicht um eine Komplikation, sondern um eine anatomisch erklärbare Folge. Der für diese Pathologie weitverbreitete Begriff Neurinom entspricht nicht dem histopathologischen Korrelat und sollte daher nicht verwendet werden.

8.2.1 OP-Technik

■ **Zugang**

Die Operation wird in Blutleere durchgeführt. Palpieren des intermetatarsalen Zwischenraums mit zangenförmigem Fingerdruck von dorsal und plantar (■ Abb. 8.4). Der dorsale Hautschnitt verläuft auf Höhe der Metatarsalköpfchen

in den Zwischenraum hinein und macht kurz vor dem Umschlag der Schwimmhautfalte halt. Im subkutanen Fettgewebe finden sich die beiden dorsalen Nervenäste, die nicht Träger der perineuralen Fibrose sind.

■ **Darstellung und Resektion der Fibrose**

Spreizen der Wundränder öffnet das Spatium, auf dessen Boden zunächst das Lig. transversum intermetatarsale erscheint. Durch Einbringen eines Wundspreizers zwischen

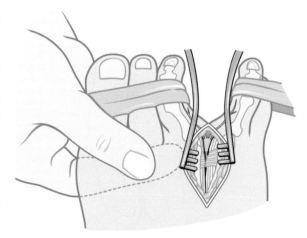

Abb. 8.5 Ein kleiner Wundspreizer zwischen den Metatarsalköpfchen des betroffenen Intermetatarsalraums erleichtert den Zugang . Unter dem dargestellten queren intermetatarsalen Ligament ist der Nerv bzw. das Neurom erkennbar

den Metatarsalköpfchen kann das Operationsgebiet ideal dargestellt werden (◙ Abb. 8.5). Am vorderen Rand des Lig. transversum intermetatarsale erscheint die perineurale Fibrose, ausgehend von einem Ast der plantaren Kollateralnerven. Durch Druck mit dem Finger von plantar schiebt sich der Tumor in das Operationsgebiet hinein. Das Lig. transversum wird mit einem Scherenschlag nach proximal gespalten, wodurch der Nervenstamm proximal des Neuroms dargestellt werden kann.

Ohne Fettgewebe aus dem Spatium zwischen den Metatarsalköpfchen zu entfernen, wird im Bereich des Nervenstamms die fibrotische Verdickung ausgelöst. Es ist notwendig, die Exstirpation proximal weit genug durchzuführen, damit der Nervenstumpf später nicht zwischen die Metatarsalköpfchen zu liegen kommt. Eine histologische Untersuchung des Resektats ist obligat. Die Nervenstümpfe sollten verödet werden, um ein Stumpfneurom zu verhindern. Die kleinen Blutgefäße im Operationsgebiet wurden bereits vorher koaguliert; nach Öffnen der Blutsperre sollte die Hämostase kontrolliert werden. Das Einlegen einer kleiner Redondrainage ist empfehlenswert.

Rezidive oder operativ unvollständig entfernte perineurale Fibrosen werden am besten von einem plantaren Zugang aus exploriert. Dieser reicht von der Umschlagfalte der Schwimmhaut bis deutlich proximal der Metatarsalköpfchen. Von plantar kommend liegt der Tumor unter (d. h. plantar) der Aponeurose. Das Lig. transversum muss nicht inzidiert werden. Genügend ausgedehnte Resektion der Neurofibrose nach proximal.

❶ Die plantaren Fettbürzel der Subkutis und die leeren Blutgefäße haben Ähnlichkeit mit Nervengewebe.

8.2.2 Nachbehandlung

Kompressionsverband und Hochlagerung wirken einer Hämatomentstehung entgegen. Ein den Vorfuß entlastender Schuh wird die ersten 2 Wochen postoperativ getragen. Bei vollständiger Spaltung des Lig. transversum werden elastische Vorfußbandagen oder selbstadhäsive Klebeverbände für 4–6 Wochen angeraten.

Literatur

Literatur zu ▶ Abschn. 8.1

Ahmad M, Tsang K, Mackenney PJ, Adedapo AO (2012) Tarsal tunnel syndrome: A literature review. Foot Ankle Surg 18 (3): 149–152

Baxter D (1993) Functional nerve disorders in the athlete's foot, ankle, and leg. Instructional Course Lectures (AAOS) 42: 185–194

De Prado M, Cuervas-Mons M, Golano P, Rabat E, Vaquero J (2015) Das Tarsaltunnelsyndrom. Fuss und Sprunggelenk 13 (4) 227–236

DiGiovanni BFM, Abuzzahab FS, Gould JS (2003) Plantar fascia release with proximal and distal tarsal tunnel release: a surgical approach to chronic, disabling plantar fasciitis with associated nerve pain. Tech Foot Ankle Surg 2 (4): 254–261

Elsner A, Filler T, Barg A, Andermahr J (2015) Nervenengpasssyndrome des Ramus calcanearis lateralis (Baxter-Nerv) und Nervus plantaris medialis (Jogger-Nerv). Fuss und Sprunggelenk 13 (4) 237-244

Fuhrmann RA, Fröber R (2010) Release of the lateral plantar nerve in case of entrapment. Oper Orthop Traumatol 22(3): 335–43

Ghosh SK, Raheja S, Tuli A (2013) Potential sites of compression of tibial nerve branches in foot: A cadaveric and imaging study. Clin Anat 26 (6): 768–779

Gondring WH, Shields B, Wenger S (2003) An outcomes analysis of surgical treatment of tarsal tunnel syndrome. Foot Ankle Int 24 (7): 545–550

Gould JS (2011) Tarsal tunnel syndrome. Foot Ankle Clin 16 (2): 275–286

Jerosch J, Schunk J (2003) Ergebnisse der Dekompression beim Engpass-Syndrom des N. tibialis im Tarsaltunnel. Fuß Sprungg 1: 254–261

Jerosch J, Schunck J, Khoja A (2006) Results after Morton's neuroma resection via plantar approach. Foot Ankle Surg 12: 133–137

Lau JTC, Daniels TR (1998) Tarsal tunnel syndrome: A review of the literature. Foot Ankle Int 19 (11): 770–77

Mook WR, Gay T, Parekh SG (2013) Extensile decompression of the proximal and distal tarsal tunnel combined with partial plantar fascia release in the treatment of chronic plantar heel pain. Foot Ankle Spec 6 (1): 27–35

Mumenthaler M, Stöhr M, Müller-Wahl H (1998) Läsionen peripherer Nerven und radikulärere Symptome. Thieme, Stuttgart

Sammarco GJ, Chang L (2001) Outcome of surgical treatment of tarsal tunnel syndrome. Foot Ankle Int 24 (2): 125–131

Watson TS, Anderson RB, Davis WH, Kiebzak GM (2002) Distal tarsal tunnel release with partial fasciectomy for chronic heel pain: an outcome analysis. Foot Ankle Int 23 (6): 530–537

Literatur zu ▶ Abschn. 8.2

Akermark C, Crone H, Skoog A, Weidenhielm L (2013) A Prospective Randomized Controlled Trial of Plantar Versus Dorsal Incisions for Operative Treatment of Primary Morton's Neuroma. Foot Ankle Int 34 (9): 1198–204

Faraj AA, Hosur A (2010) The outcome after using two different approaches for excision of Morton's neuroma. Chin Med J Engl 123 (16): 2195–2198

Jain S, Mannan K (2013) The diagnosis and management of Morton`s neuroma: a literature review. Foot Ankle Spec 6 (4): 307–17

Jain S, Mannan K (2013) The Diagnosis and Management of Morton's Neuroma: A Literature Review. Foot Ankle Spec 6 (4): 307–17

Kuhn H, Küster HH, Esken M (2003) Die intermetatarsale Neuropathie-Civini-Durlacher, genannt Morton Metatarsalgie. Fuß Sprungg 1 (4): 273–282

Pace A, Scammell B, Dhar S (2010) The outcome of Morton's neurectomy in the treatment of metatarsalgia. Int Orthop 34 (4): 511–515

Thomas JL, Blitch EL 4th, Chaney DM, Dinucci KA, Eickmeier K, Rubin LG, Stapp MD, Vanore JV (2009) Clinical practice guideline forefoot disorders panel, diagnosis and treatment of forefoot disorders. Section 3. Morton's intermetatarsal neuroma. J Foot Ankle Surg 48 (2): 251–25

Amputationen

© Springer-Verlag GmbH Deutschland 2018
P. Engelhardt, R. Schuh, A. Wanivenhaus, *Orthopädische Fußchirurgie*,
https://doi.org/10.1007/978-3-642-44993-2_9

■ Prinzip

Die komplette oder partielle Resektion des Fußes gilt als Ultima Ratio. Bei der „minor amputation" wird der primäre Wundverschluss angestrebt; je nach Literatur umfasst sie die Exartikulation distal der Lisfranc-Gelenklinie oder distal des oberen Sprunggelenks. Als „major amputations" werden sämtliche proximal davon liegenden Amputationen angesehen. Anders die Grenzzonenamputation, bei der demarkierte Weichteilnekrosen, Ulzera und osteomyelitische Knochenanteile unabhängig vom anatomischen Niveau reseziert werden. Eine Per-secundam-Heilung wird primär akzeptiert und im Rahmen eines zeitgemäßen Wundmanagements und späteren sekundären Wundverschlusses behandelt. Angestrebt wird der maximale Längenerhalt der verbleibenden Extremität.

■ Indikationen

Das diabetische Fußsyndrom sowie die periphere arterielle Durchblutungsstörung (PAVK) stellen die häufigsten Indikationen zum Absetzen von Teilen des Fußes dar. Andere Indikationen wie maligne Tumoren spielen eine untergeordnete Rolle. Weiter stellen numerische Zehendeformitäten (Hexadaktylie) und therapierefraktäre Weichteilödeme eine Indikation dar.

■ Kommentar

Im Vorfeld ist eine Abklärung der Gefäßsituation der gesamten unteren Extremität durchzuführen, insbesondere bei Mikro- oder Makroangiopathie als zugrunde liegender Pathologie. Mitunter kann eine Gefäßdilatation oder Bypassoperation eine Amputation vermeiden helfen. Bei tiefen Defekten, Osteomyelitis oder Infekten ist bei der Höhe der Amputation immer auch an die nachfolgende Funktion und Kosmetik zu denken. Die primäre Wundheilung macht eine frühe Patientenmobilisierung wahrscheinlich. Der Längenerhalt als Voraussetzung für bessere Schuh- oder Orthesenversorgung darf allerdings nicht die krankheitsbedingte Amputationshöhe beeinflussen. Von einer „Salamitechnik" mit kurzfristig folgenden Nachamputationen hat der Patient keinen Vorteil.

Die präoperative Beurteilung von Hautveränderungen und herabgesetzter Hauttemperatur, Kenntnis der vaskulären Situation sowie ein MRT, das Information über das Ausmaß der Knochenbeteiligung gibt, sind die Ausgangssituation. Der intraoperativ durchgeführte „Probeschnitt" zeigt am Auftreten oder Fehlen von Blutungen an der Schnittfläche dann definitiv die vorhandene Gewebevitalität. Eine Neuorientierung der ursprünglich geplanten Amputationshöhe ist unter Umständen die Folge.

Eine Antibiotikaprophylaxe ist bei reduzierter Durchblutung mit oder ohne peripher bestehender Infektion aufgrund des erhöhten Komplikationsrisikos und der Multimorbidität der Patientengruppe essenziell. Der Einsatz eines Tourniquets ist bei dieser Patientengruppe in der Regel ungünstig.

9.1   Zehenamputation

9.1.1   Grenzzonenamputation der Großzehe

■ Indikation

Es liegt meist eine chronische Nagelbettproblematik oder ein infizierter Spitzenklavus vor. Eine Beteiligung der Endphalanx ist nachweisbar.

OP-Technik

Fischmaulartiger Hautschnitt mit plantar längerem Lappen (■ Abb. 9.1). Je nach Notwendigkeit wird die Endphalanx mit dem Luer gekürzt oder bis zum IP-Gelenk exartikuliert. Adaptierender Wundverschluss und Weichteilverband.

9.1.2   Großzehenamputation

■ Indikation

Eine gangränöse Infektion der Weichteile und des Knochens stellt eine Indikation für die Zehenamputation dar. Bei auf die Basis beschränkter Pathologie kann die Großzehe erhalten bleiben. Eine ausgiebige Basisresektion und medialseitige Verschmächtigung des Metatarsalköpfchens (ähnlich einer Keller-Brandes-Resektionsarthroplastik) ist die Therapie der Wahl.

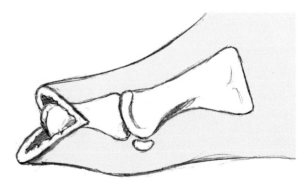

■ **Abb. 9.1**   Fischmaulartiger Zugang mit plantar längerem Schenkel

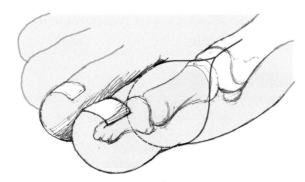

☐ Abb. 9.2   Tennisschlägerartiger Hautschnitt unter Resektion des meist vorliegenden Weichteilschadens

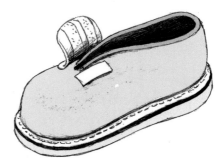

☐ Abb. 9.3   Weiter und weicher Nachbehandlungsschuh mit hoher Kappe

■ **Kommentar**

Bei diesem Eingriff ist es wünschenswert, einen kleinen Basisanteil zu erhalten, was die Funktion des M. flexor hallucis brevis erhält. Dies trägt zur Stabilität des medialen Fußrands bei. Ist das MTP-Gelenk destruiert, kommt man um eine Exartikulation nicht herum. Im Bedarfsfall sind das Köpfchen oder sogar Anteile des Metatarsalschaft sowie die Sesambeine in die Amputation einzubeziehen.

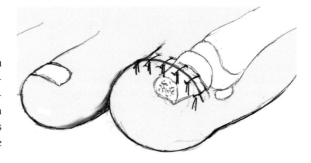

☐ Abb. 9.4   Spannungsfreie Hautnaht bei ausreichender knöcherner Resektion!

OP-Technik

Der Zugang orientiert sich an den am besten durchbluteten Arealen, die in der Regel plantar zu finden sind. Daher wird eine plantare Lappenbildung angestrebt, die gleichzeitig hilft, eine Endbelastbarkeit des Stumpfes zu sichern. Alternativ kann ein Lappen von medial nach lateral geschlagen werden. Dabei wird racketartig plantar auf Höhe des IP-Gelenks und dorsal auf Höhe der knöchernen Resektion eingegangen und die knöcherne Resektion mit der oszillierenden Säge ausgeführt (☐ Abb. 9.2). Nach dem Absetzen der Zehe werden die Hautlappen Seit-zu-Seit spannungsfrei adaptiert unter Einlegen eines Laschendrains (☐ Abb. 9.3). Bei nur unter Spannung verschließbarer Wunde ist eine knöcherne Nachkürzung vorzunehmen, die bis zur kompletten Zehenexartikulation und zur partiellen Metatarsalresektion reichen kann.

Nachbehandlung

Weiter Nachbehandlungsschuh mit hoher Zehenkappe und ohne Kontakt im Amputationsbereich bis zur gesicherten Wundheilung (☐ Abb. 9.4), dann orthopädietechnische Schuhzurichtung entsprechend des Grundleidens.

9.1.3 Amputation und Exartikulation der Zehen II–V

■ **Indikation**

Nekrose oder Gangrän der Zehenkuppe bzw. der gesamten Zehe mit oder ohne Osteomyelitis, meist auf Basis einer vaskulären Erkrankung oder beim diabetischen Fußsyndrom.

OP-Technik

Der Hautschnitt erfolgt tennisschlägerartig plantar auf Höhe des IP- oder PIP-Gelenks und dorsal auf Höhe der deutlich proximal dazu liegenden knöchernen Resektion (☐ Abb. 9.5). Je nach lokaler Situation wird nun der Hautschnitt vertieft, die Sehnen werden maximal nach distal gezogen und möglichst proximal abgesetzt. Der Wundrand wird hinsichtlich der Durchblutungssituation beurteilt und ggf. nachreseziert. Dann ist eine knöcherne Nachresektion vorzunehmen, die das MTP-Gelenk und ggf. den diaphysären Bereich betreffen kann (☐ Abb. 9.6). Nach dem Absetzen der Zehe werden die Hautlappen Seit-zu-Seit

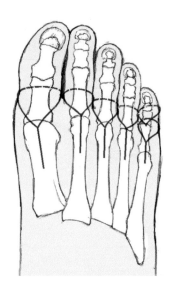

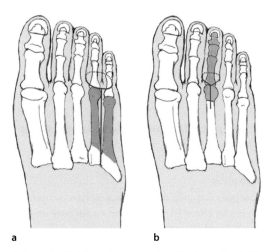

○ **Abb. 9.5** Tennisschlägerartiger Zugang in Höhe der proximalen Phalanx plantar und dorsal etwa bis zum MTP-Gelenk reichend

a   b

○ **Abb. 9.6a,b** Knöcherne Resektion mit Enukleation, ggf. auch Mitnahme des Metatarsalköpfchens. **a** Laterale Strahlen, **b** zentraler Strahl

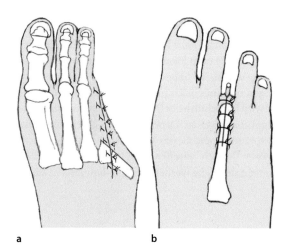

a   b

○ **Abb. 9.7a,b** Adaptation der Wundränder unter Verwendung eines Laschendrains

spannungsfrei adaptiert, und ein Laschendrain wird eingebracht (○ Abb. 9.7).

> Bei infizierten Nekrosen besteht das Risiko einer zu sparsamen Resektion. Es empfielt sich, nach der Absetzung der Zehe durch plantares Ausstreichen des Fußes nach distal („Melken") eventuelle Eitertaschen zu identifizieren.

9.2 Amputation in Höhe der TMT-Gelenke und transmetatarsale Amputationen

9.2.1 Strahlen I–V

■ **Indikation**

Bei generalisiertem Vorfußgangrän bzw. komplikationsbehafteter Strahlresektion ist die Indikation zur transmetatarsalen oder Lisfranc-Amputation zu stellen. Die Funktion des Fußstumpfes ist bei Erhalt auch kurzer Metatarsalbasen deutlich besser, als wenn entlang der „historischen" Lisfranc-Amputationslinie abgesetzt wird. Die Amputationshöhe wird durch Hautverhältnisse und Vorliegen von Osteomyelitis bestimmt. Im Bereich plantarer oder seitlicher Ulzerationen ist eine individuelle Schnittführung zu wählen.

OP-Technik

Durchgreifender plantarer Schnitt auf Höhe der Zehengrundgelenke und dorsaler Schnitt bogenförmig quer über den Fußrücken in Höhe der geplanten Amputationslinie (○ Abb. 9.8), jeweils bis auf den Knochen. Basisnahe Osteotomien (Metaphysenbereich) der Metatarsalia, wobei die plantare Kante durch die schräge Schnittführung flach gehalten wird. Abrunden sämtlicher Prominenzen. Die Sehnen werden durch Zug exponiert (○ Abb. 9.9) und unter Spannung durchtrennt, sodass sie nach proximal gleiten. Die Nervenenden werden sorgfältig nachgekürzt und endständig koaguliert. Gegebenenfalls Weichteildébridement.

Die Stumpfdeckung gelingt durch Fixation des Lappens an den verbliebenen Bandapparat. Durch manuelle Adaptation des Lappens nach dorsal kann die korrekte Lappengröße beurteilt und ggf. nachkorrigiert werden. Die Haut wird locker adaptiert, und seitlich wird ein Laschendrain eingelegt (○ Abb. 9.10).

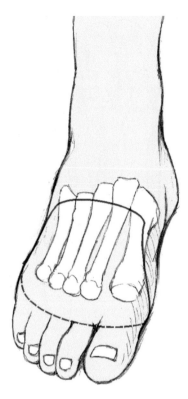

Abb. 9.8 Dorsale Schnittführung auf Höhe der Amputation, plantar deutlich distal der Grundgelenke

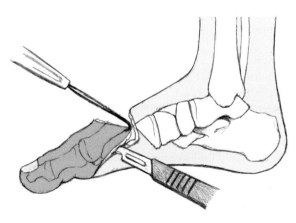

Abb. 9.9 Erleichterte Präparation durch Verwendung eines nach distal-dorsal am knöchernen Amputat ansetzenden scharfen Hakens

Nachbehandlung

Weichteilverband ohne lokalen Druck. Gipsruhigstellung zur Spitzfußprophylaxe, vor allem bei der Lisfranc-Amputation. Anschließend spezielle Einlagenversorgung mit Platzhaltereinbau.

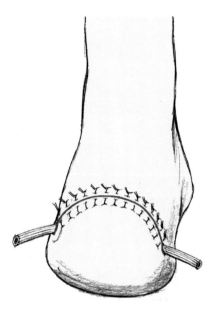

Abb. 9.10 Hautverschluss mit seitlich ausführendem Laschendrain

9.2.2 Einzelstrahlen oder gedeckte Resektion

Ist die Pathologie auf einen Strahl beschränkt, kann dieser komplett oder teilweise reseziert werden. Die Belastbarkeit des Fußes wird dadurch nicht nachhaltig beeinträchtigt. Der Wundverschluss ist durch die Verschmälerung des Fußes gut möglich (Abb. 9.11 und Abb. 9.12). Die Zehe bleibt als Platzhalter bestehen, wodurch potenzielle Zehenfehlstellungen vermieden werden können (Abb. 9.13). Verbleibt nur der erste Strahl, und die Zehenstrahlen II–V müssen amputiert werden, kann die Arthrodese des Großzehengrundgelenks als zweizeitiger Eingriff erforderlich werden.

Bei Resektion am fünften Strahl wird der Erhalt der Basis des Metatarsale V und damit des Ansatzes der Peroneus-brevis-Sehne angeraten, um eine Adduktions- und Supinationsstellung des Fußes zu vermeiden. Ansonsten kann das Metatarsale V großzügig reseziert werden.

9

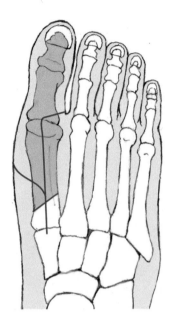

Abb. 9.11   Resektion des ersten Strahls mit Erhalt eines Metatarsalanteils. Beachte die plantar weit distale Schnittführung zur späteren spannungsfreien Wundnaht. Bei plantaren Weichteildefekten kann die Schnittführung auch abweichend erfolgen

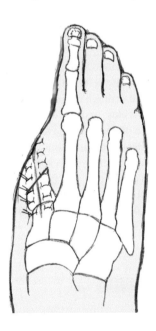

Abb. 9.12   Wundverschluss nach Resektion des ersten Strahls. Beachte die schräge Osteotomieführung am Metatarsalrest

9.3   Amputation in Höhe der Chopart-Gelenklinie

■ **Prinzip**

„Minor amputation", die modifiziert auch ohne Prothesenversorgung, nur mit Zurichtung im Schuh und Einlagenversorgung auskommen kann.

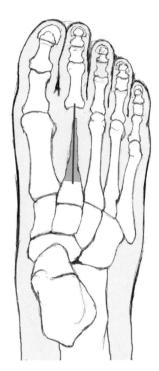

Abb. 9.13   Isolierte Strahlresektion unter Erhalt der Zehe

■ **Indikation**

Fehlbildungen und posttraumatische Zustände. Selten vaskuläre Erkrankungen oder Diabetes-Komplikationen und Tumoren.

■ **Kommentar**

Der Vorteil liegt im Erhalt der Fersenauftrittsfläche mit Sensibilität. Die immer nach Amputation im Chopart-Gelenk auftretende Spitzfußstellung und muskuläre Imbalance erfordert zusätzliche Maßnahmen. Dazu gehören die Achillessehnenverlängerung und die Transposition der Tibialis-anterior- und Tibialis-posterior-Sehnen an den Talushals (■ Abb. 9.15). Alternativ kann der Talus exstirpiert und der Kalkaneus an die distale Tibia arthrodesiert werden mit guter Stabilität des Rückfußes (Pirogoff-Technik).

9.3.1   OP-Technik

Durchgreifender Haut- und Weichteilschnitt dorsal auf Höhe der Chopart-Gelenklinie und rechtwinklig dazu der plantare Schnitt transversal in Höhe der Metatarsalbasen (■ Abb. 9.14). Die Chopart-Gelenke werden exartikuliert und entknorpelt, der distale Fußanteil wird am plantaren Aspekt des Knochens abgelöst und ein kräftiger plantarer Lappen gebildet (ähnlich wie in ■ Abb. 9.9 dargestellt). Die Achillessehne wird ggf. perkutan verlängert. Die Sehnen des M. tibialis anterior und posterior werden durch ein queres Bohrloch im Talushals geführt, und die Peronealsehnen

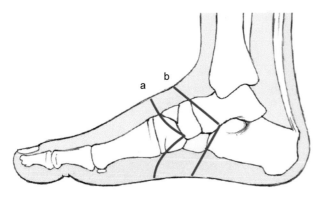 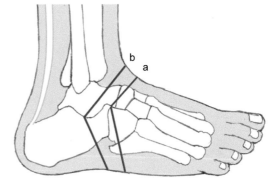

☐ **Abb. 9.14a,b** Zugänge. **a** Amputation im Chopart-Gelenk, **b** Pirogoff-Amputation

werden am Kalkaneus verankert. Dabei wird eine plantigrade Rückfußstellung eingehalten (☐ Abb. 9.15). Fixation des Lappens an die dorsalen talaren Restbänder und lockerer Hautverschluss mit randständigem Laschendrain.

9.3.2 Nachbehandlung

Ruhigstellung im Gips in Neutralposition für 4 Wochen. Dann Schuhversorgung mit Vorfußpassteil und Fersenfassung.

9.4 Syme-Amputation (Exartikulation im oberen Sprunggelenk)

■ **Prinzip**
Exartikulation im oberen Sprunggelenk mit Aufsteppen des Fettpolsters auf die distale Gelenkfläche der Tibia.

■ **Kommentar**
Durch Verbleib des originären Fersenpolsters ist der Stumpf sensibel und endbelastbar. Die biomechanischen Eigenschaften des Polsters sind weiterhin wirksam. Die Endbelastbarkeit des Stumpfes ermöglicht im Gegensatz zur Unterschenkelamputation ein notfalls behelfsfreies Gehen.

9.4.1 OP-Technik

■ **Zugang**
Schnitt vom Malleolus lateralis zum Malleolus medialis ventral über dem Gelenk. Senkrecht zur Fußachse wird der Schnitt nach plantar weitergeführt, wobei die voluminöse Sohlenhaut bis auf die Fußwurzel durchtrennt wird. Von der Tibiakante kommend wird das obere Sprunggelenk eröffnet und durch kräftigen plantarwärts gerichteten Zug unter Spannung gesetzt (☐ Abb. 9.16).

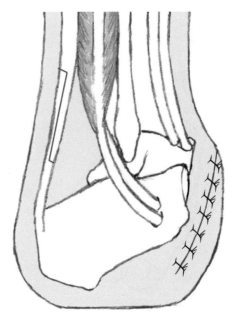

☐ **Abb. 9.15** Zugang zur Achillessehnenverlängerung, die perkutan ausgeführt werden kann (▶ Abschn. 3.2.2). Die das Sprunggelenk überbrückenden Sehnen werden am Talushals unter plantigrader Rückfußstellung inseriert

■ **Gelenkpräparation**
Graduelles Durchtrennen der Seitenbänder und Mobilisation des Talus, bis die hintere Gelenkkapsel erreicht und unter Sicht durchtrennt werden kann. Die folgenden OP-Schritte erfordern eine subtile Präparationstechnik. Besonderes Augenmerk gilt dem Erhalt der Fersenhaut samt Weichteilen (☐ Abb. 9.17). Dies gilt besonders für die Präparation am Tuber calcanei. Der Kalkaneus wird abwechselnd von seitlich und plantar ausgelöst und schließlich die Achillessehne abgesetzt. Sämtliche andere Sehnen werden auf Sprunggelenksniveau unter Spannung tenotomiert, sodass

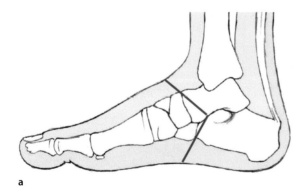

a

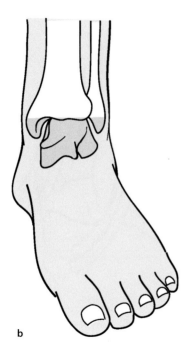

b

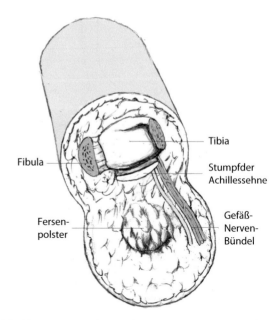

Abb. 9.17 Zur Deckung nach einer Syme-Amputation wird ein großer Hautlappen mit erhaltenem Fersenpolster präpariert. Die Malleoli sind auf das Niveau der Tibiagelenkfläche rückgekürzt

Labels in Abb. 9.17: Fibula · Fersenpolster · Tibia · Stumpf der Achillessehne · Gefäß-Nerven-Bündel

Abb. 9.16 a Zugang zur Syme-Amputation, b sparsames Ausmaß der knöchernen Resektion an Tibia und Fibula

sie frei nach proximal gleiten. Jetzt kann das Amputat nach distal plantar gehebelt werden (◘ Abb. 9.18). Große Gefäße werden ligiert. Die Nerven werden deutlich aus der Amputationszone zurückgekürzt.

■ **Knöcherne Präparation**

Nun werden die Malleoli auf Höhe der Tibiagelenkfläche osteotomiert und Prominenzen mit dem Luer entfernt. Die Tibiagelenkfläche selbst wird entknorpelt.

■ **Weichteildeckung**

Der plantare Weichteillappen, der nach der Amputation sehr groß erscheint, wird angelegt, um seine Passform zu überprüfen. Das Auftreten eines Wulstes dorsal und seitlich in Form von „Ohren" ist normal und bedarf keiner

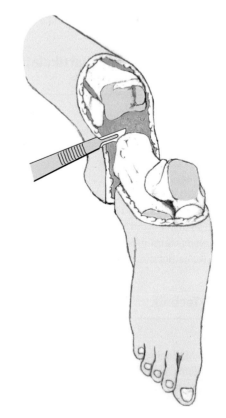

Abb. 9.18 Das intakte Fersenpolster verbleibt, die Sehnenstümpfe retrahieren. Die knöchernen Prominenzen werden abgetragen

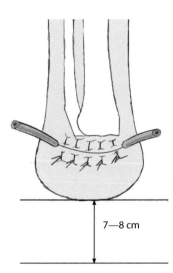

□ Abb. 9.19   Lockerer Wundverschluss unter sparsamem Einsatz von Fadenmaterial und Einlegen eines seitlichen Laschendrains. Die Beinverkürzung nach Syme-Amputation beträgt 7–8 cm

Korrektur. Das Fersenpolster sollte gut unter den Tibia-stumpf platzierbar sein. Zur Stabilisierung des Lappens kann optional ein K-Draht von plantar in die Tibia vorge-trieben werden. Lockere Naht der Subkutis und Kutis unter Verwendung eines seitlich ausführenden Laschendrains (□ Abb. 9.19). Lockerer Weichteilverband.

9.4.2   Nachbehandlung

Das Anwachsen des plantaren Weichteillappens ist kri-tisch. Mit einer dorsalen Gipsschiene wird die Adhärenz der Wundflächen gefördert. Regelmäßige Wundkontrol-len sind zur Vitalitätsbeurteilung angezeigt. Die Kirschner-Draht-Entfernung erfolgt nach 3 Wochen. Erste Maßnah-men zur prothetischen Versorgung können nach 6 Wochen eingeleitet werden. Vorgängig ist ein gut angepasster Gips zu applizieren.

Literatur

Abou-Zamzam AM Jr, Gomez NR, Molkara A, Banta JE, Teruya TH, Killeen JD et al, (2007) A prospective analysis of critical limb ischemia: factors leading to major primary amputation versus revascularization. Ann Vasc Surg 21: 458–63

Anthony T, Roberts J, Modrall JG, Huerta S, Asolati M, Neufeld J, et al(2006) Transmetatarsal amputation: assessment of current selection criteria. Am J Surg 192: e8–11

Barber GG, McPhail NV, Scobie TK, Brennan MC, Ellis CC (1983) A prospective study of lower limb amputations. Can J Surg 26: 339–41

Chalya PL, Mabula JB, Dass RM, Ngayomela IH, Chandika AB, Mbelenge N, et al (2012) Major limb amputations: a tertiary hospital experience in northwestern Tanzania. J Orthop Surg Res 7: 18

Dardik H, Kahn M, Dardik I, Sussman B, Ibrahim IM (1982) Influence of failed vascular bypass procedures on conversion of below-knee to above-knee amputation levels. Surgery 91: 64–9

Dickhaut SC, DeLee JC, Page CP (1984) Nutritional status: importance in predicting wound-healing after amputation. J Bone Joint Surg Am 66: 71–5

Eneroth M, Persson BM (1993) Risk factors for failed healing in amputation for vascular disease. A prospective, consecutive study of 177 cases. Acta Orthop Scand 64: 369–72

Kanade R, van Deursen R, Burton J, Davies V, Harding K, Price P (2007) Re-amputation occurrence in the diabetic population in South Wales, UK. Int Wound J 4: 344–52

Matamoros R, Riepe G, Drees P (2012) MInor Amputationen – eine Maxiaufgabe, Teil 1: Von den Grundlagen bis zur transmetatarsalen Amputation. Chirurg 83: 923–33

Matamoros R, Riepe G, Drees P (2012) MInor Amputationen – eine Maxiaufgabe, Teil 2: Von der transmetatarsalen bis zur Rückfußamputation. Chirurg 83: 999–1011

Nerone VS, Springer KD, Woodruff DM, Atway SA (2013) Reamputation after Minor Foot Amputation in Diabetic Patients: Risc Factors leading to limb Loss. Foot Ankle Surg 52: 184–187

Ng VY, Berlet GC (2010) Evolving techniques in foot and ankle amputation. J Am Acad Orthop Surg 18: 223–35

Paulus N, Jacobs M, Greiner A (2012) Primary and secondary amputation in critical limb ischemia patients: different aspects. Acta Chir Belg 112: 251–4

Pinzur MS, Gold J, Schwartz D, Gross N (1992) Energy demands for walking in dysvascular amputees as related to the level of amputation. Orthopedics 15: 1033–6; discussion 36–7

Singh N, Armstrong DG, Lipsky BA (2005) Preventing foot ulcers in patients with diabetes. JAMA 293: 217–28

Tintle SM, Keeling JJ, Shawen SB, Forsberg JA, Potter BK. Traumatic and trauma- related amputations, part I: general principles and lower-extremity amputations. J Bone Joint Surg Am 2010;92:2852–68

Van Damme H, Rorive M, Martens De Noorthout BM, Quaniers J, Scheen A, Limet R (2001) Amputations in diabetic patients: a plea for footsparing surgery. Acta Chir Belg 101: 123–9

van Houtum WH, Lavery LA, Harkless LB (1996) The impact of diabetes-related lower-extremity amputations in The Netherlands. J Diabetes Complications 10: 325–30

Wahlberg E, Lepner U, Olofsson P (1994) Limb loss in association with vascular surgery – a five-year series of major lower-limb amputation. Eur J Surg 160: 561–7

White SA, Thompson MM, Zickerman AM, Broomhead P, Critchley P, Barrie WW, et al (1997) Lower limb amputation and grade of surgeon. Br J Surg 84: 509–11

Serviceteil

© Springer-Verlag GmbH Deutschland 2018
P. Engelhardt, R. Schuh, A. Wanivenhaus, *Orthopädische Fußchirurgie*,
https://doi.org/10.1007/978-3-642-44993-2

Stichwortverzeichnis

Printed in the United States
By Bookmasters